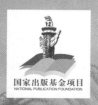
国家出版基金项目
NATIONAL PUBLICATION FOUNDATION

"十二五"国家重点图书出版规划项目

国医大师临床研究

张琪临床医学丛书

中华中医药学会 组织编写

张琪诊治疑难病学术经验传真

王今朝 主编

张佩青 曹洪欣 总主编

科学出版社
北京

内 容 简 介

　　本书是"十二五"国家重点图书出版规划项目《国医大师临床研究·张琪临床医学丛书》分册之一，获得国家出版基金资助。书中收集、整理了张琪教授近年来诊治的多种疑难杂病，内容涉及内科、外科、妇科、皮肤科等诸多科别，每个病案后附按语，详细分析其辨证过程。本书论述详实，病案典型，分析精细通俗易懂，实用性较强。

　　本书可供广大中医师及中医爱好者参阅，具有较高的参考价值。

图书在版编目（CIP）数据

　张琪诊治疑难病学术经验传真／王今朝主编.—北京：科学出版社，2014.1

　（国医大师临床研究·张琪临床医学丛书）

　国家出版基金项目·"十二五"国家重点图书出版规划项目

　ISBN 978-7-03-039179-7

　Ⅰ. 张…　Ⅱ. 王…　Ⅲ. 疑难病–中医学–临床医学–经验–中国–现代
Ⅳ. R249. 7

　中国版本图书馆 CIP 数据核字（2013）第 275760 号

责任编辑：郭海燕　曹丽英／责任校对：张怡君
责任印制：赵　博／封面设计：黄华斌　陈　敬

科学出版社　出版
北京东黄城根北街 16 号
邮政编码：100717
http://www.sciencep.com

北京盛源印刷有限公司 印刷
科学出版社发行　各地新华书店经销
*
2014 年 1 月第　一　版　开本：787×1092　1/16
2016 年 1 月第二次印刷　印张：13 1/2
字数：381 000
定价：78.00 元
（如有印装质量问题，我社负责调换）

《国医大师临床研究》丛书序

2009 年 6 月 19 日，人力资源和社会保障部、卫生部和国家中医药管理局在京联合举办了首届"国医大师"表彰暨座谈会。30 位从事中医临床工作（包括民族医药）的老专家获得了"国医大师"荣誉称号。这是新中国成立以来，中国政府部门第一次在全国范围内评选国家级中医大师。国医大师是我国中医药事业发展宝贵的智力资源和知识财富，在中医药的继承创新中发挥着不可替代的重要作用。将他们的学术思想、临床经验、医德医风传承下来，并不断加以发展创新，发扬光大，是继承发展中医药学，培养造就高层次中医药人才，提升中医药软实力与核心竞争力的重要途径。

为了弘扬中华民族文化，广泛传播和充分利用中医药文化资源，满足中医药人才队伍建设的需要；进一步完善中医药传承制度，将国医大师的学术思想、经验、技能更好地发扬光大。科学出版社精心组织策划了"国医大师临床研究丛书"的选题项目，这个选题首先被新闻出版总署批准为"十二五"国家重点图书出版规划项目，后经科学出版社遴选后申报国家出版基金项目，并在 2012 年获得了基金的支持。这是国家重视中医药事业发展的重要体现，同时也为中医药学术传承提供良好契机。国家出版基金是国家重大常设基金，是继国家自然科学基金、国家社会科学基金之后的第三大基金，旨在资助"突出体现国家意志，着力打造传世精品"的重大出版工程，在"弘扬中华文化，建设中华民族共有精神家园"方面与中医药事业有着本质和天然的相通性。国家出版基金设立六年来以来，对中医药事业给予了持续的关注和支持。

作为我国成立最早、规模最大的中医药学术团体，中华中医药学会长期以来为弘扬优秀民族医药文化、促进中医药科学技术的繁荣、发展、普及推广发挥了重要作用。本丛书编辑出版工作得到了中华中医药学会大力支持。国家卫生和计划生育委员会副主任、国家中医药管理局局长、中华中医药学会会长王国强亲自出任丛书主编。

作为中国最大的综合性科技出版机构，60 年来科学出版社为中国科技优秀成果的传播发挥了重要作用。科学出版社为本丛书的策划立项、稿件组织、编辑出版倾注了大量心血，为丛书高水平出版起到重要保障作用。

本丛书同时还得到了各位国医大师及国医大师传承工作室和所在单位的大力支持，并得到各位中医药界院士的支持。在此，一并表示感谢！

本丛书从重要论著、临床经验等方面对国医大师临床经验发掘整理，涵盖了中医原创思维与个性诊疗经验两个方面。并专设《国医大师临床研究概览》分册，总括国医大师临床研究成果，从成才之路、治学方法、学术思想、技术经验、科研成果、学术传承等方面疏理国医大师临床经验和传承研究情况。这既是对国医大师临床研究成果的概览，又是研究国医大师临床经验的文献通鉴，具有永久的收藏和使用价值。

文以载道，以道育人。丛书将带您走进"国医大师"的学术殿堂，领略他们深邃的理论造诣，卓越的学术成就，精湛的临床经验；丛书愿带您开启中医药文化传承创新的智慧之门。

《国医大师临床研究》丛书编辑委员会
2013 年 5 月

路　序

　　吾友张琪教授天性敦敏，无涉虚浮，皓首穷经，师而不泥，诊病疗疾，出奇制胜，化险为夷，诚吾辈之翘楚，国医之栋梁。近闻张老于九十大寿之际，又将其学术思想和宝贵经验系统整理成书，即将付梓，欣喜之余，仅弁言数行，以表贺忱。

　　张老系首获国医大师殊荣之一，但其素性谦和，毫无骄姿，而是愈感不足，团结同道，唯善是从。不尚空谈重疗效，知行合一。常曰："医乃活人之道，余不自欺亦不欺人也。"故博及各科，尤精研肾病数十载，救人无数，成果丰硕，蜚声华宇。医之大者天下为公，寿臻耄耋，常思中医之振兴，多次建言献策，可谓用心良苦。年虽九十，犹亲临一线，为民服务，实杏苑之楷模。

　　夫名垂青史者，非独名钟鼎于庙廊，垂竹帛于殿堂。《左传》有言："太上立德，其次立功，其次立言，谓之不朽。"而张老利济苍生七十载，起民之天札，而增其寿者，难以数计。自轩辕尊岐伯为天师，探鸿蒙之秘，阐生生之机。制九针，尊养生。神农尝百草，医药始成，开世界医学之先。厥后仲景、皇甫、思邈等历代医家，纷纷著书立说，使中国医药学不断发展，日臻完善。至于近代，运气有别，习性有异，新知不应束之高阁，古论不能弃之不用，发皇古意，融汇新知，为治学之道。张老于鲐背之年，医湛德高，仍好学不倦，立言以传后世，毫无保留公之于众，乃龙江医派今之旗帜。

　　张老养生有术，守恒有节，九十高龄仍耳聪目明，心广体健，实大德者有其寿，为中医之福。研索经典，老而弥坚，博采众长，推陈创新，临证思维，跃然纸上。叹书之宏富，辨病与辨证之精，立法处方遣药之妙等，足可为后世登堂入室之舟楫。

　　吾与张老，既是同乡，又是同道，相知相交数十年，互相砥砺，切磋学问，日有所益。惜吾辈年事已高，不觉间年近期颐，忆往昔民生之多舛，国医之浮沉，感慨良多。曾几何时，中医将废，幸中医同道奋起反抗，仗义执言。看今朝，中医药事业蒸蒸日上，国泰民安，不仅国内繁荣发展，且走出国门，跻于世界医学之林，为人类造福，吾辈欢欣鼓舞，难以言表。

　　祝张老福体康泰，传承后学，再续佳作。愿我后学，若能参阅本书，捷足先登，步入大医之途，则幸矣！

壬辰年孟冬于北京怡养斋

颜　序

　　杏林耆宿，张琪国医大师，河北乐亭名医之后。幼承庭训，早窥国医之堂奥；未及弱冠，只身闯荡东北。从事中医药临床、教学、科研工作七十春秋，既登堂执鞭，饱育桃李，又坚守临证，未尝一日懈怠；既衷岐黄仲景，遍览金元明清诸家，又与时俱进，借鉴今人之医学成果，通古贯今，活人无算，为北疆龙江医派当今之旗帜，名扬寰宇。近年来兼任上海同济大学中医大师人才传承首席教授，循循善诱，不远万里，几下江南，大家风范，为世所重。为医精勤，诊必有得。关心中医事业，八老上书，传为佳话。

　　余与张琪先生以医会友，交厚数十载，谈医论艺，获益良多。今逢老友九十寿诞，门人弟子将其历年著作、论文、验案、讲课资料多方整理，汇成一轶。余觉其收罗宏博，取舍谨严，珠玉琳琅，皇然巨制，蔚为大观，兹一出版，必将补苴前失，嘉惠后来，诚为医门盛事，意至美也。欣见杏林又增大作，乐为之序。

颜振馨

壬辰大雪于餐芝轩

总　前　言

　　张琪是我国著名中医学家、中医临床家、中医教育家，全国著名中医肾病专家，首届国医大师，黑龙江省中医研究院的创建人之一，全国肾病治疗中心奠基人，位列黑龙江省四大名医，当代龙江医派的旗帜，是黑龙江中医发展史上的一座丰碑，更为中医学术上的一代宗师。

　　张琪历任黑龙江省祖国医药研究所（现黑龙江省中医研究院）研究员、内科研究室主任、副所长、技术顾问；黑龙江中医药大学教授、博士生导师；中华中医药学会常务理事、顾问、终身理事；中国中医科学院学术委员会委员；国务院首批享受政府特殊津贴专家；首批全国老中医药专家学术经验继承工作指导老师；曾当选第五届、第六届全国人民代表大会代表，第七届、第八届黑龙江省政协常委；九三学社黑龙江省省委员会常委、顾问。

　　张琪出生于中医世家，少承庭训，克绍箕裘，自幼熟读中医经典，秉承祖父"不为良相，便为良医"的谆谆教诲，勤学不倦。青年时期，他亲历国难，为解民众之疾苦，他不顾中医界每况愈下之前景，毅然决然地投身于哈尔滨汉医讲习所，精研中医理论，密切临床实际，博采众长，开始了悬壶济世的一生。新中国成立后，张琪积极响应政府号召，办诊所，兴教学，抓科研，为中医药事业的振兴与发展奔走呼号，鞠躬尽瘁。张琪以其精湛的医术和正派的为人，深受业内外人士的赞颂。

　　黑龙江省祖国医药研究所自1956年开始筹建，张琪作为其创建人之一，将对中医的满腔热情全部倾注在该所的建设与发展上，奉献出了自己全部精力。并于20世纪60年代即开始致力于肾病的研究和治疗，至今该所已成为全国闻名的肾病治疗中心。张琪从医70年，肩负临床、教学、科研重任，硕果累累，桃李满园。

　　张琪为学，首重经典，博及医源，探幽索微，无一时虚度。他遍览群书，殚见洽闻，深谙儒家思想精髓，医儒相汇，堪称一代儒医之典范。张琪治学勤勉求真，既不自欺，更不欺人，不尚空谈，但求务实。《脉学刍议》、《张琪临证经验荟要》、《张琪临床经验辑要》、《中国百年百名中医临床家丛书·张琪》、《国医大师临床丛书·张琪肾病医案精选》、《跟名师学临床系列丛书·张琪》、《国医大师临床经验实录·国医大师张琪》等经验集均已付梓，皆源于临床有效实例，真实完整地反映了他的学术思想和临床经验，获得业界人士的广泛赞誉。

　　张琪为医，怀普治苍生之情，成造福桑梓之事，处世济贫苦，行医为人民。他详审病机，辨证精准，遣方用药，切中肯綮，运用多元化思想，善用大方复法辨治内伤疑难杂病，尤以治肾病经验宏富。他思求经旨，博采众方，师古而不泥，在昌明国粹的同时，不忘融汇新知。利用现代医学技术，结合70年中医临床、教学与科研经验，开展了多项科研课题，成绩斐然，并将科研成果应用于临床，制成系列中成药，减轻了患者的身心痛苦，降低了患者的经济负担，在百姓心中是济世活人的苍生大医。

张琪为师，非常重视中医学术薪火相传，青蓝为继，他承岐伯以《内经》教黄帝、长桑以秘药传扁鹊、公乘阳庆以禁方授仓公之遗风，传道授业，尽心竭力。数十年来，他言传身教，无论其著书立作，或临证讲授，所思所悟，悉心教诲。如今张琪培养的众多弟子，多得心法真传，并在各自领域有所建树。张琪杏坛播春雨，学生杏林散芬芳。张琪以其巨人般宽厚的臂膀，承载着弟子们在中医界的赫赫丰功。

张琪为人，性情平和，如水随形，善利万物而不争；淡泊名利，清净高远，具有崇高的追求和高尚的意趣，将省疾诊病奉为第一要务。其以"不求尽如人意，只愿无愧我心"为座右铭，在自心坦荡之余不忘众生，以海纳百川的胸襟，壁立千仞的气度，广施德泽，行仁义之事，俯仰无愧，心无萦纡，是其能荣登寿域之缘由。生活中，他遵养生之法，御守恒有节之术，虽星霜染鬓，但面色红润，精神矍铄，得享鲐背之寿。

本丛书概括了张琪七十春秋为中医界做出的重要贡献，是对其为人、为医、为师的总结，本丛书成书之时恰逢张琪九十华诞，忝为贺礼。疏漏之处敬祈识者斧正。

《国医大师临床研究·张琪临床医学丛书》编委会
2012年10月1日

目　　录

第一章　疑难病概述

一、中医学对疑难病的认识

疑难病所谓"疑证"乃是指疑惑之证，即病因不明，病理不清，诊断不能，用药不效之病。"难证"则是指病因或病理，或诊断虽然明确，但没有相应的治疗大法，也没有对应的药物可用，因而也无从收到良好疗效的疾病。

中医自古有"风、痨、臌、膈"四大绝证的说法，讲的是四种传统的疑难病症，其中，"风"指中风，相当于现代医学所指的"脑血管意外"；"痨"指肺结核；"臌"指腹水，多指肝硬化腹水；"膈"指噎膈，大致相当于食管或贲门癌。由于链霉素等抗结核药的发明应用，肺结核的治疗现在比较容易。其余三种病症，目前仍属疑难病症。可以看出，疑难病这个概念有些含糊和不确切。从治疗效果而言，有确属疑难而确实不能取得较好疗效者；也有虽属疑难，只要辨治恰当亦能取得较好疗效甚至奇效者。疑难病可因时代、地域、医疗条件、社会发展水平而不同，尤其是可因医者的诊疗技术水平而有差异。即是说，某种疾病对某些医者是疑而难治的，而对另一些医生来讲就可能容易治疗。诚然，对任何一个高水平的医生而言都不能说没有不能治的疑难病。因而可以肯定，疑难病的概念有因人而异的相对性和不确定性。严格意义来讲，疑难病是指那些目前在世界范围内还没有理想的治疗方法因而难以根治的那部分疾病，例如肿瘤、尿毒症、肝硬化等。

传统上疑难病大致有两个特点：①病因不清，表现罕奇，诊断难明，所谓"疑"是也。②治疗棘手，病程冗长，易于反复，疗效不佳，所谓"难"是也。在疑难病中，有疑而不难者，有难而不疑者，有疑难俱见者。

二、现代医学对疑难病的认识

疑难病是指那些发病原因不清，治疗效果不好，因而难以根治的疾病。其核心在于"难以根治"。有学者干脆把疑难病定义为"目前在世界范围内没有有效治疗方法的一类疾病"。因此，有的专家倾向于将疑难病称为"难治病"，似乎更确切。

近年来现代医学对疑难病的流行病学调查及病因病理的探讨上取得很多进展，其中包括像艾滋病、肿瘤这样的典型疑难病，遗憾的是治疗上却鲜有突破。也就是说，有些疑难病的病因病理搞清楚了，但治疗仍缺乏有效药物或手段。

三、中医学与西医学对疑难病认识的关系

疑难病和现代难治病在概念和范围等方面既有联系，又有区别。难治病则主要是指没有理想治疗方法和较好疗效的疾病。所谓"难病"是现代医学家在生物医学模式概念的疾病角度提出来的，特指现代医学认为病因不明或病因虽明但缺乏有效治疗方法的疾病。

总之，尽管疑难病与现代难治病有着概念和范围上的不同，但它们都具有或病因不明，或病

机不清，或诊断不明，或用药不效的特点，所以都归属于疑难杂症的范畴。可以说，疑难杂症涉及了人体的各个系统，包括了现代医学的许多疾病，概括了临床上众多怪病、宿疾、顽证以及病情复杂的疾病，是一个广义的概念。也包括某些功能性疾病、某些慢性疾病、某些精神疾病和诸多诊断不明疾病、恶性肿瘤及众多的综合征等疾病。

张琪教授认为随着科技的进步，人们生活水平的提高，疑难病的病种范围也出现了新的变化，例如，以往的感染性疾病、传染性疾病由于特效药物的发明，疗效肯定而不再属于疑难病症，有些病症是因为特定的生活条件引起，而现在已经极少发病，也不再称为疑难病症。张琪教授经过70余年的临床所见，认为临床上治愈率低，病程迁延不愈，容易反复的病症都可认为是疑难病症。通过多年临床实践，对一些疑难病症（如肝硬化、慢性肾衰竭、神志病等）治疗效果肯定，并总结出对疾病病机、施治的独到见解，分述如下，供医学同仁参考。

第二章 疑难病诊治思路与方法

第一节 探求疾病根源

一、询问细节

记录真实的病史，是正确诊断的前提。有些误诊的病例与病史采集的不真实有关，为了减少误诊，不要事先在思想上有固定模式，主观的选择某些符合自己设想的病史内容，甚至诱导患者夸大或臆想了某些症状，歪曲了病人的真实情况。询问病史不要仅满足于病人的表面申诉，还要更进一步进行细节的询问，包括病人的性别及其生理病理特性与病人的个人喜好、饮食习性等。

二、病因是致病根源

在病情复杂的病例中如果不能将全部病史材料进行由表及里、去伪存真的思考分析，而过于强调某些可能与本病无关的信息，就可能造成误诊。一个症状繁多的患者未必有严重器质性疾病。相反，一个重病患者有时却只有简单的申诉。有些患者还可能因某些疾病的并发症或伴随症状而求医，医生应该做详细的询问和正确的诱导，找出疾病的根源——病因。在临证过程中应多询问旧病、旧因甚至旧病用药史、生活习惯等。尤其重要的是要问与疾病有因果关系的旧病，时间上可追溯远一些甚至可追溯到遗传病史上。考虑和分析问题要全面，有些疾病不能只停留在表面症状上，要看症状是否从根本上彻底解除，若有缓解甚至消失，还要看会不会又重复发生。有些看似不可能的病因，往往有可能导致疾病的发生。所以在临床一系列复杂多样的征象中，由现象深入本质，分析判断认识疾病整个证候中的内在联系，把握病变的发生、发展和演变规律，寻找出导致这些证候的病机，明确因果关系，寻求引起疾病的起因，针对病因病机从根本上治疗疾病，明辨病本，抓住主要矛盾，围绕主症进行审因论治，以达到治病求本的治疗原则。有时精确的病史采集难于一次完成，在诊治危重或疑难杂症患者时尤其是这样。因此，在治疗过程中应抓紧机会反复核实病史，以免漏诊误诊。

追根寻源就是求因明本，是中医辨证的核心。它将辨证进一步深化，以求得疾病的症结所在，并分析确定病变所处经何脏，探求哪一个脏腑或哪一种病理变化在其中起主导作用，使病机的主次得到明确，为治病求本提供先决条件和直接可靠的依据。

三、病案举例

病案1

杨某，女，42岁，2010年2月8日初诊。

主诉：阵发性气从少腹上冲、喉中有声如蛙鸣10年。

病史：10年前在产褥期生气，受凉后出现气从少腹上冲、喉中有声如蛙鸣，反复发作。

初诊 发作时气从少腹上冲，喉中有声如蛙鸣，并喘促，头晕，颠顶凉，瞬间即逝，反复发作，腹胀，口干、口黏腻。舌体胖大，苔白。

中医诊断：喘证（痰湿互结，气郁上犯）。

西医诊断：腹型癫痫。

治法：祛痰除湿，行气疏郁。

方药：温胆汤加减：

半夏20g 陈皮15g 茯苓15g 甘草15g 竹茹15g 枳实15g 天麻15g 钩藤15g 菊花20g 全虫15g 橘红15g 黄柏15g 干姜10g 焦栀15g 桑皮15g 赤芍15g 香附15g 神曲15g 苍术15g

水煎，日1剂，早晚分服。

二诊 2010年2月22日。服药14剂，头晕减轻，腹胀、头麻减轻，但喘促气上冲无好转，如蛙鸣，在诊室即连续发作。病人十分痛苦，经前喘甚，颠顶凉，足跟痛。舌体胖大，舌质淡，苔白干，脉沉细。继以疏郁顺气法治之：

白术15g 乌药15g 沉香10g 白芷15g 天麻15g 苏叶15g 陈皮15g 太子参20g 木瓜15g 甘草15g 青皮10g 柴胡15g 川芎15g 姜黄10g 生姜15g 焦栀10g

水煎，日1剂，早晚分服。

三诊 2010年3月8日。气上冲，喘促发作频繁，心烦易怒，胸闷，双下肢无力，头沉重，健忘，颈硬，严重时一过性失忆。上方服14剂无效。考虑患者因思久病入络，络脉不通，气滞而致瘀血内停，故按血瘀施治。宜癫狂梦醒汤、越鞠丸合用之：

桃仁25g 香附20g 青皮15g 柴胡15g 半夏15g 川木通10g 陈皮15g 大腹皮15g 赤芍15g 桑皮15g 苏子15g 甘草20g 苍术15g 焦栀10g 神曲15g 川芎15g

水煎，日1剂，早晚分服。

四诊 2010年3月22日。用上方后气喘上冲大减。偶尔发作，背凉，健忘，阵发性头晕，头沉，乏力，心烦躁易怒，胸闷惊悸，患者诉发作时先出现腹胀大，头晕，两目直视。察舌淡，苔薄，脉滑数。考虑病人为血瘀、气郁、痰郁、湿郁，继以上方化裁治疗：

桃仁20g 香附20g 红花15g 赤芍15g 丹参20g 桂枝15g 细辛7g 山龙30g 地龙15g 青风藤20g 牛膝15g 半夏15g 神曲15g 苍术15g 天麻15g 川芎15g 甘草15g 天南星15g

水煎，日1剂，早晚分服。

五诊 2010年4月6日。诸症好转，但仍头凉，腹胀，脐凉，上肢前臂凉，遇凉则喘，近日气上冲加重，发作频繁，颠顶凉，无头痛，舌淡红，苔薄。反复考虑此病经治疗诸症俱轻，唯气上冲喘促有声似蛙鸣不见转机，病人甚为痛苦。因思病人产褥期与丈夫生气受凉而得，经悟当属寒气上冲，结合发病前先腹胀大，急予寒气中满分消汤化裁，辛温开郁法治疗。

方药：川朴15g 吴茱萸10g 半夏15g 麻黄10g 荜澄茄10g 荜茇10g 细辛5g 天麻10g 干姜10g 木香10g 草果仁10g 太子参15g 黄芪20g 泽泻10g 黄连10g 黄柏10g 青皮15g 益智仁10g 甘草15g 川乌10g 茯苓15g

水煎，日1剂，早晚分服。

六诊 2010年4月28日。服上方后气上冲喘促未发作，腹胀基本消失，自觉上午头部不适，有时凉，腹凉，睡眠好转，手肿已消退。纳食佳，生气时手抖，舌体较前缩小（舌体胖大好转），月经正常。服上方21剂，气上攻冲蛙鸣未发作，腹胀已消，辛热之剂不宜再服。宜化痰祛风法，用半夏白术天麻汤加味主治：

半夏 15g　天麻 15g　白术 15g　太子参 15g　黄芪 20g　橘红 15g　黄柏 15g　干姜 10g　茯苓 15g　泽泻 15g　防风 10g　苍术 15g　神曲 15g　麦芽 20g　吴茱萸 5g　菊花 20g　甘草 15g　蔓荆子 20g

水煎，日 1 剂，早晚分服。

七诊　2010 年 5 月 12 日。喘促、气冲大好未发作，腹未胀，病人自诉生气受凉则腹鼓胀喘、气上冲、目直视、头晕、后背凉，现在已明显好转。现症见头顶凉，上午重。舌红，苔薄干，脉沉。考虑气郁于内，故不排气。继以辛热开郁散寒法治疗。

方药：天麻 15g　川芎 15g　天花粉 15g　菊花 15g　川乌 10g　厚朴 15g　吴茱萸 10g　麻黄 10g　半夏 15g　荜茇 10g　荜澄茄 10g　木香 10g　干姜 10g　草果仁 10g　太子参 15g　泽泻 20g　黄连 15g　黄柏 10g　青皮 15g　黄芪 20g　甘草 15g

水煎，日 1 剂，早晚分服。

八诊　2010 年 5 月 26 日。自述上症均基本消失，喘促气上冲 2 个月余未犯。舌润，脉缓。嘱上方不宜再服，恐辛热伤阴，暂停药观察。

2011 年 1 月 18 日又复诊一次，经用药后未再发作。

按语　此病似喘而又非喘，发作时腹胀满气从腹部上冲，喉中有声似青蛙鸣。来诊时即发作听之甚真，短时间气下行而喘鸣止，但发作频繁甚为痛苦。据述已十年经中西医治疗均无效，另外有头顶凉、腹胀、心烦易怒，舌体胖大，脉沉。经四次复诊应用顺气化痰活血疏郁法治疗，头晕、腹胀等症均好转，唯气上冲、蛙鸣无效。遂症求因，反复考虑，病人述此病因产后受凉又与其丈夫生气而得，情志不畅，气机阻滞，又感受寒凉，故当属寒气郁而不疏，循冲脉上冲之证，疏之、降之、开郁、活血均不能恰中病机，当宜辛热开郁散寒，应用东垣寒胀中满分消法，麻黄、干姜、川乌、吴茱萸、荜澄茄辛热开郁散寒；半夏、厚朴、青皮、草果仁开郁降逆；太子参、黄芪、甘草益气健脾，以助脾运，防伤正气；黄连、黄柏苦寒反佐之防辛热伤阴，配伍合理，用此方后上冲之症未发作，自述胸腹非常宽松。诊治此疑难杂症时详细询问，认真分析每一个症状，探求病因是治病用药的重要切入点。

病案 2

陈某，男，42 岁，2005 年 6 月 12 日初诊。

主诉：腰酸乏力，阴囊潮湿 2 年余。

病史：病人平素多饮酒，无性欲，近 2 年腰酸乏力，阴囊潮湿。

初诊　尿黄，会阴胀，无浮肿，腰酸乏力，阴囊潮湿，舌质暗红，苔白厚，脉滑。

中医诊断：阳痿（阴阳俱虚，肝经湿热）。

西医诊断：阳痿。

治法：滋阴壮阳，清热利湿。

方药：知柏地黄汤合大补阴丸加减：

熟地 25g　山茱萸 20g　山药 20g　茯苓 20g　丹皮 15g　泽泻 15g　淫羊藿叶 15g　蚕蛹 20g　土茯苓 30g　川柏 15g　龟板 20g　萆薢 20g　知母 15g　车前子 15g　龙胆草 10g　柴胡 15g　薏苡仁 30g　萹蓄 20g　鹿角胶 15g　甘草 15g

水煎，日 1 剂，早晚分服。

二诊　2005 年 8 月 3 日。阴囊潮湿、腰酸均减轻，性欲好转，睡眠欠佳（时间短），舌淡红，苔白润，脉滑。效不更方，于上方加牛膝，以补肝肾，引药下行。

方药：熟地 25g　山茱萸 20g　山药 20g　茯苓 20g　丹皮 15g　泽泻 15g　淫羊藿叶 15g　蚕蛹

20g　土茯苓 30g　川柏 15g　龟板 20g　萆薢 20g　知母 15g　车前子 15g　龙胆草 10g　柴胡 15g　薏苡仁 30g　萹蓄 20g　鹿角胶 15g　牛膝 15g　甘草 15g

水煎，日 1 剂，早晚分服。

三诊　2005 年 9 月 28 日。阴囊湿冷明显好转，腰酸，膝软，难入眠，性欲减退，足跟痛，舌质红，苔滑润。血压：130/100mmHg，仍治以滋阴壮阳补肾为主。

方药：熟地 25g　山茱萸 20g　山药 20g　茯苓 20g　丹皮 15g　泽泻 15g　巴戟 15g　菟丝子 15g　牛膝 20g　川断 15g　洋火叶 15g　鹿角胶 15g　枸杞 20g　寸芸 15g　黄芪 30g　党参 20g　肉桂 10g　葫芦巴 15g　附子 10g　甘草 15g　枣仁 25g　远志 15g　石菖蒲 15g　茯神 20g

水煎，日 1 剂，早晚分服。

四诊　2005 年 10 月 26 日。膝软乏力，足跟痛，睡眠转佳，阴囊潮湿消失，腰痛减轻，性欲好转，面红赤，舌质红，苔滑润。效不更方。

方药：熟地 25g　山茱萸 20g　山药 20g　茯苓 20g　丹皮 15g　泽泻 15g　巴戟 15g　菟丝子 15g　川断 15g　牛膝 20g　洋火叶 15g　鹿角胶 15g　枸杞 20g　寸芸 15g　黄芪 30g　党参 20g　肉桂 10g　葫芦巴 15g　附子 10g　枣仁 30g　远志 15g　茯神 15g　柏子仁 15g　石菖蒲 15g　甘草 15g

水煎，日 1 剂，早晚分服。

按语　此患阳痿，经过详细问诊，多以补肾药治疗。阳痿与肝肾阳明三经有关，《内经》谓："肾为作强之官，伎巧出焉。""肾藏精"。《诸病源候论》谓："肾开窍于阴，若劳伤于肾，肾虚不能荣于阴器，故痿弱也，"肝脉络于阴器，薛立斋曰："按阴茎属肝之经络，盖肝者木也。如木得湛露则森立，遇酷暑则萎悴。"张景岳谓："凡思虑焦劳忧郁太过者多致阳痿，盖阴阳总宗筋之会，会于气街，而阳明为之长，此宗筋为精血之孔道……"。病人年至不惑，即无性欲伴有腰酸乏力、阴囊潮湿、会阴胀，舌质暗红，苔白厚，脉滑。结合其生活习惯，平素嗜酒，综合分析此为肾阴阳俱虚，肝经湿热。因舌苔厚，质暗红，嗜酒过度乃湿热伤于肝经，肝脉下络阴器，故见会阴胀，尿黄，性欲不振之候。治以调补肾中之阴阳，清利肝经之湿热，而不是单纯补肾治疗，继服药后诸症均明显好转，阴囊潮湿消失，会阴不胀，性欲好转，今后必须戒酒以利病之康复。

有些疾病不能只停留在表面症状上，阳痿只补肾。在临证诊治危重或疑难杂症患者过程中应多询问用药史、生活习惯等，考虑和分析问题要全面。

病案 3

赵某某，女，47 岁，2011 年 11 月 18 日初诊。

主诉：经期呕吐 4 个月。

病史：从 2011 年 8 月因家务事着急、上火、生气而得。月经来前 2 天先出现打嗝，继而呕吐甚剧。食、水不能进，呕吐物多为酸水黏液，持续到经期结束后 2～3 天才止。如此情况连续 4 个月，月经来时必发作。曾在某医大附属医院查胃镜未发现异常。由于 4 个月月经同期呕吐不止，病人体质虚弱，需人搀扶行动。病人现在某医大附属医院住院，曾经中西医治疗均无效。

初诊　经期呕吐，月经量正常，大便秘，小便少，口苦，舌干，苔白，脉弱无力。

中医诊断：呕吐（肝胃蕴热，气逆上冲）。

治法：清肝和胃，平冲降逆。

方药：代赭旋覆花汤加味：

生赭石 50g　旋覆花 20g　西洋参 15g　麦冬 20g　半夏 15g　生姜 15g　川连 15g　枳实 15g　香附 15g　柴胡 15g　黄芩 15g　茯苓 15g　甘草 15g

水煎，日 1 剂，早晚分服。

二诊　2011 年 12 月 2 日。服药 10 剂，月经未来，但非经期呕吐二次，仍口苦、口黏，舌干苔黄，大便秘，无矢气，气不下行，有升无降，此肝胆胃腑实热与冲气上冲之症。予大柴胡汤与代赭旋覆汤合用治之。

方药：柴胡20g　黄芩15g　半夏15g　白芍20g　枳实20g　香附15g　青皮15g　姜黄20g　大黄15g　赭石40g　旋覆花20g　西洋参15g　麦冬20g　瓜蒌20g　川连10g　甘草15g

水煎，日1剂，早晚分服。

三诊　2011年12月16日。服药后刚开始隔2～3天仍吐一次，但觉轻，稍能进水不吐，仍不能食物。继续服药至本月8日月经来行期间未出现呕吐，自觉气体不行，大便日行一次，自述4个月来未有如此现象。现胃脘痛热，口干唇干，舌红苔黄厚转薄，仍不欲食，体弱，脉象弱。此日久呕吐耗伤胃阴，宜滋养胃阴辅以开胃养胃方剂润之，自能恢复。

方药：生地15g　寸冬15g　石斛15g　茵陈10g　枳壳15g　枇杷叶15g　川连10g　半夏15g　陈皮15g　竹茹15g　砂仁10g　紫苏10g　神曲15g　麦芽20g　山楂15g　生姜10g　大枣3个　甘草15g　白芍15g

水煎，日1剂，早晚分服。

按语　此病之特点在于经行呕吐连续4个月不愈，诸治无效。病人极度衰弱，需人搀扶。考虑女子行经始于冲脉，冲主血海，任主胞胎。《素问·上古天真论》谓："女子二七而天癸至，任脉通、太冲脉盛，月事以时下……"冲脉与足厥阴肝经，足阳明胃经皆相通，张锡纯谓："人之血海其名曰冲，在血室两旁与血室同来属于阳明。"可见女子行经与以上各经脉有极为密切之关系。究其病因，病人自述得之于志极动火及怒气，此气与火邪循冲脉与肝、胃经上冲之证，初诊以旋覆代赭汤镇冲气加黄连黄芩清胃热，柴胡、香附疏肝气，因月经未来未发作，但药后呕吐二次，病人口苦口黏，舌干苔黄，大便秘3～5天不行，无矢气。因思上方清热药少，缺少通腑下行之药。故予大柴胡汤合用之。三诊服药开始吐一次，但较前轻，稍能进水不吐，仍不能食物。继服药，本月8日来潮期间经行前后均未呕吐，气体下行，大便日行一次，其丈夫谈4个月来病人受尽折磨，从未见有此现象。现病人：胃脘痛、口干、唇干、舌红苔黄转薄，不欲食，体弱。此呕吐日久耗伤胃液，胃阴亏耗，脾气虚而不振，宜养胃阴醒脾开胃之剂治之，自能恢复。

第二节　四诊相参

张琪教授认为，治疗疾病，尤其是治疗疑难病症，辨证论治最为重要，是中医的精髓。张琪教授常说，一个经验丰富、高明的医生，主要是辨证熟练准确，立方遣药方能肯綮，才会使疑难病症有良好的疗效。《灵枢·本脏》指出："视其外应，以知其内藏，则知所病矣"。《丹溪心法·能合色脉可以万全》："欲知其内者，当以观乎外，诊于外者，斯以知其内，盖有诸内者形诸外。"通过诊察形体、面色和舌脉等外在变化，就可以了解体内脏腑的虚实、气血的盛衰和阴阳的消长，弄清病变的部位和性质，从而为"辨证"提供依据，是临证思维的基本形式之一，亦是以象测藏。象与藏，即表象与本质。"有诸内必形诸外"，临床证候（象）是人体组织器官（藏）在病理状态下的外在表现。正如《医宗金鉴·四诊心法要诀》说："望以目察，闻以耳占，问以言审，切以指参，明斯诊道，识病根源"从而为辨证论治提供依据。所谓四诊相参就是指利用望、闻、问、切四种诊断方法，将它们有机地结合起来，这样才能全面而系统地了解病情，对疾病作出正确的诊断。特别是在复杂的证候中，往往出现真假疑似的情况，只有将它们相互参伍，才能去伪存真，予以鉴别。否则，将会导致对疾病诊断的片面性，或被某些假象所迷惑，做出错误的诊断。四诊是辨证的前提和依据，是治疗疑难病症的基本保证。

一、望　诊

所谓"望而知之谓之神"，说明望诊在诊断疑难病症中占有极其重要的地位。张琪教授认为一个医生应该充分利用视觉，具有敏锐的观察力，为诊断疑难病症提供第一要素。因为接诊病人首先映入眼帘的是病人的神色形态、荣枯润燥。以下我们主要从望神、望面色、望舌等方面阐述。

（一）望神

望神分为得神、失神、假神、神乱。

望神是判断疾病轻重缓急，诊断疑难病症的重要手段之一，《灵枢》："两精相搏谓之神"，"失神者死，得神者生也。"神是机体生命活动的根本体现，"目光精彩，言语清亮，神思不乱，肌肉不削，气息如常，大小便不脱，若此者，虽其脉有可疑，尚无足虑，以其形之神在也。若目暗睛迷，形羸色败，喘急异常，泄泻不止，或通身大肉已脱，或双手寻衣摸床，或无邪而言语失伦，……若此者，虽其脉无凶候，必死无疑，以其形之神去也。"张琪教授告诉我们："病人出现得神与失神的病理表现时，应该根据病情舍脉从症，做出正确判断。如对于一个一般状态尚可，而出现脉微沉细的病人，不能诊为重病、病在里；对于一个一般状态极差，而出现脉洪大有力的病人，不能诊为病轻、病在表。"久病重病之人突然精神振作，目光明亮，言语不休，想见亲人为"残灯复明"、"回光返照"之假神。

临床上见到的"癫病之目光呆滞，寡言不乐，喃喃自语，哭笑无常；狂病之嬉笑怒骂，打人毁物，不避亲疏，少卧不饥，妄行不休；痫病之突然昏倒，口吐涎沫，四肢抽搐，醒后如常。"皆属于神志异常之证。张琪教授认为此类疾病与七情、脑、脏腑气血、阴阳虚实关系密切，其病机变化多端，应抓住"心神"这一中心环节，理清脏腑经络之病理变化关系，明辨病位根本所在，分清虚实。实证见痰浊、湿热、瘀血等，多见痰气郁结，蒙蔽神明，或阳明热盛，热扰神明，或蓄血瘀阻，蒙蔽神明。张琪教授根据其病因病机之不同，善用癫狂梦醒汤、礞石滚痰丸、桃核承气汤等加减治之。虚证见气虚、血虚、阴虚、阳虚之别，心脾两虚、心肝血虚，扰乱心神，或心肾阴虚，水火不济，或心肾不足，阳气虚衰。张琪教授多用定志丸、酸枣仁汤、黄连阿胶汤、金匮肾气丸等加减治之。虚实夹杂之证，病机属于肝胆郁热、心气不足居多，柴胡加龙骨牡蛎汤加减，以疏解肝胆郁热、益气养心敛神。神志病是临床的疑难病症，病机复杂，反复发作，缠绵不愈。张琪教授治疗神志病有独到的见解，收效显著。

（二）望面色

望面色即可判断疑难病症之吉凶顺逆，了解正气的盛衰及邪气的深浅。《内经》："夫精明五色者，气之华也"，"十二经脉，三百六十五络，其血气皆上于面而走空窍。"脏腑气血之盛衰，邪气对气血之扰乱，都会在面部有所反映。我国正常人生理状态下的面色是红黄隐隐，明润含蓄。包含有胃气、有神气。所谓有胃气就是即隐约微黄，含蓄不露；所谓有神气就是光明润泽。正如《望诊遵经》所说："光明者，神气之著；润泽者，精血之充"。由于遗传、环境、气候、职业，以及年龄、情绪波动等使人的面色出现偏白、偏黑、偏黄、偏青、偏红等不同程度的生理变化。其病理变化的面色，五脏各有所主。

病案

王某，男，39岁，2008年6月2日初诊。

主诉：腰痛，排尿不畅，易惊恐20余年。

病史：19 岁高考时，因为精神紧张恐惧而射精。

初诊 首望明显见到其面色青，青色隐于皮肤之内，且面色晦暗无光泽，时时易惊，排尿不畅，小腹坠痛，腰膝酸软冷痛，阴囊潮湿，早泄，睡眠不实，乏力，畏寒，手足凉，舌质紫，苔薄白，脉沉迟。

中医诊断：惊悸、腰痛（肾阳虚衰）。

治法：温肾散寒，利尿通淋。

方药：济生肾气汤加减：

熟地黄 25g　山茱萸（制）20g　牡丹皮 15g　山药 20g　茯苓 20g　泽泻 15g　肉桂 10g　附子（制）15g　牛膝 15g　车前子 15g　巴戟天 15g　肉苁蓉 15g　仙灵脾 15g　杜仲 20g　狗脊 15g　茴香 15g　萆薢 20g　土茯苓 30g　薏苡仁 30g　甘草 15g

水煎，日 1 剂，早晚分服。

按语 张琪教授分析此病情，面色青虽然是肝脏所应之色，但是本案病人疾病的本质是肾阳虚衰，体内生寒所致之面色青，其肾脏所应之色见黑色，但此处见面色青，辨证属于吉中小逆。病人善惊易恐，惊恐伤肾，肾藏精，过度惊恐肾失所藏，则精神紧张恐惧而射精。其病久则入里，青色隐于皮肤之内、面色晦暗无光泽皆说明病情在里。排尿不畅、小腹坠痛、腰膝酸软、阴囊潮湿、早泄皆因肾阳虚衰，失其温煦。畏寒、手足凉、舌质紫、苔薄白、脉沉迟皆为体内寒邪内生。张琪教授治则以温肾散寒，利尿通淋为主，其方剂为济生肾气汤加减，病人服前方 28 剂，善惊恐之症明显减轻，小便通畅，余症皆好转。张琪教授治疗此病案乃是观其面色，结合其他临床表现，四诊合参，通过表象抓住了疾病的本质，而达到事半功倍的效果。张琪教授时常告诫学生对于疑难病症的治疗"尊古而不泥古，随症加减治之，灵活运用。"

在治疗慢性肾衰竭等疑难重症时，首先根据病人多合并有贫血，表现面色的㿠白、萎黄、晦暗无华、黧黑，属"虚劳"的脾肾虚损兼浊毒瘀血内蕴的病色，判断慢性肾衰竭病人的面色㿠白、萎黄、晦暗无华、黧黑到苍白枯槁是病情逐渐加重之色，是脾肾等脏腑气血阴阳俱虚、浊毒瘀血久蕴，脏腑功能衰竭渐进加重的外在表现。治疗前后张琪教授亦对其色泽进行动态观察，以助判定疾病的转机，治疗上予以补肾健脾、活血化瘀、泄浊解毒等治疗法则，能够延缓慢性肾衰竭的进展，提高生命质量。

（三）望舌

舌诊在中医学中占有重要地位，舌象的变化能客观地反映正气盛衰、病邪浅深、邪气性质、病情进退，成为中医理论指导下的一种独特诊断方法，更是指导疑难病症的遣方用药。徐灵胎："舌为心之外候，苔乃胃之明征，察舌可占正之盛衰，验苔以识邪之出路。"《辨舌指南》："辨舌质，可诀五脏之虚实。视舌苔，可察六淫之浅深。"

张琪教授治疗疑难病案重视辨舌，首望其舌色，舌质淡白多见虚证、寒证、气血两虚；舌质红多见热证或虚热证；绛、紫、青舌多见瘀血寒凝；青舌（亦称水牛舌）肿胀者亦可见酒毒、嗜食肥甘厚味之人，伴见现代医学的高血压、高血脂等，2008 年 10 月诊治一疑难病人，舌青紫而肿胀，甚至舌在口腔内活动受限，影响语言，身体重度肥胖，伴有头晕、头昏、嗜睡、腰酸乏力、脉沉。既往史：嗜酒成瘾，重度脂肪肝，BP 150/90mmHg，总胆固醇（TC）7.10mmol/L，三酰甘油（TG）3.40mmol/L。张琪教授以补肾健脾，解毒活血之法，使血脂降为正常。方剂：

熟地 20g　山药 20g　茯苓 15g　山茱萸 15g　泽泻 15g　丹皮 15g　焦三仙各 15g　连翘 20g　桃仁 15g　红花 15g　当归 20g　葛根 15g　赤芍 15g　五味子 15g　决明子 15g　何首乌 15g

病人以此方为基础，服药 2 个月，血脂降为正常，脂肪肝变为中度，余症皆好转。

治疗疑难重症时注重舌苔颜色厚薄润燥的变化，白苔多主表、寒证；黄苔多主里证、热证。

灰黑多见里、热、寒证，由灰变黑则程度加重，多见热极或寒盛。一般苔薄多为疾病初起，邪气尚浅；苔厚则为病邪在里，病位较深，邪气较重；若舌面水分过多，扪之湿而滑利，甚则伸舌涎流欲滴，此为滑苔，舌苔水滑见于阳虚痰饮水湿内停者；舌面望之干枯，扪之无津者，此为燥苔，甚至舌面粗糙如沙石、甚至舌面质地板硬、干燥裂纹，燥苔以热盛津伤者多见。对于慢性肾衰竭的病人，可见舌苔黄厚燥，干枯无津，大便不调，小便黄者，以甘露饮滋胃肾二经，及清利湿热，疗效显著。

此外，张琪教授对舌疮的辨证治疗有独到见解，舌疮如粟米大小，散在舌四周上下，疼痛明显，病情反复，不易治愈，以下有两则病案详述之。

病案 1

侯某，女，38 岁，2008 年 10 月 22 日初诊。

主诉：舌黏膜、唇及颊部反复溃疡。

病史：在舌黏膜、唇及颊部反复发生多处溃疡，8 个月余。直径约 2~4mm 的圆形或椭圆形，溃疡表面有灰白色假膜，其周围黏膜充血水肿，溃疡处灼痛，尤其在进食或受到刺激时疼痛加剧，唾液分泌增多。口服维生素及中药汤剂治疗，疗效不显。多于经前发作，伴下颌淋巴结肿大，发热 37.5℃，用抗生素后退热，手足凉。

初诊 舌黏膜、唇及颊部反复溃疡，舌质红绛，苔白厚，脉滑。

中医诊断：脾湿胃热。

西医诊断：复发性阿弗他溃疡。

治法：清胃养阴，解毒温脾。

方药：甘露饮加减：

生地 20g　茵陈 15g　黄芩 15g　枳壳 15g　枇杷叶 15g　石斛 20g　麦冬 15g　败酱草 30g　蒲公英 30g　川连 15g　金银花 30g　砂仁 15g　桂枝 15g　益智 10g　白豆蔻 15g　甘草 15g

水煎，日 1 剂，早晚分服。

二诊 2008 年 11 月 19 日。服药 1 周后，舌黏膜、唇及颊部溃疡，发作一次，现溃疡明显减轻，乳房胀痛（彩超示：乳腺小叶增生），偶有心悸，偶有腹泻 3~4 次/日，舌质紫，苔白厚，脉滑。前方加紫苏、故纸继服。

三诊 2009 年 1 月 14 日。病人口腔溃疡发作偶见小部位，下颌淋巴结疼痛肿大消失，乳房胀痛无，无腹泻发热，进食无碍。继服 14 剂告愈。

病案 2

许某，女，59 岁，2011 年 3 月 9 日初诊。

主诉：舌尖疼痛 1 年余。

病史：此病人舌尖疼痛证断续 1 年余，多方治疗无效。

初诊 舌尖疼痛，舌尖表面深红、光滑无苔，舌尖表面肿胀，余部舌质红，苔薄黄，牙龈不适，心烦失眠，脉滑。

中医诊断：胃热脾湿。

治法：清热和胃，温脾化湿。

方药：清胃散加味：

升麻 15g　川连 10g　当归 15g　生地 15g　丹皮 15g　石斛 20g　麦冬 15g　黄芩 15g　连翘 20g　金银花 20g　蒲公英 15g　花粉 15g　白豆蔻 15g　紫苏 15g　干姜 10g　吴茱萸 10g　甘草 15g

水煎，日 1 剂，早晚分服。

二诊　2011年5月18日。舌尖疼痛明显减轻，舌尖质红，苔薄黄，余部舌质红，苔黄，牙龈不适无，睡眠转佳，脉滑。

方药：升麻15g　川连10g　当归15g　生地15g　石膏30g　连翘20g　金银花20g　蒲公英15g　石菖蒲15g　远志15g　砂仁10g　白豆蔻10g　炮姜10g　酸枣仁15g　五味子15g　甘草15g　水煎，日1剂，早晚分服。

按语　此两案病例皆属于舌疮、舌炎。前一病案病机属于脾湿胃热，以清胃热养阴，解毒邪，温脾为治疗原则，以生地为主药清热凉血、养阴生津，黄连清泻心胃之火而解毒，茵陈、黄芩清热利湿，泻火解毒，枳壳、枇杷叶降上行之气火，石斛、麦冬、甘草滋阴清虚热，砂仁、白豆蔻、益智温中化湿行气，桂枝温经通阳，反佐诸药过于寒凉，加败酱草、蒲公英、金银花以助清热解毒之功，全方寒温并用，升降并行，滋阴与燥湿相辅相成，服药70剂而愈，随访半年无复发。后一病案属于胃热脾湿，张琪教授以《兰室秘藏》清胃散加味治疗，清胃中积热，其中升麻取"火郁发之"，升散火毒，引诸药达阳明经，为防止过用苦寒伤脾胃，加白豆蔻、干姜、吴茱萸护脾胃，同时温脾化湿。石斛、麦冬、天花粉养阴生津，黄芩、连翘、金银花、蒲公英助其解毒之功。病人服药近2个月而告愈。以上两案例充分体现了张琪教授辨证之准确，四诊相参，合理遣方用药，疗效显著。

二、闻　诊

闻诊对疑难病症的诊断有着重要作用，"闻而知之谓之圣"，闻诊包括听声音和嗅气味两方面。在《素问》中记载："五音，角、徵、宫、商、羽；五声，呼、笑、歌、哭、呻；分别与五脏相对应。""以声音、言语、呼吸等，来判断正气盈亏和邪气盛衰。"

医生要善于利用听觉和嗅觉，诊查疑难病人的各种声音、辨别病人的各种气味，以助诊断。

如2011年3月治疗一病人，贡某，37岁，男，是生活在寺庙的出家人，面色㿠白无华，语声低微轻清，气短懒言，头晕，倦怠乏力，目干涩痛，心悸，胸闷痛，纳差，失眠，手足凉，偶有耳鸣，大便不调，小便不畅，舌质淡暗，苔白略厚，脉虚。张琪教授辨证此病案，脾胃气虚，中气不足，不能鼓动气道，发音无力，则见语声低微轻清，气短懒言，血虚则见面色㿠白无华，目干涩痛，心悸，失眠等症，以补中益气汤加减治疗，补中益气，气血双补，效果显著。

另有一仇某，男，48岁，面红目赤，语声高亢有力，耳窍轰鸣，烦躁易怒，怒则加甚，口苦，胸胁胀满，大便秘结，小溲短赤，舌质红，苔黄，脉弦。辨证此病案，肝胆实火盛，则见面红目赤，语声高亢有力。肝胆火旺，循少阳经上扰，则见耳鸣、口苦，肝胆火盛扰乱心神，则见烦躁易怒等症，以龙胆泻肝汤清肝胆，泻实火，服药14日，病人耳鸣即愈，诸症减轻。

以上两病案说明虚实之证，病人语言声音有别，闻语言声音有利于诊断。

治疗咳嗽、哮喘、呃逆有独到之处，闻其咳嗽、哮喘、呃逆的声音而辨别疾病，通过准确辨证治疗许多疑难重症，久病不愈的咳嗽、哮喘、呃逆等。

刘河间："咳谓无痰而有声，嗽谓无声而有痰，咳嗽谓有痰而有声"。治咳离不开对咳声的辨证，如风寒咳嗽：咳嗽声重而厉，气急，咳痰稀薄色白，伴鼻塞、流清涕、头痛、肢体酸楚、恶寒、发热、无汗等表证，舌苔薄白，脉浮或紧，以三拗汤等辛温解表；风热咳嗽：咳嗽频繁剧烈，气粗，或咳声嘎哑，伴痰黄及风热表证，发热甚者，张琪教授以麻杏石甘汤加川贝、鱼腥草、黄芩、金银花等治疗屡获良效，其石膏剂量可以根据发热程度、年龄、体质而调整。治疗小儿肺炎有卓效，但石膏剂量须大于麻黄10倍为佳，此方取名加味麻杏石甘汤：

麻黄10g　杏仁15g　生石膏50～100g　鱼腥草30g　牛蒡子15g　黄芩10g　川贝10g　金银

花30g 桔梗10g 甘草10g

外寒内饮咳嗽：咳声重浊，咳声不扬，痰多泡沫清稀，甚则气喘不得卧，外有表证，以小青龙汤散寒蠲饮，止咳平喘；久咳宿疾反复发作之咳嗽，咳声低怯无力，易见内寒外饮者，多以小青龙汤加补肾之品，肾中元阴元阳为气之根。如酌加熟地、肉苁蓉、仙灵脾、枸杞子等疗效明显。

哮喘以声音不同而命名，如"吹管声"、"鼾声"、"呀呷之音"、"水鸡声"、"痰声辘辘"、"喘鸣"、"哮鸣"等。治疗哮喘见"喉中水鸡声"，舌体胖大少津，痰稠黏不易咳出，痰鸣音甚多者，以小青龙汤加生石膏、鱼腥草、桑白皮、芦根、麦冬等清温并用；哮喘而咳嗽喘息，喉中痰声辘辘，两肺啰音甚多，舌润苔滑，亦有无内热者，用小青龙汤与射干麻黄汤化裁，命名加味射干麻黄汤；哮喘气粗息涌，喉中痰鸣如吼，汗出，面赤，不恶寒等为热哮；哮喘气短声低，或喉中常有轻度哮鸣音，自汗、怕风、鼻塞、流涕、易感冒，为肺虚哮喘；哮喘气短声低，或食少脘痞、易腹泻等，为脾虚哮喘；平素短气喘促，动则尤甚，吸气不利，腰酸腿软，耳鸣，畏寒肢冷等，为肾虚哮喘。

张琪教授认为病人之证其咳嗽、喘促的声音、形式变化多样，应灵活辨证施治，与短气相区别。

如2011年初，治疗一女患，42岁，中学教师，常无明显诱因突然连续发出喘促声，短促急迫，不足以息，数而不能接续，似喘而不抬肩，喉中无痰鸣声，多能自行缓解，病史10余年，近期发作频繁，发作时间延长，腹中胀满，手足不温，经多方治疗无效，不能正常工作，病人悲观低沉。张琪教授认为此病案属于短气，病机属于中满寒胀，应温中散寒、消胀除满，以中满分消汤21味药，食前热服，病人寒得散，虚得补，气得顺，中满寒胀自除。短气指呼吸气急短促，数而不能接续，似喘而不抬肩，呼吸虽急而喉中无痰鸣声。虚证短气，兼有形瘦神疲，声低息微等症，多因体虚或元气大虚所致；实证短气，兼见呼吸声粗，或胸部窒闷，或胸腹胀满等症，多因痰饮、胃肠积滞、气滞或瘀阻所致。临床多以虚实寒热错综复杂而并见，须详辨之。

张琪教授善于闻呃逆之声而辨别呃逆之证，治疗呃逆，其呃声频频，连续有力，高亢而短，多属于实热；呃声低沉而长，音弱无力，良久一声，多属虚寒。

曾治疗于某，男，59岁，呃逆连连，高亢有力，脘腹痞满，某医院诊断"膈肌痉挛"，予以镇静剂治疗好转，但停药即发，用药1周后，血压下降。接诊时，仍呃逆频频，精神倦怠，目不欲睁，舌淡口和，脉象沉细而弱，仔细辨证后认为此属肝气上升，脾气不足。拟方：代赭石、半夏、生姜降逆和胃止呕，人参、大枣益气补中健脾，甘草和药护中。病人服3剂而愈。

闻诊亦包括嗅气味，指嗅辨与疾病有关的病室、病体、分泌物、排出物等的异常气味。如口中散发臭气，多与口腔不洁、龋齿或消化不良有关；口中酸臭气，属于胃肠积滞；口中臭秽气者，属于胃热；口中腐臭或兼咳吐脓血者，多是内有溃腐脓疡；病室内散发尿臊气（氨气味），见于水肿病晚期；病室内有烂苹果气味（酮体气味），为消渴病晚期；肾衰竭患者自诉口有氨气等异常气味时，为浊毒内蕴不除所致。总而言之，无论是闻声音还是嗅气味在四诊中同样重要，为诊断疾病、治疗疑难病症提供有力依据。

三、问　诊

"问而知之谓之工"。"问诊是医家第一要事"，是"诊病之要领，临证之首务"。张琪教授非常重视问诊，他认为问诊要分清病情的主次轻重缓急，通过问诊帮助医生分析病情、判断病位、掌握病性、辨病辨证，尤其是诊断疑难病症的重要手段之一。

（一） 医生要注意问诊的态度

医生要怀有仁慈之心，急病人所急，想病人所想，把病人的病情时刻放在心中，要用极其认真负责的态度和高度热忱的精神进行详细询问，对待病人说话要和蔼和气，言语不可粗鲁，言语要通俗易懂，医生不能通过自己的主观臆断而误导和暗示病人，导致误诊误治。遇到病情复杂或病情较重的病人，医生不可以表现出悲观失望、淡漠不经心的表情，亦不可有惊讶异常的表情，以免加重病人的思想负担。保护病人的隐私，守口如瓶，不能有任何耻笑讥讽之意。医生问诊中还要对病人进行安慰和理解，帮助病人树立战胜疾病的决心和毅力，热爱生命。让病人了解更多的医学常识，平素注意加强调养。张琪教授常说："疾病是三分治疗，七分调养。"

（二） 医生要抓住主症问诊

有的病人叙述病情时不能说的清楚，说出许多无关紧要的症状，作为一名合格的医生应该尽其所能的利用所学的知识，做出最正确的判断，抓住病人的主要矛盾，主要症状，围绕着主要矛盾和主证进行有目的、有步骤的询问，既要重点突出，又要全面了解，弄清楚病人最痛苦的主要症状和体征，辨别疾病的范畴类别、病势的轻重缓急。弄清楚病人主要症状或体征的部位、性质、程度、时间，不能含糊其辞、模棱两可。张琪教授还常常接诊一些病情危重，不能前来就诊，需要家属代诊的病人，这样更增加了治病的难度，询问这样的病人更加细致，他常说："如果不认真询问，弄不清楚病因病机，容易误诊误治。"

（三） 医生要重视问诊兼证

除主症外，病人可以有许多其他的兼症，尤其疑难杂症，症状变化多端，兼变症状繁多。那么在这些兼症中要找出主要兼症和次要兼症，即兼症中亦分主次。此类疾病常常是病情重、病机复杂、病程久者；也有许多病人经历了误诊误治，疾病发展过程中常出现寒热错杂、虚实夹杂、兼夹证多等特点，因此，张琪教授常讲，多于这样的病人需要大方复治法，分清主次、主要矛盾、次要矛盾、兼症中的主次，进行指导分层次的用药，各个击破。正如元代李东垣所说："主病之为君，兼见何病，则以佐使药分治之，此制方之要也。"

张琪教授治疗疑难病症中十分重视问诊，例如治疗慢性肾衰竭病人进行问诊时重在以下三点。第一，必问既往，侧重于问明肾病的发病及诊治用药全过程，巧妙收集其他三诊无法取得的与辨证、治疗关系密切的资料，更从以往的发病治病用药经历中取舍，引导自己以正确的思维判断，对疾病作出迅速准确的诊断。第二，症状以问消化为先，慢性肾衰竭患者消化系症状常见，多有食欲不振、恶心呕吐、厌油腻、大便不调（便秘或稀便）、胃脘部或胀或满或痛等不适症状。因本病病在脾胃肾，"脾与胃相表里""肾者，胃之关也，……"。脾肾两虚，运化失司，升降失职，湿浊毒邪贮留，横逆犯胃，故有上述症状。脾胃受损，食入即吐或食不下，食不入胃，精微匮乏，气血生化无源，精微不化，同时伴有贫血乏力，精神委靡等；脾胃受损则影响药物正常吸收及药效的发挥；脾胃功能受损，不能升清降浊，浊毒湿邪组积不除，将变症丛生。故问脾胃决定治则的缓与急。若呕吐纳差、便秘、胃脘胀满者当急则泄浊解毒通便为先，方可快速缓解症状控制病情。反之缓以治本调理脾胃肾。第三，再问全身，慢性肾衰竭为肾病发展的终末期，损及多脏腑，患者多全身虚弱，需问是否乏力气短，以观正虚的程度；问是否皮肤瘙痒及嗜睡等，以判断浊毒入于血分之深浅及浊毒标实之邪致病的程度。

四、切　诊

切诊是四诊中重要组成部分之一，切诊为诊断疑难杂症提供有力的依据，"切而知之谓之巧"。切诊分脉诊和按诊两部分，两者同是运用双手对病员体表进行触、摸、按、压，从而获得重要辨证资料的一种诊察方法。脉诊是按脉搏；按诊是对病体的肌肤、手足、胸腹及其他部位的触摸按压。徐春甫《古天医通》："脉为医之关键"。脉诊是最具有中医特色的诊断方法，《景岳全书》："脉者气血之神，邪正之鉴也，有诸内必形诸外。故血气盛则脉必盛，血气衰则脉必衰，无病则脉必乖。"通过脉诊可以了解气血的虚实、阴阳盛衰、脏腑功能的强弱、邪正力量的消长。如脉象的浮沉可以判断病位的表里浅深，脉象的迟数可以判断疾病性质的寒热，脉象的有力与无力可以判断正气的不足与邪气的亢盛。

一名优秀的中医工作者，应该熟悉和掌握脉诊，尤其对诊断疑难病症是必须具备的基本功。张琪教授从祖国医学理论体系，阴阳、五行、脏腑、经络、卫气营血等方面探讨脉诊；从脉与证、求本治本、脉证合参、脉证从舍、脉证宜忌理论阐述脉诊；从脉证的"胃、神、根"来说明脉诊；从仲景脉学在临床中的辨证运用来分析脉诊。

（一）从祖国医学理论体系探讨脉诊

脉象的生成来源于心脏的舒张和收缩，及血脉管壁的压力。《素问·痿论》："心主身之血脉。"《素问·脉要精微论》："脉者，血之府也。"说明脉象与心脏和血脉的密切关系。然而人是统一的整体，心脏的搏动、脉道的通利和阴阳、气血、脏腑直接相关。

阴阳的对立制约、消长转化是人生命活动的根本，阴阳的偏盛偏衰是反应气血多寡、脏腑生理功能如何的总纲领，《景岳全书·传忠录·阴阳篇》："张氏取象比类，阐明人体脏腑机能运动不息的源泉，在于水火（阴阳）两种力量相互依赖相互制约的结果。""凡诊病施治，必须先审阴阳，乃医道之纲。"同时，脉象也表现寒热虚实的变化，《伤寒论·辨脉法》："凡脉大、浮、数、动、滑，此名阳也；沉、涩、弱、弦、微，此名阴也。"

气血是构成人体组织和维持生命活动的基本物质，气属于阳。血属于阴，"气行则血行，气滞则血瘀。"血液在脉管中正常运行需要依赖气的推动，气还有固摄血液防止逸出脉外的作用。《医学真传·气血》："人之一身，皆气血之所循行。"《灵枢·决气》："……壅遏营气，令无所避是谓脉。"《灵枢·邪客》："宗气贯心脉而行呼吸焉。"气血充盈正常则脉象和缓有力，反之，气血虚则脉象虚弱无力；气滞血瘀则脉象细涩不利；气盛血流薄疾，则脉多洪大滑数；气陷则脉沉而细等。

脉象的形成不仅与心脏密切相关，还与其他脏腑密切联系，"肺朝百脉"指全身的血液，都通过脉而汇聚于肺，而肺主气，通过肺的升降出入运动而使血液输布全身。《素问·经脉别论》："食气入胃，浊气归心，淫精于脉，脉气流经，经气归于肺，肺朝百脉，输精于皮毛。"

"脾主统血"即脾有统摄血液在血管中正常运行，防止血液逸出脉外的作用，《难经·四十二难》："脾裹血，温五脏。"脾统血的生理功能，实际是气的固摄作用的体现。脾统摄血与脾为气血生化之源、脾胃为后天之本密切相关。脾的运化功能健旺，则气血充盈，从而气的固摄作用也比较健全，而血液也不会逸出脉外而致出血；反之，脾的运化功能减弱，则气血生化无源，气血亏虚，气的固摄功能减退，而导致出血。

肝藏血即肝有贮藏血液和调节血量的生理功能。肝的藏血功能，主要体现肝内必须贮存一定量的血液，以制约肝的阳气升腾，勿使过亢，以维护肝的疏泄功能，使之冲和调达。其次，肝的藏血，亦有防止出血的作用，因此，肝不藏血，则不仅出现肝血不足，阳气升泄太过的病理表现，而且还可以导致出血。肝藏血的功能，还包含着调节人体各部分血量的分配，特别是对外周血量的调节起着主要的作用。王冰注释："肝藏血，心行之，人动则血运于诸经，人静则血归于肝。"肝疏泄的功能正常，亦能促进脾胃的运化，调节气机的升降出入运动，使血液在血管中正常运行。

张琪教授认为人之根本为命门，而古有肾主命门，为元气、元精之所藏，是五脏六腑发挥正常功能的物质基础。《类经附翼·真阴论》："命门之火，谓之元气；命门之水，谓之元精。五液充，则形体赖而强壮；五气治，则营卫赖以和调。此命门之水火，即十二经之化源。故心赖之，则君主以明；肺赖之，则治节以行；脾胃赖之，济仓廪之富；肝胆赖之，资谋虑之本；膀胱赖之，则三焦气化；大小肠赖之，则传导自分。此虽云肾藏之技巧，而实皆真阴之用，不可不察也。"故肾为脉之根。

因此，我们说，脉象不仅反映于心，还与五脏六腑、气血、经络、阴阳表里等紧密联系，不可以割裂地看待脉象的病理和生理变化。

（二）脉证合参与脉证从舍

脉与证是疾病反映于外部的现象，疾病生于内则证候必现于外。众所周知，任何事物的本质都要通过一定的现象表现出来；任何事物的现象又必定是它的本质在某一方面的表现。《景岳全书·传忠录·十问篇》："脉色者，血气之影也。形正则影正，形斜则影斜，病生于内，则脉色必见于外，故凡察病者，须先明脉色。"《景岳全书》："夫脉者，本乎营与卫也，而营行脉之中，卫行于脉之外，苟脏腑和平，营卫调畅，则脉无形状之可议矣。或者六淫外袭，七情内伤，则脏腑不和，营卫乖谬，而二十四脉之名状，层出而迭见矣。"以上条文皆说明脉证相应的理论。因此，我们在治疗疾病时，要把脉与证有机结合起来，才不至于误诊误治，此正所谓脉证合参。如《伤寒论》："太阳之为病，脉浮，头项强痛而恶寒；阳明脉大；少阳脉弦；少阴脉微细；"但必须有太阳、阳明、少阳、少阴的证候与之相适应才能成立。临床上同样也会出现证同脉不同，脉同证不同的表现，如《伤寒论》麻黄汤和附子汤证，都有周身疼痛，但是前者脉浮紧，后者脉沉微，证虽同，脉迥异，因而病机不同，一个是风寒外束，一个是阳虚阴盛，所以指导临床用药不同。再如《伤寒论》："服桂枝汤，大汗出，脉洪大者，与桂枝汤如前法。""服桂枝汤，大汗出后，大烦渴不解，脉洪大者，白虎加人参汤主之。"两者皆为脉洪大，一个无大渴，一个有大渴，证同脉不同，病机就有天壤之别。所以在辨证时，既不能单恃脉的一面，又不能单凭证的一面，必须脉证合参，才能客观全面诊断病情，指导遣方用药。任何夸大脉的作用，或者离开脉谈证，都是片面的。喻嘉言推崇王氏《脉经》说："……汇脉之中，间一汇证，不该不贯，抑知形有盛衰，邪有微甚，一证恒兼数脉，一脉恒兼数证，故论证不论脉不备，故论脉不论证不明。王氏汇而编之，深得古人微旨。"（《脉经·跋》）《医学源流论·症脉轻重论》："今人不按其症，而徒讲乎脉，则讲之愈密，失之愈远。"

一般而言，脉证相应为顺，脉证不应为逆，由于脉证不应是症状表现与脉象不相一致，因此其中必有一方反映疾病的本质，而另一方则与疾病的本质不符合或者是假象。所以临床辨证时就必须以反映疾病本质的一方为诊断依据，而舍弃另一方，此即所谓的脉证从舍。《医学源流论·脉症轻重论》："人之患病，不外七情六淫，其轻细生死之别，医者何由知之，皆必问其症，切其脉而后知之，然脉症各有不同，有现症极明，而脉中不见者，有脉中甚明，而症中不见者，其中有宜从症者，有宜从脉者，必有一定之故，审之既真，则病情不能逃，否则不为症所误，必为脉所误矣。"临床上，脉反映了病本质，症不明显，要舍症从脉，症反映了病本，脉不明显，要舍脉从症。这样的情况屡见不鲜。张琪教授曾诊疗噎膈病人（食管癌），发病时间不久，一般营养状态尚好，症状是食入有噎塞的感觉。噎膈多难治，预后不良，但诊察脉搏，有滑而稍弱象，《素问》谓："脉弱以滑是有胃气"，应预后良好。脉和症有矛盾，经过分析，初病气血尚未衰败，影响于脉，病本表现于症，所以要舍脉从证。再如常见中风先兆病人，起居一如常人，有的头晕肢软，有的几乎无症状，但脉象多见浮大弦硬，毫无胃气，真阴亏损，阳亢无根，预后多致卒中。病本表现在脉，便要舍证从脉。痰证由于痰湿凝聚，气滞关格不通，脉搏因而不动，有时指下不见，或尺寸部分，一有一无，或关上不见，或时动而大小不常，有似死脉，实际痰降则愈。张琪教授曾治疗一例病人，眩晕如坐舟车之中，脉沉细似有似无，凭脉应属虚证，但询问病人既往史，一向健康，发病时间不久，就出现脉细欲绝，不合乎逻辑，当舍脉从证，认为是痰湿作祟，予以二陈汤加天麻，结果两剂竟获痊愈。《金匮要略·痰饮咳嗽病脉证并治篇第十二》："久咳数岁，其脉弱者可治，实大数者死；其脉虚者必苦冒，其人本有支饮在胸中故也，治属饮家。"张琪教授曾治疗一例痰饮病人，饮食起居无异于常人，诊脉象数大有力，结果到秋季而死亡。此也是舍脉从证的例子。《难经》有"形病脉不病曰生，脉病形不病曰死。"的论点。《伤寒论·平脉法篇第二》张仲景说："脉病人不病，名曰行尸，以无王气，卒眩仆不识人者，短命则死；人病脉不病，名曰内虚，以无谷神，虽困无苦。"徐灵胎认为，"病有浅深，浅则仅属形病，深则脉亦病矣。"前面所举噎膈病例，病尚轻浅，气血尚未变乱，所以脉象毫无变化，但等到病深涉及气血，则脉必随之应变。中风先兆的病例，则是脉病人不病，最后突然暴发时，多致卒中。

张琪教授指出，形病脉不病，病浅固然可生，但是由于有些病没有有效的治疗方法，不能控制疾病的发展，就会由浅入深，同样预后不良。如肝硬化、癌症等。相反的脉病形不病，固然病深，预后不良，但是如果采取有效及时的治疗方法，同样能使脉搏恢复正常，转危为安。对两者应作具体分析，不可绝对化。张仲景的平脉辨证是以脉证结合为基础的，但《伤寒论》、《金匮要略》有许多条文详于脉略于证，注家以为错讹，或认为是王叔和加入的。很难令人同意这种看法。事实上，这些条文告诉我们，疾病的证候，往往不会按照公式化出现，如《伤寒论》"但见一症便是，不必悉具"的记载。我们因此可以体会到，在辨证中必须掌握疾病的常与变。懂得一般性和特殊性，原则性和灵活性相结合的辨证关系，自然就能掌握疾病的客观规律。张琪教授还指出什么样的情况下从证，什么情况下从脉，固然不能用公式固定下来，但是它的大致轮廓还是有的，那便是必须把产生脉证不同的原因弄清楚，然后才可以触类旁通。产生脉证不同的原因大致有以下几点：

（1）病人的体质特异时，脉象亦有特殊差异；阳亢阴虚体质，虽病寒脉常浮洪，阴盛阳虚体质，虽病热脉常沉细，胖人肌肉丰满，脉象多沉，纵受风寒未必即见表脉。瘦人肌肉瘠薄，略感外邪，脉即浮数。也有因受外伤，脉搏隐伏不见者，不可认为病脉。

（2）发病新久有异。某些新病，由于发病时间不久，未能即见于脉，故"形病脉不病"，疾病轻浅，气血尚未变乱，故脉亦无变化；某些久病，气血变乱，脉有显著改变，但症状不显著，即"脉病形不病"，多致突然有变。

（3）发病突然。气血壅滞，脉道不出，如大吐、大痛后，气血凝滞，脉道阻遏，六脉俱无，迨吐止痛安，而脉自出，不可因无脉，而认为死症。

（4）痰食诸症。脉道受阻，影响气血循行，脉象反映曲折，似隐似显，时有时无，尤似死脉，实因痰阻。

（5）夙有宿疾，复感新病，在新旧交错的情况下，脉象常错综，难以辨认，必须以证为主。

（6）邪势来之甚急，证先出现，脉还未来得及与之相应，应该以证为主。

总之，要想准确掌握脉证从舍，必须对病人的体质，发病轻重，有无宿疾等等，进行周密诊察，由此及彼，由表及里，全面考查，综合分析，然后自然能够识别真假，知所舍从了。

（三）论脉诊中的胃、神、根

诊脉注重脉象的"胃、神、根"。张琪教授描述胃气的形象，是脉搏跳动中，带有一种悠扬和缓的动态。脉有胃气的典型表现：脉位适中，不浮不沉；脉率调匀，不快不慢；脉宽适中，不大不小，不宽不细；脉长适中，不长不短；流利度适中，不弦不濡，不强不弱。脉有胃气的表现是处于"中和"的状态，无太过、无不及。脉的有胃气，还在于脉应四时而动，《素问·平人气象论》曰："春胃微弦曰平；……夏胃微钩曰平；……秋胃微毛弦曰平；……冬胃微石曰平。"若脉之变动太过或不及均为疾病的表现，"……弦多胃少曰肝病，但弦无胃曰死；……钩多胃少曰心病，但钩无胃曰死；……毛多胃少曰肺病，但毛无胃曰死；……石多胃少曰肾病，但石无胃曰死；""胃"：称胃气。胃为气血生化之源，胃为水谷之海，胃为后天之本，胃气有无直接反映了脾胃运化功能的强弱以及全身气血的盛衰，脉以胃气为本。胃气的盛衰可以判断疾病预后的善恶。李东垣："元气之充足，皆由脾胃之气无所伤，而后能滋养元气。若胃气之本弱，饮食自倍，则脾胃之气既伤，而元气亦不能充，而诸病之所由生也。"张琪教授治疗疾病时重视"保胃气，顾护脾胃。""有胃气则生，无胃气则死。"治疗脾胃虚弱者，宜用四君子汤、六君子汤、参苓白术散等加减；脾气虚，清阳不升者，宜用升阳益气汤、补中益气汤、益气聪明汤等加减；脾胃虚寒者，宜用理中汤、附子理中汤、大小建中汤、中满分消汤等加减。

治疗慢性肾衰竭的病人，多伴有脉象的胃气弱、胃气少，甚至胃气无的表现，治疗时首先补益脾胃以滋养周身，善用参芪地黄汤即六味地黄汤加黄芪、太子参，酌加莲子、芡实、白术、砂仁、陈皮、木香等理气健脾之品。

"神"：是人体生命活动的综合反映。广义之神是指整个机体生命活动的外在表现，可以说神就是生命，狭义之神指人体精神活动，可以说神就是精神。神不仅反映了人的精神、思维活动，也反映了机体脏腑、气血的功能盛衰，是人体生命现象的高度概括。神的充足与否，主要通过目光、面色、神情、形态以及舌、脉表现出来。所以诊脉时强调"脉贵有神"，如张景岳曰："善为脉者，贵在察神，不在察形。察形者，形千形万，不得其要，察神者，惟一惟精，多见其真也。"

神在人体中居于统率一切的地位。神健全则形体充足，疾病不侵。神不足则机体功能衰退，易致疾病，进一步则神亡即死。张琪教授曾遇到一例病人，病人起居如常，唯有苦笑，两目无光而失神，言语间前后不能连贯，其他别无所见，踌思良久，恍然有悟，此非癫狂，无病而言语失伦，乃神亡之兆，未及半月而死。又遇一儿童，其母抱而求治，细察之，见其两目暗而失神，与一般迥异，疑而询问病之经过，据其母言，病一日腹泻，现已停止，当时分析其仅病一日，即目暗睛迷，此神去的征象，当夜即死。

脉诊中的胃、神、根，严格地讲虽有别，但实际上难以截然区分，脉象之有胃、有神，都是冲和之象，有胃即有神，所以有神有胃的脉象形态是一致的。有神之脉有力中带有和缓，柔软中带有力，指下圆润活泼。即使微弱的脉，微弱之中不至于完全无力的为有神；弦实的脉，弦实之中仍带有柔和之象的为有神。

辨脉有神，必须分清有神和有力的不同，有神脉中之有力，乃中和之力，非强健之力，若弦强真脏之有力，与微弱脱绝之无力，二者一太过一不及，皆失去中和之力，为无神之脉。《四诊抉微·脉贵有神》萧子歌有神脉云："轻清稳浓肌肉里，不离中部象自然。"张琪教授告诫学生，于指下细心体会，自不难获得其中要领。针药在人体能否产生应有的效果，乃取决于神的有无。因此，我们可以理解神是奠定在物质基础之上的。望诊中的察神色和脉诊中的神，都是指人体生理活动和病理变化所表达于外的形征，故神的充沛与衰微可作为诊候疾病进退顺逆的重要依据之一。这也是值得我们重视的一个问题。

脉有"根"，历来有两种方法。第一，以尺中为根，两尺脉，左以候肾，右以候命门。寸口脉虽然无恙，尺脉无则必然死亡。（《难经·八难》）；或者寸关脉虽无，尺脉不绝，则不致殒灭。（《脉经·脉法赞》）。第二，以沉候为根，沉以候里，也候肾，凡属阴阳离绝，孤脉欲脱，阴阳失去相互依存的机能，脉象多现浮大散乱无根。一般诊察法，以寸关尺和浮中沉两者结合互参为准，各有侧重。《伤寒论》形容无根之脉："脉瞥瞥如羹上肥"，"脉萦萦如蜘蛛丝"，"脉绵绵如泻漆之绝"，皆根源枯竭之候。张琪教授认为尺部无脉，有的是脉绝欲无，有的是脉不出，不可误认为脉不出为脉绝，如下焦邪实壅滞之证，多尺脉不见，不能骤然认为无根，迨邪气去则脉自出。在治疗妇科疾病时，亦有因寒气闭结胞宫，而尺部无脉者，寒邪得温化则脉自出。如张琪教授曾治疗不孕症，但有脉沉而尺部不见者，予温经化寒湿之剂，多见疗效而受孕，而尺脉亦随之而出。

无论是尺脉候根还是沉以候根，都是建立在尺脉候肾和沉以候肾的相同概念之上的。历代医家的认识是一致的，脉之有根都与肾有关。肾为先天之本，肾主封藏先天之精，为脏腑阴阳之根本，生命之源，肾中肾阴肾阳，又称元阴元阳、真阴真阳，对机体各个脏腑组织器官起着濡养、滋润、温煦、推动的作用。是机体各脏阴阳之根本，二者之间的相互制约、相互依存、相互为用的关系，维持着各脏的阴阳平衡。若肾气充足，其脉必有根，尺脉沉取应指有力，《难经》："夫脉之有根，犹树之有根，枝叶虽枯槁，根本将自生。"若已病而肾气仍在，先天之本未绝，尺脉沉取可见，便存生机，《脉决》曰："寸口虽无，尺犹不绝，如此之流，何忧殒灭。"脉不浮不沉，中取和匀，为阴阳协调的征象。脉或浮或沉为阴阳偏盛或偏衰的病理表现，脉有浮无沉或有寸无尺，为阴阳离绝无根的死证，明此理可知二诊法有殊途同归相辅相成之效。

（四）仲景脉学在临床中的辨证运用

张琪教授精于仲景学说，深得要旨，对《伤寒论》、《金匮要略》脉学的基本精神有独到的理解和体会，对仲景脉学在临床中的辨证运用归纳以下几点：

1. 仲景脉学的发展以及和后世脉学的关系

张仲景脉学，见于《伤寒论》和《金匮要略》，其特点主要是把脉证结合起来，具体运用于临床中，成为后世辨证论治的典范。所以许多人认为，仲景的脉学重实践，不尚空谈，大可为后人效法。仲景的脉学是在《内经》、《难经》的基础上发展而来的。《伤寒论》和《金匮要略》论病几乎要论脉，其中对许多病的鉴别与推测预后，都要把脉放在首要地位，真正做到脉证结合。因此，仲景在脉学方面起到了承前启后的作用，他的脉学是在前人的经验基础上，结合自己的实践，发展而来的。

2. 平脉辨证

在《伤寒论》、《金匮要略》中，同样的脉和不同的证相结合，主病就不相同，或者证候相同，出现不同的脉，主病也不一样，所有这些必须通过精心分析，才能抓住要领。如《金匮要略·痉湿暍病篇》中，有脉沉细两条，一为"太阳病，发热，脉沉而细者，名曰痉，为难治，"一为"太阳病，关节疼痛而烦，脉沉而细者，此名湿病。"同样的脉沉细，前者就属于气血不足，后者就属于湿邪痹阻，关键在于必须和症状结合起来具体分析，才能得到确切的诊断。

3. 注重病势的传变

《伤寒论》、《金匮要略》有不少地方是通过脉诊以重视正邪的进退，及判断疾病预后良恶。正与邪实相互争胜的，正盛则邪退，正衰则邪进，掌握正邪之消长，作为判断疾病预后、转归之枢机，如《伤寒论·辨太阳病脉证并治篇》："伤寒一日，太阳受之，脉若静者，为不传；颇欲吐，若躁烦，脉数急者，为传也。"这是通过脉搏的安静与数急，以掌握邪气之盛衰，从而判定病势的静止与传变。

脉象与久新是否相适应，对疾病预后的推断也颇为重要。一般来说，新病正气未衰，属于实者为多，久病正气已衰，属于虚者为多。所以久病宜见弱脉，忌见实大之脉，《金匮要略·痰饮咳嗽病篇》说："久咳数岁，其脉弱者可治；实大数者死。"就是指出久咳之症，正气已虚，宜见弱脉，若见实大且数的脉象，为邪盛正虚，预后不良。

脉证是否相符，也是仲景脉学所重视的一个问题，如《金匮要略·呕吐哕下利篇》说："趺阳脉浮而涩，浮则为虚，涩则伤脾，脾伤则不磨，朝食暮吐，暮食朝吐，宿谷不化，名曰胃反，脉紧而涩，其病难治。"趺阳脉浮涩，是脾胃两虚之候，脾胃虚不运化水谷，因此形成反胃，若见紧而涩，则属于阴阳两虚，助阳则伤阴，滋阴则损阳，故云难治。再如《痰饮咳嗽病篇》："脉弦数，有寒饮，冬夏难治。"寒饮脉应见弦迟，反见弦数，是脉证不相适应，用温药治饮，则不利于热，用寒药治热，又不利于饮，所以说难治。在《伤寒论》、《金匮要略》中脉证不符的条文为后人临床提供了宝贵经验。张琪教授临床中非常重视脉证互参，曾跟随教授诊治一中年女患者，症见面红目赤、气粗息涌、多汗、声高有力，看似一派实热之象，然张琪教授细诊其脉，言其脉沉弱，此为虚证之脉，而非洪数之实热脉象，教授言其虽有实热但亦有阴虚，虚实夹杂，而阴虚更加重其热，故处方中清实热药与补阴虚药并用，收效良好，充分体现了张琪教授脉证并重、脉证互参的诊病思路。

4. 阐释病机，指导治疗

仲景脉学的另一个特点，是用脉象来阐发病机，仲景往往采用倒装笔法，其核心是以脉证相互印证，用脉来解释病机。如《金匮要略·脏腑经络先后病篇》："寸脉沉大而滑，沉则为实，滑则为气。实气相搏，血气入脏即死，入腑即愈，此为卒厥。"就是用脉的沉、大、滑解释卒厥的病机，是由实气交并所致。这是从脉象判断病机，从脏腑说明病情轻重，并结合证候推测预后，这是脉证结合运用诊断的典型条文。张琪教授诊治一青年男患，自述困倦乏力，多汗，食欲差，余无不适，教授详诊其脉，言"此人脉象滑数，滑则为湿，数则为热，湿邪困脾、有碍脾运而出现食欲差，中气不足则见困倦乏力，而实热迫蒸则多汗"，问其是否阴囊潮湿，大便是否黏腻不爽，患者言此二证皆有，因无明显不适而未提及，对此患的诊脉过程充分展现了据其脉象阐释病机的精湛医术。

综上所述，临床上，张琪教授十分注重四诊合参，望闻问切各有所长，各有侧重，不可割裂分开看待其中之一二，而要全面衡量，中肯分析，当然，要有扎实的医学理论基础，遇到疑难重病时才能豁然开朗，甚至能够药到病除，妙手回春，真正做到了神圣工巧，张琪教授正确利用四诊合参的宝贵经验，解决了无数的疑难病症，给后来者带来启迪和思考，提供了宝贵的临床经验。

病案 1

李某某，女，46 岁，2009 年 7 月 15 日初诊。

主诉：乏力，尿频、尿急、尿痛 8 年，加重 2 周。

病史：肾结核、左肾多发囊肿、脑多发腔梗 1 年，切除左肾 4 个月。服 3 种抗结核药半年。

初诊 乏力，尿频、尿急、尿痛，以日间为重，腰膝酸软，面色晦暗，两颧潮红，手足心热，盗汗，纳差，舌体胖大，舌质黯红，舌苔薄白，脉细数。尿常规：WBC 2+，8～10 个/HP。

中医诊断：劳淋（肾阴亏虚，下元不固）。

西医诊断：肾结核。

治法：滋阴补肾，益气固摄。

方药：熟地 25g 山茱萸 20g 山药 20g 茯苓 15g 丹皮 15g 泽泻 15g 枸杞 20g 首乌 20g 玉竹 20g 女贞子 20g 菟丝子 20g 巴戟 15g 肉苁蓉 15g 太子参 20g 黄芪 30g 甘草 15g

水煎，日 1 剂，早晚分服。

二诊 2009 年 8 月 5 日。服上方 21 剂诸证好转，乏力、尿频、尿急，尿痛明显减轻，面色转润泽，盗汗及手足心热好转，纳可，舌质红，苔薄白，脉数。

方药：熟地 25g 山茱萸 20g 山药 20g 茯苓 15g 丹皮 15g 泽泻 15g 枸杞 20g 首乌 20g 玉竹 20g 女贞子 20g 菟丝子 20g 巴戟 15g 肉苁蓉 15g 太子参 20g 黄芪 30g 甘草 15g 土茯苓 30g 萆薢 20g

水煎，日1剂，早晚分服。

三诊 2009年8月26日。服上方21剂，已无尿路刺激征，仍可见乏力，纳可，略有盗汗及手足心热，大便正常。舌质红，苔薄白，脉数。嘱病人继服前方14剂，巩固疗效。

按语 本案病人病程长、病情重，且同时服用多种西药，身体抵抗力及免疫力均下降，其主诉为乏力，尿频、尿急、尿痛，望其面色两颧潮红，并伴有腰膝酸软，手足心热，盗汗，其舌质红，苔薄白，脉细数，张琪教授充分利用四诊，诊断其病位在肾，其病机为本虚标实，阴亏不足为主证，治疗以滋阴补肾，益气固摄为原则，以北宋钱乙的《小儿药证直诀》中六味地黄丸为主方，并酌加枸杞子、何首乌、玉竹、女贞子滋补肾阴之品，以加强滋阴降虚火之力，同时加用菟丝子、巴戟、肉苁蓉补肾助阳之品，《景岳全书·新方八阵·补略》中言："善补阳者，必于阴中求阳，则阳得阴助而生化无穷；善补阴者，必于阳中求阴，使阴得阳升而泉源不竭"。并且加用了太子参、黄芪、甘草扶助正气，取保元汤之意，补气养血，重在增强病人免疫力，抵抗力。临床上治疗淋证，常常以攻邪清利为主，可能缓解一时之症，不注意四诊辨证，不注意全身综合调理，有可能导致病情加重，而前人又有"淋家禁补"之说，临床实践证明，对于久治不愈、反复发作性淋证，加入滋阴降火、补肾助阳药物治疗劳淋，不仅起效迅速，疗效明显，而且远期疗效巩固，复发率低，同时对于改善病人一般状态、提高身体素质都具有良好的效果。因此本案病人病情虽重，但是通过望闻问切四诊相参，准确的诊断病机病位，病人服用方药两月余，其病情大为改善，达到了扶正以祛邪的目的。

病案2

魏某，男，58岁，天津退休职工，2010年11月3日初诊。

主诉： 腰痛20余年，加重1个月。

病史： 心力衰竭、肾衰竭8年。高血压20余年，糖尿病6年，胰岛素治疗血糖控制尚可。生化检验：BUN 27.74mmol/L，Scr 650.0μmol/L；血常规：Hb 101.00g/L，RBC $3.43×10^{12}$/L；尿常规：BLD+，PRO 2+，GLU 3+；彩超示：肾脏慢性炎性改变，右肾囊肿，胆囊炎。

初诊 腰膝酸软，冷痛，形体肥胖，面色㿠白无华、乏力神疲，纳差，便秘，数日一行，舌体胖大，舌淡苔白厚腻，脉沉滑。

中医诊断： 虚劳（脾肾两虚，湿毒内蕴）。

西医诊断： 慢性肾衰竭、慢性心力衰竭、高血压、糖尿病。

治法： 补肾健脾，祛湿泻浊，活血解毒。

方药： 半夏20g　陈皮15g　茯苓20g　苍术15g　桃仁20g　赤芍20g　丹参20g　红花15g　连翘20g　当归20g　葛根20g　柴胡15g　生地15g　草果仁15g　薏苡仁30g　文军10g　川连10g　熟地20g　山茱萸20g　枸杞子20g　土茯苓30g　何首乌20g　玉竹15g　菟丝子15g

水煎，日1剂，早晚分服。

二诊 2010年11月24日。服上方21剂，腰痛减轻，仍可见腰痛，乏力，足浮肿，足凉，便溏、日4~5次，舌淡苔黄。血检验：Scr 665.0μmol/L。

方药： 半夏20g　陈皮15g　茯苓20g　苍术15g　薏苡仁30g　草果仁15g　赤芍15g　丹参20g　桃仁20g　红花15g　连翘20g　葛根20g　柴胡15g　熟地20g　山茱萸20g　仙灵脾15g　巴戟15g　附子10g　桂枝15g　菟丝子15g　枸杞子20g　玉竹15g　黄芪30g　太子参20g

水煎，日1剂，早晚分服。

三诊 2010年12月29日。服上方35剂，现症：腰痛，乏力，纳可，便溏、日1~2次，舌淡胖苔白，舌滑润，舌边有齿痕。血检验：Scr 445.0μmol/L；尿常规：BLD±，PRO2+，GLU+。

方药： 半夏20g　陈皮15g　茯苓20g　苍术15g　薏苡仁30g　草果仁15g　赤芍15g　丹参

20g　桃仁 20g　红花 15g　连翘 20g　葛根 20g　柴胡 15g　熟地 20g　山茱萸 20g　仙灵脾 15g　仙茅 15g　巴戟 15g　附子 10g　桂枝 15g　菟丝子 15g　枸杞子 20g　女贞子 20g　玉竹 15g　黄芪 30g　太子参 20g　文军 10g

水煎，日1剂，早晚分服。

四诊　2011 年 1 月 26 日。服上方 28 剂，腰酸痛、乏力减轻，脚肿，便溏、日 2 ~ 3 次，舌淡白，舌体胖大。血检验：Scr 421.0μmol/L，BUN 13.5mmol/L；尿常规：BLD+，PRO2+。

方药：黄芪 40g　太子参 20g　茯苓 25g　白术 20g　半夏 15g　陈皮 15g　薏苡仁 20g　草果仁 15g　赤芍 15g　丹参 20g　桃仁 20g　红花 15g　连翘 20g　葛根 20g　柴胡 15g　山茱萸 20g　熟地 20g　仙灵脾 15g　仙茅 15g　巴戟 15g　附子 10g　桂枝 15g　菟丝子 15g　玉竹 15g　枸杞子 20g　石莲子 20g　文军 10g

水煎，日1剂，早晚分服。

五诊　2011 年 2 月 16 日。服上方 21 剂，手足凉，腰痛，纳少，便溏，大便日 1 ~ 2 次，舌苔白滑，舌体胖大，脉沉。血检验：Scr 407.9μmol/L，BUN 21.24mmol/L，UA 448.4μmmol/L。

方药：黄芪 50g　太子参 20g　茯苓 20g　白术 20g　半夏 15g　陈皮 15g　山药 20g　草果仁 15g　赤芍 20g　丹参 20g　桃仁 15g　薏苡仁 20g　红花 15g　连翘 20g　葛根 20g　柴胡 15g　山茱萸 20g　熟地 20g　仙灵脾 15g　仙茅 15g　巴戟 15g　附子 10g　桂枝 15g　菟丝子 15g　玉竹 15g　何首乌 20g　文军 10g

水煎，日1剂，早晚分服。

六诊　2011 年 3 月 9 日。服上方 21 剂，手足凉，腰痛，纳可，水样便，大便日一次，舌质淡，苔薄白，脉沉。血检验：Scr 407.9μmol/L。

方药：黄芪 50g　太子参 20g　茯苓 20g　白术 30g　半夏 15g　陈皮 15g　山药 20g　草果仁 15g　赤芍 20g　丹参 20g　桃仁 15g　薏苡仁 20g　红花 15g　连翘 20g　葛根 20g　柴胡 15g　山茱萸 20g　熟地 20g　仙灵脾 15g　仙茅 15g　巴戟 15g　附子 10g　桂枝 15g　玉竹 15g　何首乌 20g　文军 10g

水煎，日1剂，早晚分服。

七诊　2011 年 3 月 30 日。服上方 21 剂后，上周出现腹泻，日 10 余次，现便溏、日 1 次，手足厥冷，纳少，胸痛，腰痛酸。血检验：BUN 28.70 mmol/L，Scr 636.0μmol/L，UA 515.0μmmol/L。尿常规：BLD+，PRO2+。

方药：黄芪 40g　太子参 20g　茯苓 20g　白术 25g　半夏 15g　陈皮 15g　泽泻 15g　防风 10g　砂仁 15g　薏苡仁 20g　附子 10g　草果仁 15g　红花 15g　菟丝子 20g　玉竹 15g　何首乌 20g　桂枝 15g　仙灵脾 15g　巴戟 15g　补骨脂 15g　桃仁 15g　葛根 20g　赤芍 15g　丹参 20g

水煎，日1剂，早晚分服。

八诊　2011 年 5 月 4 日。服上方 35 剂。乏力，手足冷，腰痛，舌质淡，苔薄白，脉沉。血检验：BUN 16.90mmol/L，Scr 375.0μmol/L；尿常规：PRO2+。

方药：黄芪 50g　太子参 20g　茯苓 30g　白术 30g　半夏 15g　陈皮 15g　山药 20g　薏苡仁 20g　草果仁 15g　桃仁 15g　红花 15g　连翘 20g　葛根 20g　柴胡 15g　赤芍 15g　丹参 20g　当归 20g　山茱萸 20g　熟地 20g　玉竹 20g　枸杞子 20g　仙灵脾 15g　仙茅 15g　巴戟 15g　附子 10g　桂枝 15g　何首乌 20g　文军 10g　甘草 10g

水煎，日1剂，早晚分服。

九诊　2011 年 5 月 25。服上方 21 剂，腰酸痛，遇凉加重，夜尿频减轻，舌质淡，苔白滑，脉沉。血检验：BUN 22.0mmol/L，Scr 395.0μmol/L，尿常规：PRO2+。

方药：山茱萸 20g　熟地 25g　山药 20g　茯苓 15g　仙灵脾 15g　巴戟 15g　何首乌 15g　菟丝

子15g　黄芪50g　太子参20g　玉竹15g　仙茅15g　白术20g　半夏15g　陈皮15g　草果仁15g　附子10g　文军10g　桃仁15g　红花15g　葛根20g　柴胡15g　赤芍15g　丹参20g　白芍20g　连翘20g　当归20g

水煎，日1剂，早晚分服。

十诊　2011年6月15。服上方21剂后，手足凉，心中热，乏力，无浮肿，大便一日2次，舌质淡，舌苔白滑，脉象沉。血液检验：Hb 103g/L；CO_2-CP 14.5mmol/L，BUN 17.4mmol/L，Scr 537.0μmol/L。尿常规：PRO3+，BLD+。

方药：半夏15g　川连15g　黄芩15g　干姜10g　草果仁15g　文军10g　桃仁15g　赤芍15g　红花15g　连翘20g　丹参20g　川芎15g　葛根20g　柴胡15g　黄芪30g　太子参20g　白术20g　茯苓20g　仙灵脾15g　仙茅15g　巴戟15g　肉苁蓉15g　白芍20g　桂枝15g　补骨脂15g　甘草15g

水煎，日1剂，早晚分服。

十一诊　2011年7月6日。服用上方21剂后，乏力好转，手足凉好转，舌质淡，舌滑润，脉象沉。实验室检验报告：BUN 18.64mmol/L，Scr 392.0μmol/L，CO_2-CP 16.9 mmol/L。

方药：黄芪40g　太子参20g　白术20g　茯苓20g　仙灵脾15g　仙茅15g　巴戟15g　肉苁蓉15g　白芍15g　桂枝15g　补骨脂15g　甘草15g　桃仁20g　赤芍20g　红花15g　丹参20g　川芎15g　当归20g　葛根20g　柴胡15g　文军10g　川连15g　旱莲草15g

水煎，日1剂，早晚分服。

十二诊　2011年7月27日。服用上方21剂，乏力较以前减轻，大便一日2次，舌质淡，舌滑润，脉象沉。血液检验：BUN 16.04mmol/L，Scr 371.9μmol/L，UA 428μmol/L；尿常规：PRO2+，BLD+。

方药：黄芪40g　太子参20g　白术20g　茯苓20g　仙灵脾15g　仙茅15g　巴戟15g　肉苁蓉15g　白芍15g　桂枝15g　桃仁20g　甘草15g　当归20g　葛根20g　柴胡15g　文军10g　草果仁15g　川连15g　郁李仁15g

水煎，日1剂，早晚分服。

按语　本病案如实的反映了张琪教授对慢性肾衰竭（尿毒症期）降低血肌酐及减轻病人临床症状，增加病人整体功能，改善病人生活质量的全过程。该病人除患有慢性肾衰竭外，还患有高血压、糖尿病、心力衰竭等疾病。实属于疑难病案，该病人服药260余剂，治疗近9个月。由初诊时的血肌酐650μmol/L，降到371μmol/L，期间由于过度劳累，休息不当，饮食失节等原因，有两次反复，但是经过张琪教授1个疗程的调整，都很快得到恢复，病人原来的神疲乏力、纳差、手足凉、足浮肿、便秘等症状皆好转。张琪教授准确的四诊辨证，详问病史，既往高血压、糖尿病，食欲不振，便秘，乏力，脾胃虚弱不能运化水谷精微而致；腰膝酸软，冷痛，手足凉，足浮肿，是肾阳不足，失其温煦所致；望其面色㿠白无华，是脾失健运气血虚弱所致，形体肥胖，舌淡苔白厚腻，其病人多水湿痰浊，切其脉象沉滑，是脾肾两虚，湿浊毒邪内蕴之证。张琪教授确立了补肾健脾，祛湿泻浊，活血解毒治疗大法，从三个方面进行调节，黄芪、太子参、白术、茯苓、甘草等益气健脾；仙灵脾、仙茅、巴戟、肉苁蓉、菟丝子、附子、桂枝等温肾壮阳散寒；大黄、半夏、陈皮、草果仁、薏苡仁祛湿泻浊；连翘、柴胡、葛根、旱莲草等解毒；红花、当归、桃仁、川芎、丹参等活血化瘀。方中涵盖了四君子汤、桂附八味丸、解毒活血汤之意，药味虽多，但是层次分明，这也体现了复治法，因为病人病程长、病情重、病机复杂，单一或少量用药难以奏效。

病案3

李某，女，41岁，2009年11月5日初诊。

主诉：胃痛 10 余年，近 2 周加重。

病史：萎缩性胃炎 10 余年。常服多种中西胃药，暂时缓解后，反复发作。胃镜：萎缩性胃炎，胃窦部糜烂，出血，溃疡。

初诊　胃脘痛，夜间甚，反酸，胃灼热，食后呃逆嗳气，腹胀满，面色萎黄，乏力，舌质黯，苔黄腻，脉沉。

中医诊断：胃痛（脾胃虚弱，痞塞不通，胃气上逆）。

西医诊断：萎缩性胃炎、胃溃疡。

治法：健脾益气，行气除满，和胃降逆。

方药：半夏 15g　川连 15g　黄芩 15g　干姜 10g　陈皮 15g　瓜蒌仁 20g　枳实 15g　枳壳 15g　川朴 15g　内金 15g　石斛 20g　白芍 20g　甘草 15g

水煎，日 1 剂，早晚分服。

二诊　2009 年 12 月 2 日。服上方 26 剂，胃痛减轻，反酸、胃胀及胃脘灼热均好转。舌紫，苔黄腻，脉沉。

方药：半夏 20g　川连 15g　黄芩 15g　干姜 15g　瓜蒌仁 15g　甘草 15g　太子参 15g　枳壳 15g　陈皮 15g　砂仁 15g　石斛 15g　麦芽 30g　神曲 15g　莱菔子 15g　竹茹 15g　紫苏 15g

水煎，日 1 剂，早晚分服。

按语　本案病人胃脘疼痛 10 余年，反复发作，缠绵不愈，治以泻陷汤治疗，张仲景的半夏泻心汤加小陷胸汤即为泻陷汤。以泻陷汤和胃降逆，辛开苦降。本方是张琪教授以望闻问切四诊相参所拟定，根据望其面色萎黄，舌质黯，苔黄腻，为脾胃虚弱，胃气不能上承之象，因此以太子参、甘草补脾胃之虚，益气而健脾；闻诊其声音呃逆嗳气，故以半夏、竹茹、陈皮和胃降逆止呃；触诊胃脘痛、腹胀满、痞塞不通，故以枳实、枳壳、川朴行气宽中除胀满，以麦芽、神曲、内金、莱菔子等健脾消食。问诊知其病久，久病必伤阴，以石斛、白芍益胃养阴，全方补脾胃之虚、除脾胃之满，降脾胃之逆而起到健脾益气、行气除满、和胃降逆的作用。使该病人十余年的顽固性反复发作性胃炎得以治愈，随访病人未诉不适，半年内无复发。

病案 4

张某某，女，53 岁，2009 年 8 月 12 日初诊。

主诉：腹胀 2 年，加重 1 周。

病史：腹胀 2 年，未系统治疗，近一年内体重下降十余斤（1 斤 =500g，后同），胃镜检查未见异常。

初诊　腹胀、周身胀，无肿，遇温得解，畏寒甚，阴雨天加重，恶心，呃逆，食干物则胃胀痛，只能食粥，半流质饮食，便秘、2～3 日 1 行，排气少，乏力倦怠，舌淡，苔白，脉沉紧。

中医诊断：寒胀（脾胃虚寒，清浊不分）。

西医诊断：胃肠功能紊乱。

治法：散寒消胀，泌别清浊。

方药：干姜 10g　吴茱萸 10g　川朴 15g　川乌 10g　当归 15g　升麻 10g　柴胡 15g　半夏 10g　麻黄 7g　荜澄茄 10g　木香 7g　草果仁 10g　太子参 10g　泽泻 15g　川连 10g　川柏 10g　茯苓 15g　青皮 15g　益智 10g　甘草 10g　大黄 10g

水煎，日 1 剂，早晚分服。

二诊　2009 年 11 月 4 日。服上药下肢凉好转，食欲略好转，面色㿠白，口腔溃疡，周身胀，呃逆，畏寒仍可见，但减轻，隔日一行大便，便秘，舌淡暗，苔薄白，脉滑。

方药：川朴 15g　川乌 10g　吴茱萸 10g　当归 15g　麻黄 10g　半夏 15g　荜澄茄 10g　升麻

10g 柴胡 15g 草果仁 15g 太子参 15g 泽泻 15g 川连 10g 川柏 10g 茯苓 15g 青皮 15g 益智仁 10g 大黄 10g 枳实 15g 甘草 10g

水煎，日 1 剂，早晚分服。

三诊 2010 年 2 月 24 日。药后 2 个月，症状明显好转，畏寒好转，胀气好转，睡眠好转，食欲增加，但遇冷天、阴雨天，病情反复，舌质红，苔白腻，脉沉。

方药：川朴 20g 川乌 10g 吴茱萸 15g 当归 15g 半夏 15g 荜澄茄 15g 麻黄 10g 木香 10g 干姜 10g 升麻 10g 柴胡 15g 草果仁 15g 黄芪 20g 太子参 15g 泽泻 15g 川连 10g 川柏 10g 茯苓 20g 青皮 15g 益智 15g 大黄 10g 枳实 15g 甘草 15g

水煎，日 1 剂，早晚分服。

四诊 2010 年 3 月 10 日。服上药 14 剂，诸症好转，半年后随访，未诉明显不适。

按语 本案病人腹胀甚，以至于只能食粥，半流质饮食等，一年内体重下降十余斤，乏力倦怠，说明脾胃虚弱，脾失健运，消化功能减弱则影响进食，食欲下降，水谷精微不能布散于四肢百骸，肌失营养则消瘦乏力。胃肠鼓动无力，则便秘，胃气上逆则恶心、呃逆。张琪教授问其病史腹胀遇温得解，畏寒甚，遂得其病因于寒，因寒而胀，乃至于腹胀、周身胀。遂张琪教授以李东垣《兰室秘藏》之中满分消汤散寒消浊，消胀除满。方中以辛热之干姜温中散寒，以助脾运化水谷水湿；吴茱萸大辛大热，温助脾阳及周身之阳，二药共为君药；川乌、川朴、青皮、木香散寒行气；当归和血；柴胡、升麻升清降浊；半夏、草果仁和胃降逆，燥湿降浊；荜澄茄暖脾胃而行滞气；益智仁暖脾胃而散寒；泽泻、川连、川柏、大黄、茯苓健脾祛湿泻浊；太子参、甘草益气健脾。诸药合用，使寒得散、虚得补、气得顺，中满寒胀自除。

病案 5

赵某某，男，65 岁，2005 年 7 月 6 日初诊。

主诉：乏力，纳差 1 年。

病史：2004 年 10 月，在北京某医院诊断为非小细胞肺癌，手术后进行放、化疗，2005 年 2 月在上海华东医院服中药汤剂 5 周，体重逐渐恢复。

初诊 无咳嗽及胸痛，乏力倦怠，气短懒言，面色㿠白，口干口渴，纳差，食欲不振，便干，大便日一次，舌体大，苔白腻，舌质紫暗，脉沉弱。HB：9g/L。

中医诊断：肺岩（脾肺两虚，邪毒内生）。

西医诊断：非小细胞肺癌。

治法：益气健脾，扶正祛邪。

方药：黄芪 30g 西洋参 15g 麦冬 15g 沙参 15g 人参 10g 鱼腥草 30g 川贝母 15g 鸡内金 15g 山楂 15g 麦芽 30g 五味子 15g 寒水石 30g 生山药 20g 枳壳 15g 川厚朴 10g

水煎，日 1 剂，早晚分服。

二诊 2005 年 8 月 17 日。服上药 6 周，饮食增加，体重增加 2kg，面色由白转红润，贫血好转，舌质黯红，苔白，舌体大，脉沉。Hb：11.3g/L。

方药：黄芪 30g 西洋参 15g 麦冬 15g 沙参 15g 鱼腥草 30g 川贝母 15g 鸡内金 15g 山楂 15g 麦芽 30g 五味子 15g 红参 15g 寒水石 30g 生山药 20g 陈皮 15g 枳壳 15g 知母 15g 枸杞子 20g 冬虫夏草 10g 桔梗 15g 甘草 15g

水煎，日 1 剂，早晚分服。

三诊 2005 年 9 月 14 日。服上药 4 周，乏力气短减轻，可以适当增加活动量，口干好转，便干好转，排便较前顺畅，舌体胖大，舌质红，苔白，脉沉。Hb：12.1g/L。守前方继服 21 剂，3 月后随访，病情稳定。

按语 中医学的辨证方法与现代西医医学方法有机的结合，是目前治疗肿瘤独特手段的体现。中医中药在肺癌特别是晚期非小细胞肺癌的治疗中发挥了愈来愈重要的作用。对于经过放化疗之后，恢复期的病人，张琪教授通过望闻问切四诊辨证，以扶正祛邪的手法，在很大程度上提高了病人的生命质量，延缓了病人的生存期。

古代中医文献中没有肺癌这个病名，但是通过临床病象的描述，肺癌可归属于中医肺积、肺岩、肺胀、息贲、痞癖、痰饮、咳嗽、咯血、胸痛、喘证、发热、虚劳等范畴。本案病人，张琪教授重用黄芪、西洋参、麦冬、沙参、红参、五味子、冬虫夏草等益气养阴之品；以鸡内金、山楂、麦芽、生山药、枳壳、川朴行气健脾、消食开胃；以鱼腥草、寒水石、桔梗等解毒、清虚热；全方益气健脾，养肺阴，解毒，扶正祛邪，使病人体力恢复，贫血改善，有效地防止了病灶的转移扩散。

病案 6

张某某，女，29 岁，2008 年 12 月 17 日初诊。

主诉：腹水反复发作 1 年，加重 3 日。

病史：2008 年初出现腹水，腹胀大如鼓，皮色无改变，无青筋暴露，于当地医院未予明确诊断，以激素等药物治疗后减轻。2008 年 5 月，因感冒而复发，曾在医院肾内科住院，服张琪教授中药汤剂后，腹水消退出院，2008 年 6 月去北京协和医院检查，北京期间感染肺炎，发热，8 月份再次腹水，服激素、环磷酰胺 100mg/d、硫唑嘌呤等，腹水稍转好，北京诊断：结缔组织病待查，2008 年 10 月中旬再次腹水，静脉滴注白蛋白。于当地治疗未见缓解。遂来我院门诊求治。

初诊 腹胀大，按之如囊裹水，口干口渴，胃脘痛，大便日 1～2 次，完谷不化，尿量少，舌紫黯，苔白腻，脉沉细。血常规：Hb：91g/L，RBC：2.86×10^{12}/L↓，PLT91；B 超：腹腔大量积液，脾大；尿常规 BLD+，Pr+；总蛋白 59.20g/L。

中医诊断：水肿（脾虚不运，水饮内停）。

西医诊断：结缔组织病待查。

治法：补脾健脾，淡渗利水。

方药：茯苓 50g 车前子 20g 王不留行 20g 肉桂 10g 海藻 30g 白术 30g 泽泻 20g 猪苓 20g 川朴 20g 生姜 15g 半夏 15g 太子参 20g 二丑各 10g 陈皮 15g

水煎，日 1 剂，早晚分服。

二诊 2008 年 12 月 31 日。服前方 14 剂，腹水较上次减少，失眠（入睡困难），胃隐痛，舌淡暗，滑润，脉沉细。口服硫唑嘌呤 2 片/日，美卓乐 3 片/日，呋塞米 6 片/日，螺内酯 6 片/日。

方药：茯苓 50g 车前子 50g 王不留行 20g 肉桂 10g 海藻 30g 白术 30g 泽泻 20g 猪苓 20g 二丑各 30g 太子参 20g 川朴 30g 生姜 15g 半夏 15g 麻仁 20g 郁李仁 15g

水煎，日 1 剂，早晚分服。

三诊 2009 年 1 月 14 日。服前方 14 剂，腹水明显减少，偏头痛，激素 2.5 片/日。肾功能正常，舌红，脉沉细略数。

方药：茯苓 50g 车前子 20g 王不留行 20g 肉桂 20g 海藻 30g 白术 20g 泽泻 20g 猪苓 20g 川朴 20g 二丑各 20g 生姜 15g 半夏 15g 柴胡 15g 陈皮 15g 枣仁 20g 柏子仁 20g 远志 15g 五味子 15g 石菖蒲 15g

水煎，日 1 剂，早晚分服。

四诊 2009 年 2 月 4 日。服前方 21 剂，现腹水已消，盆腔少量积液 4～5cm，大便时干燥，每日口服硫唑嘌呤 2 片（已服 2 个月），月经量正常，激素已减量到每日 2 片。舌质红，苔白润，尿常规检查正常。

方药：当归 20g　白芍 20g　柴胡 20g　茯苓 30g　白术 20g　丹皮 15g　香附 15g　枳壳 15g　川朴 15g　榔片 20g　郁李仁 20g　麻仁 20g　二丑各 20g　莱菔子 15g　海藻 30g　川楝子 20g　车前子 30g　木香 15g　乌药 15g　生姜 15g

水煎，日 1 剂，早晚分服。

五诊　2009 年 3 月 25 日。服前方，腹水消失，盆腔积液消失，手关节晨起有疼痛，手足凉，停激素十余天。失眠，入睡困难，舌质红，苔薄白，脉沉。

方药：桂枝 15g　白芍 15g　川乌 10g　牛膝 15g　地龙 15g　青风藤 30g　大艽 15g　羌活 10g　山龙 30g　当归 20g　川芎 15g　熟地 20g　赤芍 15g　大活 15g　防风 15g　甘草 15g

水煎，日 1 剂，早晚分服。

六诊　2009 年 4 月 8 日。服前方 14 剂，未出现腹水，手关节晨起疼痛消失，手足凉好转，眠差，易醒，多梦，口干口渴，舌质红，苔薄白，脉沉细。

方药：白术 15g　茯神 15g　远志 15g　黄芪 20g　酸枣仁 20g　当归 20g　龙眼肉 15g　木香 10g　五味子 15g　炙甘草 15g　山茱萸 15g

水煎，日 1 剂，早晚分服。

随访半年内病情稳定，无腹水等症状，体力逐渐恢复。

按语　本案病人病机复杂，经多方治疗未得到明确诊断，张琪教授四诊合参，以中医理论进行诊断，确定治疗原则与方案，认为此病人乃本虚标实，不可攻，应寓消中补，淡渗利水，故重用茯苓淡渗利水；王不留行活血利水；肉桂温阳化水气；太子参、白术益气健脾利水；海藻、川朴为藻朴合剂，行气、软坚利水；半夏、生姜降逆行水，泽泻、猪苓、二丑等均可加强逐水之功；以此方为基础，服药近三个月，腹水得消，后期出现手关节晨起疼痛，又以身痛逐瘀汤加减治疗；出现失眠病症，再以归脾汤加减调治，均疗效显著，随访半年内无复发。

病案 7

王某某，女，55 岁，2005 年 9 月 7 日初诊。

主诉：身痒 7 个月，加重 3 天。

病史：双上臂外侧瘙痒难忍，烦躁 7 个月。

初诊　现晨起阵发性发作双上臂外侧瘙痒 1～2 小时，面烘热伴有肌肉疼痛，如针刺，皮肤外观无异常，遇热、冷皆易发作，奇痒难忍，手热胀，自觉臂凉，发病重时两臂内侧亦痒，面色㿠白，爪甲不荣，舌红边紫有瘀斑，苔薄白，脉沉细。

中医诊断：风瘙痒（血虚生风，瘀血阻滞）。

西医诊断：皮肤瘙痒症。

治法：养血祛风，活血化瘀。

方药：大艽 15g　羌活 10g　防风 10g　生地 20g　川芎 15g　白芍 30g　当归 20g　丹参 20g　赤芍 15g　红花 15g　桃仁 15g　鸡血藤 30g　丹皮 15g　白鲜皮 20g　甘草 20g

水煎，日 1 剂，早晚分服。

二诊　2005 年 9 月 21 日。服前方 14 剂，症状有所减轻，发作次数减少，发作时间缩短。但仍有发作，上臂用力后皮肤瘙痒难忍，手足心热，舌质红，间有裂纹，苔白干，脉沉细。

方药：大艽 15g　羌活 15g　防风 15g　生地 20g　川芎 15g　当归 20g　白芍 20g　丹参 15g　鸡血藤 30g　桃仁 15g　红花 15g　白鲜皮 20g　黄芩 15g　丹皮 15g　赤芍 15g　知母 15g　石斛 20g　蝉蜕 15g　僵虫 15g　麦冬 15g　甘草 15g

水煎，日 1 剂，早晚分服。

三诊　2005 年 10 月 12 日。服前方 21 剂，症状明显好转，偶有发作，口干口渴、手足心热均见好转，舌质红，苔薄白，脉沉。

方药：太子参20g　黄芪20g　生地15g　川芎15g　当归20g　白芍20g　防风15　丹皮15g　知母15g　石斛20g　蝉蜕15g　麦冬15g

水煎，日1剂，早晚分服。

服药21剂，随访半年未复发，病情稳定。

按语　本病案为风瘙痒病，《千金方》："痒症不一，血虚皮肤燥痒者，宜四物汤加防风……"。张琪教授根据四诊理论，望皮肤外观无异常，面色㿠白，爪甲不荣，舌红边紫有瘀斑，且痛如针刺，因此，其虚中必挟瘀，以四物汤酌加丹参、赤芍、红花、桃仁、鸡血藤等活血化瘀之品；酌加大艽、羌活、防风等祛风除湿止痛之品；其久病必伤阴，可见手足心热，口干口渴，舌质红，间有裂纹，苔白干，无津，因此酌加丹皮、知母、石斛、麦冬等养阴清热之品。通过养血活血，养阴、祛风治疗法则，病人顽症得愈，疗效显著。

病案8

王某某，女，31岁，2008年12月24日初诊。

主诉：恐惧、焦虑、失眠8年。

病史：恐惧症病史8余年。

初诊　恐惧如人将捕之状，因于精神刺激而发病，最初表现为每日凌晨3时后难以入眠，多梦，焦虑，抑郁，月经经期提前，量少，颜色黯，记忆力下降，纳可，头胀，大便2～3日一行，舌质紫黯，舌苔白而黏，脉弦。

中医诊断：惊悸（心气亏虚，肝气郁滞）。

西医诊断：恐惧症。

治法：养心安神，疏肝解郁。

方药：柴胡20g　黄芩15g　龙骨30g　牡蛎20g　文军15g　桂枝15g　代赭石30g　珍珠母30g　石菖蒲15g　生地20g　酸枣仁30g　柏子仁20g　远志15g　茯神15g　当归20g　川芎15g　百合20g　香附15g　枳壳15g　甘草15g　半夏15g

水煎，日1剂，早晚分服。

二诊　2009年1月14日。服前方21剂，恐惧感减轻，失眠焦虑，烦躁易怒，大便干燥，胃胀痛，每日入夜脐周疼痛，月经量少，色紫黯，舌质紫，舌苔白少津，脉弦。

方药：桃仁30g　香附20g　青皮20g　半夏20g　陈皮15g　赤芍15g　桑白皮15g　苏子20g　神曲15g　川芎15g　苍术15g　石菖蒲15g　枣仁20g　五味子15g　夜交藤30g　代赭石30g　甘草20g

水煎，日1剂，早晚分服。

三诊　2009年3月18日。服前方后，因春节期间自主停药6周，恐惧感较前好转，入睡难，易醒，焦虑减轻，首如裹、夜重，晨起烦躁，头沉重，心如悬，口干，月经量少，色黯，手心热。舌紫黯，苔薄，脉弦。

方药：川芎15g　苍术15g　香附20g　焦栀15g　神曲15g　桃仁20g　赤芍20g　半夏15g　青皮15g　柴胡15g　陈皮15g　腹皮15g　苏子20g　枣仁30g　远志20g　石菖蒲15g　柏子仁20g　太子参20g　五味子15g　百合20g　甘草15g

水煎，日1剂，早晚分服。

四诊　2009年4月22日。服前方28剂，恐惧感转轻，睡眠好转，睡眠增加到5～6小时，仍可见多梦、易醒，体倦乏力，头如裹，月经量少，色黯，心烦，口干，手心热，舌质紫，舌苔少，脉弦。

方药：生地20g　桃仁20g　麦冬15g　百合20g　川芎15g　香附20g　焦栀15g　苍术15g　柴胡15g　青皮15g　陈皮15g　苏子15g　枣仁30g　川连10g　远志15g　石菖蒲15g　柏子仁20g　夜交藤30g　五味子15g　太子参15g　甘草15g

水煎，日1剂，早晚分服。

五诊　2009年5月13日。服前方21剂，恐惧感已能自我控制，睡眠佳，偶见多梦、易醒，头如裹好转，月经量较前增加，心烦减少，口干，手心热，舌质红，舌苔薄，脉弦。

方药：丹参20g　栀子20g　当归20g　白芍20g　柴胡20g　茯苓15g　生姜15g　白术15g　甘草15g　麦冬15g　石斛15g　五味子20g　百合20g　酸枣仁20g　远志15g

水煎，日1剂，早晚分服。

服药28剂，随访半年，恐惧感能自我调控，心烦焦虑明显减少，每天保证6小时睡眠，并且可适当参加体育锻炼。

按语　本案病人病程久，属于顽疾，张琪教授四诊合参，详问病史病情，确定病机为心气虚，肝气郁结。《素问·灵兰秘典论》："心者，君主之官也，神明出焉。"《灵枢·邪气脏腑病形》："愁忧恐惧则伤心。"首先以柴胡加龙骨牡蛎汤加减，酌加酸枣仁、柏子仁、远志、茯神、当归、川芎、百合、代赭石、珍珠母等，共同起到重镇安神，养心安神的目的；同时酌加石菖蒲、半夏、香附、枳壳等行气开郁、开窍醒神；使病人的恐惧，甚则如人将捕之状及时得到控制，抓住了主症，抓住了主要矛盾，二诊后病人心如悬，心下满，则为心气虚；失眠焦虑，烦躁易怒，为肝气虚、肝气郁；头如裹乃郁和痰湿并见，张琪教授以癫狂梦醒汤和越鞠汤加减治疗，活血理气，解郁化痰；最后以丹栀逍遥散疏肝、养血、健脾，治疗其根本；酌加麦冬、石斛养阴生津之品，治疗口干口渴、手心热等阴虚之症；酌加五味子、百合、酸枣仁、远志等养心安神之品，治疗失眠多梦，失眠仍是本病重要的症状之一，保持良好的睡眠对诸症的解除有重要作用。

病案9

张某，男，28岁，2008年6月25日初诊。

主诉：过敏性紫癜3个月。

病史：2008年3月20日，关节疼痛，关节红肿，以下肢多见，上肢肘关节及指关节处红斑多见，红斑处发热，灼热疼痛，有针刺感，诊断过敏性紫癜，曾在当地西医院住院治疗，当时免疫系统正常，尿常规正常，用地塞米松治疗，用甲强40mg静脉滴注，现减至10mg静脉滴注，紫癜反复出现。上海瑞金医院诊断为白塞综合征，以皮肤改变为著，以环磷酰胺及丙种球蛋白治疗。

初诊　周身皮肤大面积出血点，口腔、阴囊溃疡，皮肤出血、渗出，可见上下肢溃烂，以双下肢为重，乏力倦怠，关节痛，五心烦热，阴囊水湿，舌质紫，舌苔黄厚，脉略数。

中医诊断：紫斑（湿毒内蕴，血热妄行）。

西医诊断：过敏性紫癜。

治法：清热凉血解毒，益气健脾固摄。

方药：生地20g　丹皮20g　水牛角30g　焦栀子15g　赤芍15g　金银花30g　连翘30g　侧柏叶20g　小蓟30g　黄芩15g　大艽15g　苍术15g　土茯苓30g　鸡血藤20g　青风藤30g　地龙15g　苦参15g　升麻15g　防风15g　茵陈蒿15g　红花15g　知母15g　当归20g　白芍15g　甘草15g

水煎，日1剂，早晚分服。

二诊　2008年9月3日。因路途遥远，就医不便，中断治疗，现周身皮肤出血点明显减少，但双下肢仍可见大面积的皮肤出血、渗出，连接成片，瘙痒，活动后加重，口腔及阴囊溃疡减轻，乏力倦怠，关节痛，五心烦热，阴囊潮湿，舌质紫黯，舌苔白厚腻，脉数。

方药：生地20g　水牛角30g　丹皮15g　焦栀15g　赤芍20g　黄芩15g　苍术20g　薏苡仁

30g　土茯苓 30g　草薢 20g　升麻 15g　金银花 30g　连翘 20g　侧柏叶 20g　大青叶 20g　当归 20g　白芍 20g　黄芪 30g　黄芩 15g　僵虫 15g　蝉蜕 15g　甘草 15g

水煎，日 1 剂，早晚分服。

三诊　2008 年 9 月 17 日。服前方 14 剂，周身皮肤紫癜已基本消退，下肢紫癜明显减少，久行则下肢肿，紫癜发生，前日服鸡汤后又有新发紫癜，色暗红，色转淡，近日感冒发热一次，乏力，失眠，手关节疼痛，舌质紫暗，舌苔白腻，舌边溃疡，脉数，泼尼松每日 6 片。

方药：生地 25g　水牛角 30g　丹皮 20g　白芍 20g　赤芍 20g　黄芩 15g　苦参 15g　苍术 15g　土茯苓 30g　草薢 20g　白藓皮 20g　苡仁 30g　蝉蜕 20g　双花 50g　连翘 30g　天花粉 20g　大青叶 20g　败酱草 30g　半枝莲 30g　当归 20g　黄芪 40g　僵虫 15g　甘草 20g

水煎，日 1 剂，早晚分服。

四诊　2008 年 10 月 8 日。服前方 21 剂，紫癜明显减少，活动时间稍长则双下肢出现紫癜明显，舌、阴囊、双下肢、膝关节反复发作性溃疡，以双下肢膝关节溃疡为重，心烦不寐，入睡难，多梦，食欲不振，便溏，2 ~ 3 次/日，泼尼松 5 片/日，舌质紫暗，舌苔白腻，脉数。

方药：黄芪 50g　太子参 30g　当归 20g　茯神 20g　远志 20g　枣仁 30g　败酱草 30g　半枝莲 30g　生地 20g　水牛角 30g　丹皮 20g　白芍 20g　桂枝 15g　仙鹤草 30g　大青叶 20g　蝉蜕 20g　僵虫 15g　茜草 20g　山茱萸 20g　熟地 20g　白术 20g　炮姜 15g　川芎 15g　甘草 15g　大枣 5 个

水煎，日 1 剂，早晚分服。

五诊　2009 年 3 月 18 日。紫癜减少，小腿长时间活动后，有新出现紫癜，但较原来明显减少，持续时间短，伴刺痛、麻木、烧灼感。服泼尼松 1 片/日，关节痛好转，睡眠好转，用某治疗仪点刺手指 3 ~ 4 个月，破溃不易愈合。舌质紫黯，舌苔白干少津，脉沉细数。

方药：黄芪 50g　太子参 30g　当归 20g　茯神 20g　远志 20g　枣仁 30g　生地 20g　水牛角 30g　败酱草 30g　半枝莲 30g　金银花 30g　蒲公英 30g　仙鹤草 30g　大青叶 20g　牛膝 15g　丹皮 20g　白茅根 30g　小蓟 30g　蒲黄 15g　甘草 15g

水煎，日 1 剂，早晚分服。

六诊　2009 年 4 月 8 日。服前方 21 剂，紫癜减少，关节疼痛已愈，足背红肿，有似血泡，膝关节略有不适，阴囊潮湿。舌质紫黯，舌苔晨起厚腻，脉沉。

方药：黄芪 50g　太子参 30g　当归 20g　茯神 20g　远志 20g　枣仁 30g　生地 20g　水牛角 30g　败酱草 30g　半枝莲 30g　金银花 30g　蒲公英 30g　仙鹤草 30g　大青叶 20g　牛膝 15g　丹皮 20g　玄参 30g　麦冬 30g　天花粉 15g　甘草 15g

水煎，日 1 剂，早晚分服。

七诊　2009 年 4 月 22 日。服前方 14 剂，症状较前明显好转，紫癜未有新出现，怕冷，足部溃疡已愈，每天睡眠 6 小时，舌质紫黯，舌苔白，脉沉。

方药：黄芪 50g　太子参 30g　当归 20g　茯神 20g　远志 20g　枣仁 30g　生地 20g　水牛角 30g　败酱草 30g　半枝莲 30g　金银花 30g　蒲公英 30g　紫花地丁 30g　大青叶 20g　牛膝 15g　丹皮 20g　玄参 30g　麦冬 30g　天花粉 15g　甘草 15g

水煎，日 1 剂，早晚分服。

按语　根据过敏性紫癜的临床证候特点，可将其归类为"肌衄"、"葡萄疫"、"斑疹"、"紫斑"及"血证"等范畴。《诸病源候论》："斑毒之为病，是热气入胃，而胃主肌肉，其热挟毒蕴积于胃，毒气熏发于肌肉，状如蚊蚤所啮，赤斑起，周匝遍体"，"热毒乘虚，出于肌肤，所以发斑疮隐疹如锦纹"。指出本病为进食过敏食物以及感受某些细菌、病毒等致病。张琪教授四诊合参，根据其病变特点湿毒内蕴，血热，迫血妄行；治疗分两个阶段，第一阶段：以犀角地黄汤清热凉血，以水牛角易犀角，加焦栀子、金银花、连翘、黄芩、苦参、赤芍清热解毒，加大苅、苍术、土茯苓、茵陈蒿、青风藤祛湿泻浊；第二阶段：四诊以后，以归脾汤益气养血，统摄血液，防止溢出脉外，辅以清热解毒、凉血止血药。病人经过近 10 个月的间断治疗，紫癜已消退，关节疼痛已愈，睡眠达到每天 6 小时，余症皆好转。

第三节 辨病与辨证相结合

辨证即辨证论治，辨证论治是中医诊治疾病的一大特色，是对疾病发生、发展过程中某一阶段的横向认识，或同一疾病的各种不同表现形式的分别认识；辨病即辨是何种疾病，是对疾病发生、发展全过程的纵向认识，有助于抓住贯穿疾病整个过程的基本矛盾。

从客观上讲，中医师依靠直观感觉对疾病进行动态的观察，然后作归纳、分析和判断，是对疾病程序的诊断；现代医学的辨病是通过西医的病理解剖和各种现代理化检查指标结合来对疾病进行诊断。辨证与辨病相结合即把中医的辨证结合西医辨病，把证和病有机结合起来，纳入到中医的辨证中来，就可弥补中医的局限性。同时中医辨证亦可以弥补西医的不足，如西医诊断无病但患者感觉不适，或西医诊断明确的疑难病但疗效不佳，用中医中药来辨证治疗，优势互补，充分发挥两者之长。

张琪教授对于疑难疾病的诊治常把辨证与辨病相结合来作为一个重要的诊疗手段，现举例浅述。

一、以辨证为主，结合辨病

病案

张某，女，64 岁，2007 年 9 月 12 日初诊。

主诉：恶心，呕吐 3 个月。

病史：患者于 3 个月前无明显诱因出现恶心，呕吐，一直就诊于各大医院，均以胃病诊治，服多种治疗胃病药物，无明显效果，故全面体检，化验血清肌酐 548μmol/L，血红蛋白 80g/L，二氧化碳结合力 18.4mmol/L，彩超：双肾萎缩，双肾血供减少，既往服用龙胆泻肝丸 7 年。

初诊 恶心，呕吐，乏力，纳差，面色萎黄，无双下肢浮肿，舌淡，苔白腻，脉沉。

中医诊断：虚劳（脾肾两虚，浊毒瘀血）。

西医诊断：慢性间质性肾炎，慢性肾衰竭，肾衰竭期。

治法：解毒活血，芳化湿浊。

方药：连翘 20g 桃仁 20g 红花 15g 葛根 20g 赤芍药 15g 生地黄 20g 当归 20g 枳壳 15g 黄芩 15g 川黄连 10g 半夏 15g 甘草 15g 苍术 15g 陈皮 15g 砂仁 15g 紫苏 15g 茵陈 15g 川厚朴 15g 神曲 15g 大黄 10g

水煎，日 1 剂，早晚分服。

二诊 2007 年 9 月 26 日。恶心、呕吐消失，仍乏力，面色萎黄，便溏，无双下肢浮肿，舌淡，苔白，脉沉。未复检。治以补脾益肾，解毒活血，化湿浊。

方药：黄芪 40g 党参 20g 熟地 20g 山茱萸 20g 山药 20g 茯苓 15g 牡丹皮 15g 泽泻 15g 枸杞子 20g 菟丝子 20g 何首乌 20g 玉竹 15g 桃仁 20g 红花 15g 赤芍药 20g 丹参 50g 大黄 10g 白术 15g 麦芽 30g 神曲 15g 甘草 15g

水煎，日 1 剂，早晚分服。

后复诊以补脾肾、泻湿浊、解毒化浊为主法，随证加减治之。

按语　本病中医诊断为虚劳，虽临证之时以恶心、呕吐为主证，但据现代医学化验指标血清肌酐为548μmol/L，二氧化碳结合力18.4mmol/L，伴贫血、双肾萎缩，西医诊断为慢性肾衰竭，为酸中毒所致恶心、呕吐，故中医辨病为虚劳，属脾肾两虚，湿浊瘀血证。本案以标实为主，正虚为辅，故急则治其标，且据化验单提示，血清肌酐（血清肌酐为代谢产物，当属浊毒瘀血范畴）水平较高，与中医标实之属相符，故选方以解毒活血汤活血解毒，合用半夏、黄芩、黄连、苍术、陈皮、紫苏、茵陈化湿浊，降逆止呕而奏效。二诊之时标实之证尽去，故以扶正祛邪为主要方法，补脾肾，泻湿浊，解毒活血之法治之。

本病的疑难之处在于诊断，临证之时见恶心、呕吐，大多数医生第一印象多诊为脾胃系疾病，本案亦是如此，前医均按脾胃系疾病治疗3个月未能见效，故而全面化验才发现问题所在。补脾肾、泻湿浊、解毒活血法是张琪教授治疗慢性肾衰竭所创的主要治疗方法之一，本案所取运用方药之法即以辨证为主——急则治其标，以解毒活血化浊止呕为主，以辨病为辅——据化验指标而诊断疾病，辨证与辨病相结合而奏效。

二、以辨病为主，结合辨证

病案1

李某，男，42岁，2012年8月15日初诊。

主诉：尿蛋白2年，血清肌酐异常1年。

病史：2年前因腰痛化验尿常规蛋白质2+，于某医院肾脏活体组织检查示：局灶增生性肾小球肾炎伴新月体形成，给予甲基泼尼松龙48mg/d. 2m，并服吗替麦考酚酯（骁悉）1.5g/d. 6m，复检尿蛋白+，后逐渐停药。1年前因感冒再次化验尿常规蛋白3+，并血清肌酐异常，为143μmol/L，间断口服开同、尿毒清等治疗，复检尿常规蛋白2+，血清肌酐143～165μmol/L。

初诊　无明显不适，舌淡红，苔薄白，脉微弦。

中医诊断：虚劳（脾肾两虚，湿浊瘀血）。

西医诊断：局灶增生性肾小球肾炎，慢性肾衰竭。

治法：益气补肾，活血化浊。

方药：黄芪40g　太子参20g　熟地黄20g　山茱萸20g　山药20g　茯苓15g　牡丹皮15g　泽泻15g　桃仁20g　丹参20g　赤芍20g　连翘15g　红花15g　葛根15g　当归20g　柴胡15g　生地15g　枸杞子20g　菟丝子15g　甘草15g

水煎，日1剂，早晚分服。

二诊　2012年9月19日。病人仍无明显不适，舌淡红，苔薄白，脉微弦。化验：尿常规：蛋白质+，肾功能：血清肌酐134.3μmol/L。

方药：黄芪40g　太子参20g　熟地黄20g　山茱萸20g　山药20g　茯苓15g　牡丹皮15g　泽泻15g　桃仁20g　丹参20g　赤芍20g　连翘15g　红花15g　葛根15g　当归20g　柴胡15g　生地15g　枸杞子20g　菟丝子15g　甘草15g　大黄10g

水煎，日1剂，早晚分服。

随诊病情稳定，仍以此法治之。

按语　本案西医诊断为慢性肾衰竭，中医因无明显不适，无证可辨，但化验异常，事实存在着肾脏功能的减退，此时张琪教授从辨病入手而诊断虚劳。慢性肾衰竭从中医的病因病机角度分析则是以脾肾两虚为本，浊毒瘀血为病理产物的证候，因血清肌酐稍高于正常值，且临床无明显不适，张琪教授认为此证为脾肾虚弱不甚，浊毒瘀血亦为不重，故遣方益气补肾，解毒活血化浊为主而标本同治，以参芪地黄汤合用解毒活血汤，此种方药运用是张琪教授治疗慢性肾衰竭的常用方法。

本案疑难之处在于早期诊断，因肾脏功能的代偿能力大，大部分慢性肾衰竭的病人在此阶段均无明显症状，如无体检不能发现，则病情隐性发展，待有临床不适感时，则病情已较重，此时现代医学的体检就显得非常重要。张琪教授认为脾肾两虚是慢性肾脏病的发病基础，而随着病情加重，脾肾愈虚，则引起水液代谢的失调，进而产水湿、痰浊、瘀血等病理产物，此类病人补益脾肾、化湿浊、解毒活血的方法可贯穿整个疾病的过程，而据证情变化则有所侧重。慢性肾衰竭早期的治疗，张琪教授标本同治，补脾肾、泻湿浊、解毒活血法是最基本，也是最常用的方法。

辨证与辨病相结合的诊治方法是现代中医从业者比较常用的方法，较之以前单纯以辨证为主的诊治方法，可谓有所进步，一些常见的隐性的发病据现代医学的诊断手段可以做到早期发现，而从中医辨证角度，针对其病机的治疗也有一定的功效，可充分发挥即病防变的治未病思想。

张琪教授辨证与辨病相结合治疗疑难杂症还体现在中药方剂及单味药的运用上。张琪教授虽为国医大师，但不排斥现代药学对于中药的单味药及方剂的现代化研究，常于闲暇之时阅读杂志及书籍，每有单味药报道治疗某种疾病有效，则记于笔记上，临床时如遇相似疾病则以药试之。如慢性肾脏病遇咽痛复发之时，查体扁桃体色鲜红，有明显的扁桃体炎症之时，常于补脾益肾，清热利湿治疗本病的同时，辨病应用金银花、连翘等清热解毒之品，因此类药品现代药学研究均具有抗感染症的作用，从而使疾病缓解；还如患乙型病毒性肝炎的病人，有转氨酶升高，或无肝炎，药物性的肝损害引起的转氨酶升高，虽无胁痛、胁胀、腹胀等主要临床表现，当患他病之时，常于治疗他病的同时，运用四逆散合大青叶、虎杖、板蓝根、五味子等现代药理学研究证实具有改善乙型病毒性肝炎炎症、降低转氨酶作用的中药方剂及药品，兼而治之，常收良效。

病案 2

张某，男，27 岁，2003 年 6 月 6 日初诊。

主诉：反复出现蛋白尿、血尿 2 年余。

病史：该患 2 年前上呼吸道感染出现蛋白尿 2+、血尿，红细胞 50 个以上/HP，经抗感染治疗尿蛋白（−）、尿红细胞减少至 5～10 个/HP。之后反复出现蛋白尿、血尿，尿蛋白（+～2+），红细胞数多少不一。半年前于哈尔滨医科大学附属医院肾活检，病理诊断为 IgA 肾病。

初诊 腰痛，自汗，盗汗，倦怠乏力，舌质红，苔白，脉沉。尿常规：蛋白 2+，潜血 4+，红细胞 4～8 个/HP。

中医诊断：腰痛（气阴两虚，湿热下注）。

西医诊断：IgA 肾病。

治法：益气养阴补肾，清热利湿解毒。

方药：黄芪 40g　党参 20g　石莲子 15g　地骨皮 15g　柴胡 15g　茯苓 15g　寸冬 15g　车前子 15g　公英 30g　双花 30g　白花蛇舌草 30g　地丁 20g　枸杞子 20g　山茱萸 20g　山药 20g　女贞子 15g　旱莲草 30g　甘草 15g

水煎，日 1 剂，早晚分服。

二诊 2003 年 6 月 20 日。尿常规：蛋白+，红细胞 6～8 个/HP，潜血 4+。腰痛缓解，自汗、盗汗减轻，倦怠乏力，舌质红，苔白，脉沉。

方药：熟地黄 20g　山茱萸 15g　山药 15g　茯苓 15g　牡丹皮 15g　泽泻 15g　女贞子 15g　旱莲草 20g　黄芪 30g　党参 20g　石莲子 15g　地骨皮 15g　柴胡 15g　寸冬 15g　车前草 20g　蒲公

英 30g　双花 30g　白花蛇舌草 30g　紫花地丁 20g　甘草 15g　白茅根 30g　小蓟 30g　侧柏叶 20g

水煎，日 1 剂，早晚分服。

三诊　2003 年 7 月 18 日。尿常规：蛋白+，潜血+，红细胞 0～1 个/HP。病人大便质稀、日 3～4 次，于上方加白术 20g、扁豆 15g、白豆蔻 15g。

四诊　2003 年 9 月 12 日。尿常规：蛋白-，潜血-，红细胞 3～4 个/HP，诸症不明显，继续前方药治疗。

五诊　2003 年 9 月 26 日。尿常规：蛋白+，潜血 3+，红细胞 0～2 个/HP。近日咽痛，余无不适，舌质红，苔白，脉数。

方药：双花 30g　连翘 20g　黄芩 15g　车前子 30g　蒲公英 30g　紫花地丁 20g　小蓟 30g　白茅根 30g　侧柏叶 20g　金荞麦 30g　蒲黄 15g　地锦草 20g　荠菜 15g　黄芪 30g　太子参 20g　山茱萸 10g　枸杞子 20g　砂仁 15g　甘草 15g

水煎，日 1 剂，早晚分服。

六诊　2003 年 10 月 10 日。无明显不适，舌淡红，苔薄白，脉沉。尿常规：蛋白-，潜血+，红细胞 0～1 个/HP。

方药：熟地黄 20g　山茱萸 20g　山药 20g　茯苓 15g　牡丹皮 15g　泽泻 15g　黄芪 30g　党参 20g　女贞子 20g　旱莲草 20g　蒲公英 30g　车前子 20g　白花蛇舌草 30g　双花 30g　连翘 15g　小蓟 30g　白茅根 30g　刘寄奴 20g　侧柏叶 20g　甘草 15g

水煎，日 1 剂，早晚分服。

七诊　2003 年 12 月 12 日。无明显不适，舌淡红，苔薄白，脉缓。尿常规（-）。

方药：熟地黄 20g　山茱萸 15g　山药 15g　茯苓 15g　牡丹皮 15g　泽泻 15g　女贞子 15g　旱莲草 20g　黄芪 30g　党参 20g　石莲子 15g　地骨皮 15g　柴胡 15g　寸冬 15g　车前子 20g　蒲公英 30g　双花 30g　白花蛇舌草 30g　紫花地丁 20g　甘草 15g　白茅根 30g　小蓟 30g　侧柏叶 20g

水煎，日 1 剂，早晚分服。

随访半年，病人尿化验均正常，无明显不适。

按语　此案为张琪教授治疗 IgA 肾病的典型医案。IgA 肾病临床表现复杂，可表现为肉眼血尿或镜下血尿、蛋白尿、腰痛、浮肿等症，中医辨证属尿血、尿浊、腰痛、水肿等范畴。从现代医学的发病机制看，IgA 肾病属黏膜免疫系统病，不易控制，因 IgA 抗体大量存在于呼吸道、胃肠道黏膜中，每天人呼吸外界空气，食用食物，稍有不慎刺激黏膜系统即可以引起大量的 IgA 免疫复合物，可随血液循环沉积在肾脏而引起疾病或诱发加重，所以 IgA 肾病抗感染治疗非常重要，而具有清热解毒功效的中药，现代药理研究均有抗菌作用，从辨病角度方面，此类中药在治疗 IgA 肾病的应用，不容忽视。本案从初诊时临床表现即无外感热毒之象，且以虚象为主，单纯从中医辨证角度，没有理由应用清热解毒之品，但张琪教授从中医辨证出发，在运用益气养阴补肾之品的基础上，据 IgA 肾病本身的疾病特点，辨病应用蒲公英、双花、白花蛇舌草、地丁四味清热解毒之品，此后每诊均有应用，五诊之时病人表现咽痛为主，在应用清热解毒之品的基础上，加用黄芩清肺热，金荞麦专治咽痛，六诊之后，咽痛消失，仍配以三味到四味的清热解毒之品，以收尽效。

本案的疑难之处在于诊断不难，肾脏病理即可诊断，但治疗较为困难。IgA 肾病病理可见多种类型，临床表现多样化，轻者仅以镜下血尿、蛋白尿为主，重者可有肾病综合征、慢性肾衰竭的表现，所以中医中药治疗此病的方法也较多，但是从现代医学辨病的角度，运用具有清热解毒的中药，抗菌消炎，减少 IgA 血清免疫复合物的产生，从而控制 IgA 肾病的发展，给治疗和预防 IgA 肾病提供了一种方法，可供大家参考。

病案 3

张某，男，32 岁，2012 年 12 月 21 日初诊。

主诉：蛋白尿 3 年。

病史：3 年前体检时发现尿中有蛋白质 2+，伴血压升高 140/100mmHg，口服苯磺酸氨氯地平 5mg/d，诊断慢性肾小球肾炎，于多家医院诊治，曾口服黄葵胶囊、复方肾炎片、雷公藤多苷片等治疗，复检尿蛋白（+~3+），肾功能正常。

初诊　双下肢微肿，腰酸，乏力，尿中泡沫多，舌红，苔薄白，脉沉。化验：尿常规：Pr 2+，RBC 58.10μl，肝功能：ALT 78U/L，AST 65U/L，既往无肝炎病史。

中医诊断：水肿（肾阴亏虚，湿热内蕴）。

西医诊断：慢性肾小球肾炎。

治法：益气补肾，清热利湿。

方药：黄芪 50g　太子参 20g　熟地黄 20g　山茱萸 20g　山药 20g　枸杞子 20g　女贞子 20g　土茯苓 30g　萆薢 20g　薏苡仁 20g　川芎 15g　苍术 15g　香附 15g　神曲 15g　焦栀子 15g　丹参 20g　桃仁 20g　赤芍 20g　红花 15g　虎杖 20g　大青叶 20g　连翘 20g　公英 30g　茵陈 15g　柴胡 15g　白芍 15g　甘草 15g

水煎，日 1 剂，早晚分服。

按语　本案为慢性肾小球肾炎合并肝脏损伤，张琪教授认为从慢性肾炎病因病机看总以脾肾两虚，湿热内蕴为主，所以遣方用药大多以补脾益肾，清热利湿为主。本案即以参芪地黄汤之意补益脾肾，以土茯苓、萆薢、薏苡仁清利湿邪，用越鞠丸佐活血化瘀之品解六郁、疏通水道，又合用四逆散加虎杖、茵陈等疏肝保肝，降低转氨酶。

本案疑难之处在于慢性肾小球肾炎虽然诊断容易，但治疗较为困难，患者常多服药物，亦缠绵难愈，且有些中药提取物具有免疫抑制作用，多服久服则对肝肾功能产生损伤，常肾病未愈，肝病又起。该患者曾服雷公藤多苷片，而此药多服久服易产生肝脏损伤，临床常有转氨酶增高的表现。张琪教授对于此类患慢性肾炎，又出现肝功能损伤的患者，喜用四逆散加用大青叶、虎杖、茵陈等清热解毒、清利肝胆湿热之品以保肝降酶。四诊之时，患者若无明显不适，很难判断是否有肝脏损伤之害，是故慢性肾炎患者常服用具有免疫抵制剂功效的中药或中药提取物之时，肝脏功能是常用的监测患者身体安全性的指标，这是张琪教授辨证与辨病相结合，应用成方加减治疗的方法之一。

病案 4

吴某，男，58 岁，干部，省电力公司，2010 年 2 月 27 日初诊。

主诉：右大脚趾肿痛 1 个月，加重 1 周。

病史：1 个月前出现右大脚趾肿痛，未引起重视，1 周前加重，疼痛难忍，生化检查血尿酸 547μmol/L，血脂正常，既往嗜酒肉类。

初诊　右大脚趾肿痛，脚心痛，体胖，舌苔腻，脉滑。

中医诊断：痛风（湿热瘀阻）。

西医诊断：痛风。

治法：清热利湿。

方药：土茯苓 30g　黄柏 15g　苍术 15g　防己 20g　桂枝 15g　牛膝 15g　薏苡仁 30g　威灵仙 15g　桃仁 15g　双花 30g　桃仁 15g　红花 15g　甘草 15g

水煎，日 1 剂，早晚分服。

二诊　2010年3月13日。服上方14剂，大脚趾肿痛俱消，12日检查尿酸535μmol/L，未有下降，舌苔转薄，脉滑数。

方药：土茯苓50g　萆薢20g　车前子30g　薏苡仁30g　牛膝20g　丹参20g　甘草15g

水煎，日1剂，早晚分服。

服上方10剂，检查尿酸410μmol/L，嘱继服10剂，戒酒及动物内脏，后复诊血尿酸二次检查均在400μmol/L左右，已属正常。

按语　本案疑难之处亦为诊断容易，临床疗效不好之属。血尿酸与血清肌酐同为代谢产物，均由肾脏代谢出体外，降至正常需坚持服药。张琪教授认为，土茯苓治疗痛风有效，可降尿酸，常与苍术、黄柏配伍，疼痛重者用上中下通用痛风方加土茯苓、萆薢、车前子，土茯苓须重用，常用至30～50g。《本草纲目》谓："祛风湿，利关节，治拘挛骨痛。"《本草正义》："土茯苓，利湿去热，能入络，搜剔湿热之蕴毒。其解水银、轻粉毒者，彼以升提收毒上行，而此以渗利下导为务，故专治杨梅毒疮，深入百络，关节疼痛，甚至腐烂，又毒火上行，咽喉痛溃，一切恶症。"张琪教授临证之时每逢遇到此类患者，血清尿酸高于正常，无论痛与不痛，均可大剂量应用土茯苓，这是张琪教授辨病用药的特点之一。

第四节　谨守病机

病机，即疾病发生、发展、变化及其转归的机理。它着重研究疾病发生和人体产生病理反应的全过程及其规律。任何疾病的发生、发展变化及其转归，皆与机体的正气强弱、致病邪气的性质、受邪的轻重等密切相关。

病机学说为历代医家所重视，在中医学理论体系中占有及其重要的地位。病机理论源于《内经》，病机之名，首见于《素问·至真要大论》的"审察病机，无失气宜"和"谨守病机，各司其属。"对于病机的"机"，各家解释不尽相同。唐·王冰释为"机要"，认为"得其机要，则动小而功大，用浅而功深"；明·张介宾释"机"为"要"和"变"，释病机为"病变所由出也"。《说文》言"主发谓之机"，段玉裁释为"机之用，主于发。故凡主发者皆谓之机"；《庄子》将"机"释为事物变化之由，说"万物皆出于机，皆入于机"，现多宗其说，以疾病发生、发展、变化和结局的机制，作为病机的基本概念。

一、中医病机学说的特点

（一）整体联系的病理观

根据藏象理论为基础，以五脏为中心，把局部病理变化同机体的全身状况联系起来，通过脏腑组织经络之间的相互联系和相互制约关系来探讨疾病的发生、发展及传变规律，从而形成了注重整体联系的病理观。

（二）运动变化的病理观

中医病机学说在论述疾病的传变时，多是以五行的母子、乘侮来阐释脏腑之间的病理影响及传变规律，同时亦注意到了某些"不以次相传"的特殊情况。这种既注意局部和整体的关系，又注意疾病的发展变化规律；既注意到病理传变的一般规律，又注意到疾病突变的特殊情况等的整体联系和运动变化观点，充分体现了中医病机学说的整体观和辨证观。

中医病机学说的整体观，具体表现在以下三个方面。

其一，以五脏为中心的藏象学说是研究一切病机变化的理论基础。中医病机学的整体观表现在以五脏为中心，以经络气血的运行来维持五大生理系统之间及其与外环境之间的协调平衡。脏腑系统是中医学理论体系的重要组成部分，它与经络系统共同构成一个有机的整体，而脏腑系统又是中医理论的核心，疾病复杂多变，如果能掌握脏腑辨证的常规，提纲挈领，可达事半功倍之效。张琪教授临床数十年经验治疗疑难杂病，重视脏腑辨证用药，从藏象角度概括疾病，从生理病理特点治疗疾病获得较好疗效，内科疾病从心、肝、脾胃、肺、肾论治，积累了丰富的经验。

其二，局部与整体的关系。张琪教授认为人体的局部与整体是辨证的统一，任何局部病理变化同机体全身脏腑、经络、气血、阴阳的盛衰有关，凡是疾病都是局部和全身综合性的病理变化。祖国医学的阴阳五行学说体现了机体是对立和统一的整体，它的各个器官都是相互制约和相互联系的。明代医学家孙对薇言："阴根于阳，阳根于阴。表属阳，以活动为性体，而有静顺之阴在内；里属阴，以静顺为性体，而有活动之阳在中，乃相依倚也。"这便是阴阳互根的具体体现。这种关系，一旦遭到破坏，就会出现阳亢阴倾和阴盛阳衰的病态。

其三，人与自然的统一观。中医病机学在强调机体内部统一的同时，还十分注意病机变化与外界自然环境的统一。人类生活在自然界中，自然界存在着人类赖以生存的必要条件。同时，自然界的变化又可以直接或间接地影响人体，而机体则相应地产生反应，属于生理范围内的，即是生理的适应性；超越了这个范围，即是病理性反应。故曰："人与天地相应也"（《灵枢·邪客》），"人与天地相参也，与日月相应也"（《灵枢·岁露》）。这种人与自然相统一的特点被中国古代学者称为"天人合一"。季节气候对人体的影响：春温、夏热、长夏湿、秋燥、冬寒表示一年中气候变化的一般规律。生物在这种气候变化的影响下，就会有春生、夏长、长夏化、秋收、冬藏等相应的适应性变化。人体也与之相适应，如："天暑衣厚则腠理开，故汗出……天寒则腠理闭，气湿不行，水下留于膀胱，则为溺与气"（《灵枢·五癃津液别》），张老认为许多疾病的发生、发展和变化也与季节变化密切相关，如春季常见温病，夏季多发中暑，秋季常见燥证，冬季多有伤寒。根据中医运气学说，气候有着十二年和六十年的周期性变化，因而人体的发病也会受其影响。由于地域的差异，人们的生活习惯和身体状况也有很大不同。如江南多湿热，人体腠理多疏松；北方多燥寒，人体腠理多致密。因此每个地区也各有其特有的地方病。甚至不同地区人们的平均寿命也有很大的差别。早在两千多年前，中国古代医家就对此有所认识，在《素问》中就这个问题作了较详尽的论述。如《素问·五常政大论》说："高者其气寿，下者其气夭，地之小大异也，小者小异，大者大异。故治病者，必明天道地理……"。正是由于人体本身的统一性及人与自然界之间存在着既对立又统一的关系，所以对待疾病因时、因地、因人制宜，就成为中医治疗学上的重要原则。因此在对病人作诊断和决定治疗方案时，必须注意分析和考虑外在环境与人体情况的有机联系以及人体局部病变与全身情况的有机联系。

（三）基本病机的重要性

中医病机学说其理论构架为三个层次：基本病机、系统病机及症状病机。基本病机是指机体对于致病因素侵袭或影响所产生的基本病理反应，是病机变化的一般规律，亦是其他各种病机的基础。包括邪正盛衰、阴阳失调、气血失常，以及津液代谢失常等。

1. 邪正盛衰

它主要用于阐发疾病过程中机体的抗病能力与致病邪气之间相互斗争所发生的消长盛衰变化。邪气侵犯人体后，人体的正气即与其相互斗争，一方面是致病邪气对机体的正气产生损害作用，另一方面是人体正气对致病邪气产生相应的对抗，并消除其不良损伤的作用。邪正盛衰不但直接关系着虚实两种病理状态的形成，影响着临床病证的虚实变化，而且直接决定着疾病的进退和转归。邪正斗争是疾病过程中的基本矛盾，从一定意义上说，疾病过程就是邪正斗争及其盛衰变化的过程。《内经》谓："正气存内，邪不可干；邪之所凑，其气必虚。"邪正双方力量对比的盛衰变化，形成了患病机体或实或虚两种不同的病理状态，决定了疾病的虚实性质。其不仅可以产生单纯的虚性或实性病理，而且在病程长、病情复杂的情况下还会形成多种复杂的虚实病理变化。因此，邪正盛衰与虚实变化包括虚实病机和虚实变化两个方面。在疾病的发生和发展过程中，病机的虚与实不是单纯的、静止的、绝对的，随着疾病的发展变化，虚与实也常互为因果而相互转化，并在转化过程中呈现出虚实错杂的局面；在某些特殊情况下，尚可出现病证本质与现象不一致的虚实真假的病理变化。因此，临床分析病机时，应以动态的、相对的观点来认识疾病，分析病机的虚实，透过现象准确地把握邪正盛衰的情况，从而正确地确定病机的虚实变化。在疾病的发展变化过程中，由于邪正斗争，使邪正双方的力量对比不断地发生盛衰消长的变化。这种邪正盛衰变化，包括正胜邪退、邪去正虚、邪胜正衰、邪正相持、正虚邪恋，对疾病发展的趋势与转归起着决定性的作用。

2. 阴阳失调

它主要用于归纳机体在疾病发生发展过程中由于各种致病因素对机体的作用导致机体阴阳消长失去相对的平衡，从而出现阴不制阳、阳不制阴、阴阳互损、阴阳格拒、阴阳亡失等病理变化过程，同时又对脏腑经络气血等相互关系失去协调，表里出入、上下升降等气机运动失常等作出病理概括。《内经》谓：肾者主蛰，封藏之本，内寓元阴元阳，故为先天之本。张琪教授认为肾病虚损虽有阴虚阳虚之别，但阴阳互根，久病常易相互累及，即"阳损及阴，阴损及阳"，转而变为阴阳虚，乃肾病虚损常见之候，故治虚损及慢性消耗性疾病，必须注意阴阳两伤，治疗须滋阴扶阳兼顾，既可促进生化之机，而又避免互伤之弊。张介宾有"阴中求阳，阳中求阴"之论，其意盖在于此，缘滋阴之品，其性多柔润滋腻，常影响脾胃之运化，易导致胀满腹泻；扶肾阳之品，其性则辛温燥热，易伤阴液。故古人之制方，有于补肾阴药中加用助阳之品，如肾气丸、地黄饮子等；也有于助肾阳药中加入滋肾阴之品，如大菟丝子丸、姜、桂、附、鹿茸与地黄等补肾阴药合用，意在从阴引阳，阳复阴生，以助化源之机，务使滋阴不碍阳，助阳不伤阴，故宜于虚劳久病阴阳两虚者。但阴阳两虚辨证时注意其偏胜，如阴虚偏胜者，应侧重于滋阴，少加助阳之剂；阳虚偏胜者则宜重在助阳，少加滋阴之品，力避只注意一面，而忽视另一面，方能达到补偏救弊之目的。

3. 气血失调

气血是人体脏腑、经络等一切组织器官进行生理活动的物质基础，而气血的生成与运行又有赖于脏腑生理机能的正常。因此，脏腑发病必然会影响到全身的气血，而气血的病变也必然影响到脏腑。气血病理变化总是通过脏腑生理机能的异常而反映出来。因此，气与血之间有着密切的关系，所以在病理情况下，气病必及血，血病亦及气，其中尤以气病及血为多见。气血失调，不仅是脏腑、经络等各种病变机理的基础，而且也是分析研究各种疾病机理的基础。气血失调，是指气或血的亏损和各自的生理功能异常，以及气血之间互根互用的关系失调等病理变化。气的失常主要包括气的生化不足、耗损过多或气的某些功能减退，及气的运行失常而形成气滞、气逆、气陷、气闭或气脱等病理状态。血的失常主要表现在两个方面：一为血的生化不足或耗伤太过，或血的濡养功能减退，从而形成血虚的病理状态。二为血的运行失常，或为血行迟缓，或为血行逆乱，从而导致血瘀、血热，以及出血等病理变化。气属于阳，血属于阴，气与血之间具有阴阳相随、相互依存、相互为用的关系。临床主要表现为气滞血瘀、气不摄血、气随血脱、气血两虚、气血失和等几方面的症状。

4. 津液代谢失常

津液代谢，是机体新陈代谢的重要组成部分。津液的正常代谢，不仅仅是维持着津液在生成、输布和排泄之间的协调平衡，而且也是机体各脏腑组织器官进行正常生理活动的必要条件。因此，津液代谢的失常，必然会导致机体一系列生理活动的障碍，主要是津液的生成不足，排泄失于平衡，或津液的气化、输布失常，从而导致体内津液生成不足，或耗散、排泄过多，或津液在体内环流缓慢，形成津液的亏乏及水湿滞留、停积、泛滥等病理表现。《素问·灵兰秘典论》曰："三焦者，决渎之官，水道出焉。"三焦功能通调，则水液分布代谢正常，反之感受外邪，饮食内伤，气滞不调，则三焦水湿与热邪郁滞不得输布，出现周身上下表里水肿。津液不足多由于燥热之邪，或脏腑之火、五志过极化火灼伤津液；或因久病、精血不足而致津液枯涸；或过用燥热之剂，耗伤阴液所致。一般来说，如炎夏多汗，高热时的口渴引饮，气候干燥季节中常见的口、鼻、皮肤干燥等，均属于伤津的表现；如热病后期或久病精血不足等，可见舌质光红无苔，形体瘦削等，均属于液枯的临床表现。津液的正常输布，有赖于肺、脾、肝、肾、三焦等脏腑的正常生理功能，一旦脏腑的功能失调，则津液不能外输于皮毛和下输于膀胱，而致痰壅于肺，甚则发为水肿；脾的运化功能减退，则可使津液在体内环流减弱，而痰湿内生；肝失疏泄，则气机不畅、气滞则津停；肾失蒸腾气化，则气不化津而致津液停滞；三焦的水道不利，影响了津液在体内的环流和气化功能。

机体对于各种不同的致病因素，都是以脏腑经络的阴阳气血功能失调为基本病理反应，因此研究和探讨这些基本病理反应过程，可以正确认识和把握疾病的本质及其发展变化规律，以便更有效地指导临床的辨证论治。

二、辨 证 论 治

辨证论治是中医认识疾病和治疗疾病的基本原则，是中医学对疾病的一种特殊的研究和处理方法。又称辨证施治。包括辨证和论治两个过程。

辨证即认证识证的过程。证是对机体在疾病发展过程中某一阶段病理反映的概括，包括病变的部位、原因、性质以及邪正关系，反映这一阶段病理变化的本质。因而，证比症状更全面、更深刻、更正确地揭示疾病的本质。所谓辨证，就是根据四诊所收集的资料，通过分析，辨清疾病的病因、性质、部位，以及正邪之间的关系，概括、判断为某种性质的证。

论治又称施治，是根据辨证的结果，确定相应的治疗方法。辨证和论治是诊治疾病过程中相互联系不可分离的两部分。辨证是决定治疗的前提和依据，论治是治疗的手段和方法。通过论治的效果可以检验辨证的正确与否。辨证论治是认识疾病和解决疾病的过程，是理论与实践相结合的体现，是理法方药在临床上的具体运用，是指导中医临床工作的基本原则。

辨证论治是祖国医学对疾病诊断治疗总的概括，是祖国医学理论体系的核心。中医临床认识和治疗疾病，既辨病又辨证，但主要不是着眼于"病"的异同，而是将重点放在"证"的区别上，通过辨证而进一步认识疾病。张琪教授认为辨证论治是中医的精髓。张琪教授常说，一个经验丰富、医术高明的医生，主要是辨证熟练准确，立方遣药能中肯綮，有良好的疗效，这是中医的特色，必须弘扬光大。张琪教授结合辨证法的学习，认为中医学是从宏观的角度，结合从实践可得的人体生理、病理反映及其变化规律，反复推敲、类比、综合、概括、找出正确的结论。辨证论治必须用辩证法观点加以阐释，方能掌握其内涵。

张琪教授认为辨证必求于本，本于八纲，本于脏腑，不论疾病如何复杂或简单，都要辨清阴阳、表里、寒热、虚实以明确病性；辨清脏腑，找到病位，强调脏腑辨证。疾病各有所属脏腑，找到病变脏腑即寻到了疾病的根源。而五脏之中，脾与肾"后天"与"先天"，在生理上相互资助、相互促进，在病理上相互影响。

张琪教授将上述思想运用于肾病的治疗中，取得了良好效果。慢性肾衰竭是在各种慢性肾脏病或累及肾脏的全身疾病的基础上，肾单位严重受损而缓慢出现肾功能减退并不可逆转的肾脏综合征。临床上以肾功能减退，代谢产物和毒物的潴留，水、电解质紊乱和酸碱平衡失调以及某些内分泌功能异常等为主要表现。由于代谢产物在体内大量潴留而呈现消化道、心肺、神经、肌肉、皮肤、血液等广泛的全身性中毒症状，是一种危害人类健康的常见难治性疾病。目前，慢性肾衰竭国内外尚无明确治愈的方法，只能控制及延缓其进展，最终导致肾脏替代治疗，给社会和家庭带来沉重的经济负担。慢性肾衰竭是渐进性发展性疾病，最终发展为终末期肾病，须采用肾脏替代治疗。肾脏替代治疗（包括血液透析、腹膜透析、肾移植）使终末期肾病患者的生命得以延长。但是由于并发症的存在，透析仍是一种死亡率高、生活质量不够理想的高花费治疗。因此，寻找延缓肾脏疾病发展、推迟透析及肾移植时间的有效方法则有十分重大的社会及经济效益。中医中药在治疗慢性肾脏病方面有着独特的理论与临床疗效。中药对改善慢性肾衰竭患者临床症状、提高疗效、延缓慢性肾衰竭进展方面均有较好的疗效，且价格便宜，使用方便。通过合理科学的中药配伍，标本兼顾，提高疗效。张琪教授认为慢性肾衰竭是由多种慢性肾脏疾病日久发展而来，临床治疗慢性肾衰竭，除重视脾胃外，始终注重护肾培元。张琪教授认为肾病始终贯穿着肾气受损，肾体劳衰，肾用失司，肾阳衰败的病机。张老崇尚前贤李东垣补脾治后天和张景岳补肾治先天的学说，重视脾肾两脏，提出调补脾肾理论，用脾肾双补法治疗慢性肾衰竭，疗效颇佳。

病案 1

魏某某，男，58 岁，2010 年 12 月 29 日初诊。

主诉：倦怠乏力，双下肢浮肿半年。

病史：病人糖尿病病史 8 年，于半年前出现倦怠乏力，双下肢浮肿，且逐渐加重，于当地医院化验尿蛋白 3+，肾功能：血肌酐 445 μmol/L，给予对症治疗，浮肿有所减轻。

初诊 倦怠乏力，面色白，肢体浮肿，脘腹胀，不思饮食，大便日 2～3 次，腰痛膝软，畏寒，夜尿频多，舌淡胖，苔滑润，脉沉弱。查体：血压 170/95mmHg，实验室检查：血红蛋白 70g/L，尿常规：尿蛋白 2+，潜血+，尿糖+；肾功能：血肌酐 445 μmol/L，尿素氮 27.9mmol/L。

中医诊断：虚劳（脾肾两虚，湿浊内停）。

西医诊断：2 型糖尿病、糖尿病肾病、慢性肾衰竭（肾衰竭期）。

治法：健脾补肾，化浊活血。

方药：黄芪 30g　太子参 20g　山药 20g　山茱萸 20g　白术 20g　当归 20g　何首乌 20g　菟丝子 20g　补骨脂 15g　女贞子 20g　淫羊藿 15g　炮姜 20g　白豆蔻 15g　肉桂 7g　丹参 15g　红花 15g　益母草 30g　巴戟 15g　附子 10g　赤芍 15g　桃仁 20g　苍术 15g　薏米 20g

水煎，日 1 剂，早晚分服。

二诊 2011 年 1 月 13 日。服上方 14 剂，倦怠乏力减轻，肢体浮肿消失，脘腹胀、不思饮食减轻，大便日 2～3 次，腰痛膝软，畏寒，夜尿频多，舌淡胖，脉沉弱。化验：尿 PRO2+，肾功能：BUN 16.04 mmol/L，Scr 371.9 μmol/L 续上方加减。

方药：黄芪 30g　太子参 20g　山药 20g　山茱萸 20g　白术 20g　当归 20g　何首乌 20g　菟丝子 20g　补骨脂 15g　女贞子 20g　淫羊藿 15g　炮姜 20g　白豆蔻 15g　丹参 15g　红花 15g　草果

仁 15g　川芎 15g　葛根 20g　肉苁蓉 15g　巴戟 15g　草果仁 15g　大黄 7g

水煎，日 1 剂，早晚分服。

三诊　以上方加减治疗 4 个月，大便日 1 次，成形，全身有力，食欲增进，脘腹胀满俱除，腰仍稍痛，但较治疗前大减，已无畏寒现象，舌润，脉沉滑，尿蛋白 2+，血肌酐 330μmol/L，尿素氮 12.5mmol/L，精神体力恢复较佳，可以正常工作生活。

按语　本病辨证为脾肾阳虚，湿邪不化，耗伤气血，治宜温补脾肾以助化源，少佐活血化湿浊之品。张琪教授认为本病例属慢性肾衰竭（肾衰竭期），此期一般是以扶正治本为其原则，以补脾益肾为主，再结合他证兼以利湿消肿、活血化瘀等。此期重在恢复正气，扶正祛邪，使肾功能得以恢复，常用脾肾双补方治疗，使阴阳调济以助肾气，而恢复肾之功能，助化源益气补血。慢性肾衰竭其病本在于脾肾两虚，此方为固本之药，妙在又加入丹参、当归、葛根、川芎等活血之品，使其改善肾之血流量，补消合用，其效颇佳。

治疗慢性肾衰竭应从调整机体阴阳平衡入手，增强机体抗病能力，从而使残存的肾脏功能得到保护，以延缓慢性肾衰竭病情的进展。大黄具有清解血分热毒的特点，使血中氮质潴留得以改善，现代药理实验证实具有明显改善肾功能作用。张老在治疗慢性肾衰竭时，常用此药泻浊祛瘀，但他指出，大黄虽为治疗慢性肾衰竭之有效药物，必须结合辨证，合理用之。属湿热毒邪蕴结成痰热瘀血者方为适宜，使大便保持每日 1～2 次，不可使之过度，以期既能排出肠内毒素，清洁肠道，又可清解血分热毒，并常与活血祛瘀、芳化湿浊之品共用，使毒邪瘀浊从大便排泄而出，而且通过泻下能减轻肾间质水肿，为"去菀陈莝"之法。但脾气虚肾阳衰微者，大便溏，虽有湿浊内阻，亦不可用大黄，用之加重脾肾阳气虚衰，化源匮乏，促使病情恶化。此外，大黄性寒，易伤脾阳，张琪教授常配以草果仁温阳化湿，既起到化浊的作用，又防止大黄苦寒伤脾。切忌用大黄苦寒泻下伤脾，愈用愈促使病情恶化，偾事者甚多，宜引起重视。慢性肾衰竭，由于肺脾肾功能失调，膀胱气化失司，湿浊不得下泄通利，酝酿成痰，血瘀化热，使原有痰瘀水湿更加严重，因此本病中晚期症情复杂，寒热夹杂，虚实并见，若能正确掌握大黄的剂量和用药方法及合理的配伍，可达到祛瘀安正的目的。

病案 2

张某，女，48 岁，2012 年 5 月 30 日初诊。

主诉：手足凉并麻木 4 个月。

病史：患者去年因肺感染 2 次住院治疗，检查发现空腹血糖 7.75mmol/L，自行运动并饮食控制，未服药治疗。今年春节后出现手足凉并麻木（右侧为重），腰凉，来院治疗。ECG 提示 ST 段下移、血压血脂正常，彩超提示多发胆囊息肉。

初诊　手足凉并麻木（右侧为重），腰凉，偶有头皮麻，胸闷、半夜憋醒，小腹痛，舌体大，舌尖红，苔白，脉沉。

中医诊断：痹证（血痹），（阳气亏虚，血络痹阻）。

西医诊断：风湿。

治法：温阳通络。

方药：当归 20g　桂枝 15g　白芍 15g　细辛 5g　王不留行 30g　全虫 10g　丹参 20g　黄芪 30g　僵虫 15g　天麻 15g　桃仁 15g　红花 15g　地龙 15g　赤芍 15g　钩藤 15g　川芎 15g　荆芥 15g　白芷 15g　甘草 15g

水煎，日 1 剂，早晚分服。

二诊　2012 年 6 月 13 日。服药 14 剂，患者手足变暖，手麻如虫行感，头皮麻，睡眠改善，胸闷憋气感减轻，头汗出，口干，舌体大，舌红苔滑润。

方药：当归 20g　桂枝 15g　白芍 15g　细辛 5g　全虫 10g　王不留行 30g　丹参 20g　黄芪 30g　僵虫 15g　天麻 15g　钩藤 15g　白芷 15g　桃仁 15g　红花 15g　柴胡 15g　川芎 15g　甘草 15g

水煎，日1剂，早晚分服。

三诊　2012年6月27日。服药14剂，手麻明显减轻，头皮麻亦减轻，夜间已无憋气感，脱发，舌尖红中有白苔，脉滑。空腹血糖5.7mmol/L。

方药：当归 20g　桂枝 15g　白芍 15g　细辛 5g　全虫 10g　王不留行 30g　丹参 20g　黄芪 30g　僵虫 15g　天麻 15g　钩藤 15g　白芷 15g　桃仁 15g　红花 15g　柴胡 15g　川芎 15g　首乌 20g　山龙 15g　地龙 15g　甘草 15g

水煎，日1剂，早晚分服。

按语　痹者闭也，气血凝涩不行之意。临床上痹证以关节、肌肉、筋骨疼痛为主证，或兼感酸麻重着，甚则肢体肿胀，屈伸不利。现代医学的风湿性关节炎、类风湿关节炎、坐骨神经痛、神经根炎及某些结缔组织病等，在其病程中均可出现上述的临床表现，可按痹证进行辨证治疗。

本病是否糖尿病未定，主症为四肢凉麻偶有头皮麻，小腹痛，腰凉，心电图示缺血，偶见胸闷气憋，舌胖，苔白，脉沉，属阳气虚血络痹阻之证。当以温阳益气活络，通畅血行之法治疗。黄芪益气，当归补血行血，桂枝、细辛为"温阳通络"之佳品。《伤寒论》当归四逆汤取其温阳通络以治四肢厥冷，本病在用其方的基础上加以活血通络之药，如王不留行、桃仁、红花、赤芍、丹参、全虫等，因病者头皮麻，用钩藤、天麻、白芷、荆芥、川芎上行头部以祛风通络，经三次复诊，其病皆除而愈。

林佩琴谓："诸痹……良由营卫先虚，正气为邪所阻，不得宣行，因而留滞，气血凝涩，久而成痹。"因此，合与不合，取决于营卫气血是否调和，张琪教授认为风寒湿等外邪侵袭是痹证发病的外在条件；正气虚弱，人体内部功能失调是痹证发病的内在根据，即所谓："正气存内，邪不可干"。正气虚弱是由多方面因素造成的，如先天禀赋不足，后天失养，饮食劳倦，七情太过，久病伤正等等。因此，张琪教授治疗痹证尤其重视扶正祛邪这一治疗原则。王清任《医林改错》提出痹为瘀血致病说，创立身痛逐瘀汤；叶天士对于痹久不愈者，有"久病入络"之说，倡用活血化瘀及虫类药物搜剔宣通经脉。这些理论和经验至今仍在指导临床实践。张琪教授认为，痹证日久大多挟有血瘀证，因痹证以疼痛为其主要表现，其病机乃为气血阻闭不通，不通则痛。经脉气血长期不通畅，往往形成血瘀，瘀阻络脉，更会加重痹阻，使疼痛诸症加重，在痹证辨证治疗方药中加一二味通络活血之品，可增加透达宣通之功，提高其疗效。

病案3

崔某，女，54岁，2011年2月21日初诊。

主诉：心慌，行走时心前区疼痛半年余。

病史：患者半年前出现心慌，走路时心痛，下肢浮肿。曾于北京阜外医院就诊。彩超示：心大，左房扩大，二、三尖瓣关闭不全；心电示：偶发室性早搏，阵发性房性心动过速。既往高血压病史5年，平素血压190/110mmHg左右。

初诊　心慌，走路时心痛，下肢浮肿，舌质紫，苔白，脉滑。

中医诊断：心悸（痰瘀阻滞）。

西医诊断：心律失常。

治法：活血益气，行气豁痰。

方药：瓜蒌薤白半夏汤合生脉饮加减：

丹参 20g　当归 20g　桃仁 15g　赤芍 15g　柴胡 15g　川芎 15g　瓜蒌 20g　薤白 15g　半夏 15g　枳壳 15g　青皮 15g　石菖蒲 15g　太子参 20g　五味子 15g　麦冬 15g　黄芪 30g

水煎，日 1 剂，早晚分服。

二诊　2011 年 3 月 28 日。自诉服上方后，心悸、心前区痛、下肢浮肿均好转，现心率不快，无早搏，血压有波动，走路急仍有胸痛、气短。药已对症，嘱继服前方黄芪加重 50g，以益气为主，戒过劳，注意调摄饮食，不宜过饱，更不宜恼怒，以保病情稳定。

方药：黄芪 50g　太子参 20g　麦冬 20g　五味子 15g　石斛 20g　丹参 20g　当归 20g　桃仁 15g　赤芍 15g　柴胡 15g　川芎 15g　瓜蒌 20g　薤白 20g　半夏 15g　枳壳 15g　石菖蒲 15g　郁金 15g　茯苓 15g　柏子仁 20g　甘草 15g

水煎，日 1 剂，早晚分服。

按语　心系疾病本为心脉虚损，即心之气阴两虚多见，而气滞、血瘀、痰浊为病标之邪。行气、活血、祛痰等仅是治标权宜之法，补益心气滋阴为治本之策。立法选方，时时考虑"心之气阴两虚"这一病"本"，充分体现"治病求本"的原则。心气虚，心阴不足，气阴两虚，一方面无力推动营血之运行，一方面又不能达到营养濡润功能。心为君主之官，主血脉而藏神，为五脏六腑之主，开窍于舌，其华在面。血液的运行有赖于心气的推动，神气的旺盛又以心血为物质基础。张琪教授认为，胸痹、心痛、心悸、怔忡等病证的辨证，大体可分为虚实两类。虚指心之气血阴阳不足，实则多指气滞、血瘀、痰浊等为患，然虚实之间亦常兼夹互见，病机复杂，其治法亦随机应变。

本病人经西医诊断左心房扩大，二、三尖瓣关闭不全，室性早搏，阵发性心动过速、高血压，曾用多种中西药治疗无效来中医治疗。心慌、心痛、气短、下肢浮肿，舌质紫，苔白腻，脉沉小数。辨证为气阴两虚，血瘀痰湿阻滞之症，宜益气滋阴豁痰活血通络法治疗。

胸中为阳气所司，心居胸中，胸阳即心阳，若阳气充沛，喻昌所谓"离照当空"，阴邪得阳气之施化，则水津四布，灌溉于周身，气血运行调达无阻，若阳气不振，则痰湿留滞，影响气血之运行，心之脉络瘀阻，因而产生一系列症状。本方以瓜蒌、薤白二药为主，瓜蒌开胸涤痰，薤白辛温散胸膈结气，二药具有开胸宣痹通阳作用，半夏、茯苓化痰，然本病之根源为心气不足，故加黄芪、太子参以补气，通补兼施，使痹开而阳气通，心气振则诸病自除。据张琪教授经验，此证型有时用瓜蒌薤白汤疼痛不能控制，加用太子参后，疼痛即缓解。冠心病以心虚为本，太子参补气养心，为治本之药，尤以与黄芪合用其效更佳。

病案 4

王某某，男，61 岁，2011 年 3 月 18 日初诊。

主诉：双下肢皮肤出紫斑反复发作 2 年余。

病史：发病 2 年余，两下肢及小腹大片紫癜，几乎无健康皮肤，有少数已溃破有脓液，且不断有新的出血点，膝关节酸痛难忍，软弱无力。尿检红细胞 30～40 个/HP，蛋白（－），诊断为过敏性紫癜性肾小球肾炎，经中西医治疗 2 年余不愈。

初诊　两下肢及小腹大片紫癜，少数已溃破有脓液，膝关节酸痛难忍，软弱无力。脉滑小有数象，舌红，苔白少津，脉细数。

中医诊断：紫斑（热毒内侵，血热妄行，表虚不固）。

西医诊断：过敏性紫癜性肾小球肾炎。

治法：清热解毒，凉血止血，益气固表。

方药：水牛角 30g　生地 15g　丹皮 15g　金银花 30g　公英 20g　连翘 30g　焦栀 15g　侧柏叶 15g　白茅根 30g　小蓟 30g　蒲黄 15g　黄芪 40g　黄芩 15g　甘草 15g

水煎，日 1 剂，早晚分服。

二诊　2011 年 4 月 18 日。服药 21 剂，两下肢紫癜干枯，色已变浅淡，未见有新的出血点。

两下肢酸痛大为减轻，尿常规未查，舌红，苔薄，脉滑。继服前方治疗。

三诊　2011 年 5 月 15 日。继服上方 21 剂，两下肢紫癜全部干枯脱落，未见有新出血点，尿检红细胞 5 ~ 6 个/HP，全身乏力减轻，现腰稍酸，全身乏力，余无他症，舌淡红，脉滑。此邪热已除肾气虚弱，宜补肾益气之剂以善其后。

方药：熟地 25g　山茱萸 20g　山药 15g　茯苓 15g　丹皮 15g　泽泻 15g　黄芪 30g　太子参 20g　知母 15g　川柏 10g　女贞子 20g　旱莲草 20g　玉竹 15g　菟丝子 15g　甘草 15g

水煎，日 1 剂，早晚分服。

后其家属来哈，据云紫癜已全消失，未见有新的出血点，尿检红细胞 (−)。

按语　过敏性紫癜性肾炎是一种继发性肾小球疾病。现代医学认为其属于毛细血管变态反应性疾病，因其病因及发病机理尚不完全明确，且部分病例预后较差，单纯西药疗效不理想，故从中医中药中寻求有效的治疗途径已引起充分重视。张琪教授在诊治过敏性紫癜性肾炎患者过程中，根据其证候表现及病机演变特点，注重药物的配伍选择，针对具体病情，灵活应用，临床取得了满意的疗效。

此病人紫癜性肾炎 2 年余，经中西医治疗不愈，两下肢及小腹大片紫癜，有的已溃破带脓液，不断有新的出血点。两大腿膝关节酸痛无力，稍有热感，体温正常，尿检红细胞 30 ~ 50 个/HP，舌红，苔薄，少津，脉象滑而数。辨证分析当属热毒内侵血络，迫血妄行，血外溢于肌肤，但 2 年余迁延不愈，正气已虚，表虚不固，必须正邪兼顾，一面清热解毒止血，一面益气固表，故在清热解毒止血大量药物中加入黄芪 40g，以益气固表，黄芪又有托疮生肌之作用。对下肢的出血点密集溃疡亦有殊功。服上方 60 余剂，紫癜、血尿已痊愈。继以补肾益气剂以收全功。

三、辨病与辨证相结合

张琪教授认为，"证"是概括疾病现象和本质两个组成部分，是二者的总和。"证"是认识疾病治疗疾病的主要依据，理、法、方、药基本上是以证为基础的。中医重视辨证，辨证就是通过外部现象而寻求其内在本质。但是在祖国医学中，在重视证的同时也不忽视病，既着眼于证、又着眼于病。从客观上看辨证是对疾病进行动态的观察，是对疾病程序的诊断；而辨病则是对疾病进行静态的鉴别，从证和病的概念来说，证反映着各种致病因素所引起的非特异性反应，反映着疾病的共性，而病反映其特定的病因所引起的特异性反应，反映着疾病的个性。中医虽然有同病异治、异病同治，以证为主共性的特点，但是这种共性却非漫无边际而是有一定范围的。因此证必须和病结合起来，也就是共性和个性相结合才能全面地反映疾病的规律。

张琪教授认为中医西医各有所长，应有机结合，功能互补。强调辨证与辨病相结合，绝非是抛开中医理论，抛开辨证论治而按照西医的诊断去应用中药。否则必然会走上废医存药的道路。张琪教授认为，一是在中医辨证基础上，借助于西医诊断手段为我所用，以开阔辨证论治，遣方用药的思路，这是当代攻克疑难重症应走的捷径。二是对某些疾病中西药合用之后，能相互协同，增强疗效，去除一些副作用。病证结合的病，既包括中医的病又包括西医的病。"证"是治疗疾病的主要依据，理法方药基本上是以证为基础的。但一味强调证而不辨病也是不全面的，中医虽有同病异治、异病同治，以证为主的特点，但是这种共性是有一定范围的，如外感温病的湿热与内伤杂病的湿热病机虽相同，立法用药却不尽相同。因此证必须与病相结合，才能全面反映疾病的规律。

张琪教授临证中对内科杂病重视中医的辨证与辨病相结合，明了疾病病史，抓住病机变化，针对病证及症状，结合现代医学仪器检查结果，综合分析，全面把握，层层有针对性用药。尤其对疑难顽疾，这些疾病西医多项检查往往无阳性结果及明确诊断及治法。张琪教授通过四诊诊察收集资料后，均能对既复杂、罕见、又怪异的疾病，施以正确的辨证与辨病的中医诊断，而后立法用药，疗效显著。张琪教授认为病证结合不是西化，而是要将西医的一些现代科学仪器检查及实验结果纳入到中医的辨证之中，既有利于疾病的早期发现和早期诊断，也有利于拓展临床思路，甚至于能在一些疾病无"证"可辨的情况下，通过西医的检查手段发现阳性体征而为中医辨证提供依据。弥补中医辨证的不足，这样就会发挥两者之长，就能大大提高中医药诊治疾病的疗效。但此种意义上的辨证与辨病相结合，绝非抛开中医理论、中医辨证论治，按西医的诊断去应用中药，而是中医、西医的有机结合，不是混合，是取长补短，相得益彰。二者有机地结合，可以开阔辨证论治、立方遣药的思路，且能相互协同，发挥两者之长，将会对中医辨证大有帮助。

病案 1

朱某某，男，70 岁，离休干部，2011 年 3 月 28 日初诊。

主诉：耳鸣 8 个月。

病史：素体健康，自述 2010 年 7 月去省军区打靶，在室外用手枪打 10 发，当时感到两耳有较大震动，当晚即感到耳鸣，未以为意，数日后不愈，且日渐加重，甚至影响入睡，曾去哈尔滨市某三大医院检查，未见异常，诊断为神经性耳鸣，用药无效。

初诊 病人体质尚可，左耳鸣较重，右耳较轻，昼轻夜重，半年余不除，甚为苦恼，病人面两颊色赤，舌质红，苔薄，脉象弦有力。血压、血脂、血糖均正常。

中医诊断：耳鸣（肝肾阴亏，虚阳上浮）。

西医诊断：神经性耳鸣。

治法：滋补肝肾，镇摄潜阳。

方药：珍珠母 30g 磁石 30g 生赭石 30g 生龙骨 30g 生牡蛎 30g 生地 20g 枸杞 20g 山茱萸 20g 女贞子 20g 玉竹 20g 白芍 20g 路路通 15g 王不留 15g 甘草 15g

水煎，日 1 剂，早晚分服。

二诊 2011 年 4 月 11 日。服药 14 剂，耳鸣大轻，自述曾经有一日耳全正常未鸣，次日又鸣，但声已小，大轻。嘱继服前方。

三诊 2011 年 4 月 25 日。继服上方 14 剂，进一步好转，夜静时有极小的声音，白天几乎正常，面仍两颊稍红。舌红稍浅润，脉象滑。继服前方不变。

四诊 2011 年 5 月 10 日。续服 14 剂，耳鸣基本消失，白天已无，夜间入睡时有极微声响，睡眠好，精神好，面颊稍赤，舌色红，苔薄，脉象滑，停药观察。

2011 年 6 月 2 日患者来信谓停药后，白昼甚好，夜间仍有极微的耳鸣，自己服上方 14 剂后，连续 1 个月未出现上述情况。

2011 年 8 月 23 日来信叙述现已痊愈，并示感谢。

按语 此病人因打靶巨声震动后出现耳鸣，诊断为神经性耳鸣，经哈尔滨市各医院治疗无效，半年余甚为痛苦，经中医四诊，面稍赤，舌红，苔薄少津，脉象弦。辨证属肝肾阴亏，肾开窍于耳，阴虚阳气上浮于耳窍不得潜藏所致，宜滋补肝肾潜阳为主，生地、山茱萸、枸杞、女贞子滋补肝肾之阴，磁石、赭石、珍珠母、龙牡平肝潜阳，稍佐以路路通、王不留、胆草通络，清肝热，相辅相成，故取得较好疗效。

病案 2

尹某某，女，64 岁，2005 年 7 月 6 日初诊。

主诉：左侧肢体振颤 1 年余。

病史：脑梗死 1 年余，左侧肢体振颤，哈尔滨某医院神经内科诊为帕金森综合征。

初诊 头沉重，心慌，乏力，左侧肢体振颤，心烦，多梦，口服安定片能入睡，大便秘结，尿不净，口苦，舌颤，舌体硬，苔薄黄，脉弦。

中医诊断：颤证（肾阴亏耗，肝风内动）。

西医诊断：帕金森综合征。

治法：滋补肾阴，镇肝息风。

方药：柴胡20g　龙骨20g　牡蛎20g　黄芩15g　半夏15g　文军10g　桂枝15g　白芍20g　赭石30g　珍珠母30g　熟地20g　山茱萸20g　石斛20g　寸冬15g　五味子15g　石菖蒲15g　远志15g　寸芸15g　巴戟15g　牛膝15g　甘草15g

水煎，日1剂，早晚分服。

二诊 2005年7月20日。心烦好转，左侧肢体振颤明显好转，夜间无梦，右下腹疼痛，稍有不遂事即烦恼，情志抑郁，表情呆板，纳少，舌质淡，苔少，脉弦。

方药：柴胡20g　龙骨20g　牡蛎20g　黄芩15g　半夏15g　白芍20g　桂枝15g　香附15g　川芎15g　苍术15g　焦栀15g　赭石30g　珍珠母30g　石菖蒲15g　远志15g　五味子15g　枣仁20g　神曲15g　麦芽30g　山楂15g　百合20g　生地15g　甘草15g

水煎，日1剂，早晚分服。

三诊 2006年4月26日。近日入睡不佳，振颤较前减轻，能自控，心烦、头昏均见好转。

方药：甘草25g　小麦50g　珍珠母30g　大枣10枚　赭石30g　龙骨30g　牡蛎30g　百合20g　石菖蒲20g　枣仁30g　远志15g　茯神20g　五味子15g　夜交藤30g　柏子仁20g　生地20g　太子参20g　全虫10g　地龙15g　土虫10g　川芎15g　丹参15g

水煎，日1剂，早晚分服。

按语 本病归心肝肾三经，以肝经为主，肢体动摇皆属于肝气郁，肝风内动，《内经》谓："诸风掉眩，皆属于肝。"心烦、心悸、不寐、多梦则属于心气虚、心血不足，另肝与肾相关，"乙癸同源"，肾阴亏耗无以濡养肝木，亦为肝风内动之因。肝喜条达，肝气通调则气血通调，故治疗以疏肝滋阴、镇肝息风为首务，补肾阴以引阳入阴，益心气以宁心安神，仿柴胡龙骨牡蛎汤与地黄饮子之意化裁，服药后收效明显，但又出现表情呆板，遇琐事即烦恼异常，复诊又加养心安神之品，经三诊诸症均有明显改善。本年7月15日亲属来哈，据云服药后诸症均大好，肢体仍颤但大为减轻，生活能自理。

四、辨证抓主证

"辨证抓主证理论"是张琪教授在继承传统中医辨证论治理论的基础上，结合临床经验提出的，是运用辩证法思想，对中医"辨证论治"理论体系的阐发和升华，辨证论治的核心内容是抓主证，是指导临证诊治的创新性中医理论学说。

中医治疗疾病能否取得好的疗效，辨证准确是其重要的前提，张琪教授之所以能够治愈大量疑难重证，精于辨证善于抓主证是重要原因之一。证，是机体在疾病发展过程中的某一阶段的病理概括。由于它包括了病变的部位、原因、性质，以及邪正关系，反映出疾病发展过程中某一阶段的病理变化的本质，因而它比症状更全面、更深刻、更正确地揭示了疾病的本质。张琪教授认为，机体的每一种病理变化，司内揣外其外部都反映一系列证候群。这些证候群中必然有一些起决定性和主要作用的证候，其他则属于次证、兼证。主证反映了疾病的本质，辨证的实质主要就是识别主证，只有准确地识别主证，才能了解和掌握疾病的发生、发展和变化的规律，制定切合病情的治疗方案。因此，针对主证的恰当治疗，是能否取得疗效的关键，解决了主证，某些次证、兼证就可以迎刃而解。

张琪教授还指出：医者必须抓住主证，但当某些次证、兼证较明显，较重时，也会使主证发生变化，影响主证的治疗，所以抓主证的同时，还必须兼顾次证、兼证。主、次证兼顾的治疗，也是为了更好地治疗主证。无论是单纯抓主证，还是兼顾次证、兼证，均应根据具体病情来确定，如此，有条不紊的辨证治疗，才能收到事半功倍的效果。当然，任何证候都不是一成不变的，主证也可能随疾病的发展变化而改变，因此，临证应随着证候的不断转化，随机抓主证，确定治则治法，方能虽变不乱，直中肯綮。用辩证法的观点来阐明辨证，抓主证舍次证，舍假从真是检验一名医生是否有深邃的医学底蕴和丰富娴熟的临床经验。根据辩证法，有时现象和本质会全部反映，有时会部分反映，有时还会以假象反映。

1. 发热

发热是临床上一个常见症状，可以发生在许多疾病的过程中。从病因而论，临床上可归纳为外感发热与内伤发热两大类。一般来说，外感发热者，多见高热，病程较短，内伤发热者多见低热，病势缠绵。外感发热的病因不外乎风、寒、暑、湿、燥、火六淫之邪侵袭机体，正气与之抗争而发。就病机而论，外感发热多为实证，或为表证，或为表寒里热证，或为里热内炽等。从病位而言，外感发热初期，多在太阳经，随着病程迁延，外邪或深入于少阳、阳明而见阳明经证、腑证、少阳半表半里证等，并可出现三阳合病、二阳合病等，另有发热缠绵、难解难清者，多为伏邪为病。饮食劳倦、七情内伤、房劳过度、久病伤正等造成机体内阴阳失调是内伤发热的常见病因，临床常见气虚发热和阴虚发热两种。其病位多责之脾、肾。阴虚发热多以肾阴不足为主，而兼损他脏；气虚发热多因脾虚气陷所致。临床对于发热的辨证，虽可参考热之高低、病程之长短来鉴别，但亦不尽然。如外感伏邪所致低热缠绵不愈者，临床状似阴虚内伤发热，因此必须结合舌、脉、症认真辨识。尤其二者还可互相转化，外感发热日久伤正者，邪虽除而正未复，可由外感而转为内伤，而内伤发热者，因正气内虚，诱邪外袭，正虚邪恋，可虚实夹杂，故治疗又非纯虚纯实之所宜。对发热的治疗，张琪教授使用次数最多的是柴胡。张琪教授对柴胡之功用有独特卓识，他认为柴胡之所以能治外感发热，主要在于有疏解外邪之功能，外邪侵入体表，入之较深，前人谓之"半表半里"，非麻黄发表、桂枝解肌所能解，必须柴胡疏解方能使邪外出。《伤寒论》列为少阳主方之小柴胡汤，注家释为半表半里必用小柴胡汤，用柴胡疏解外邪，又用黄芩清热，更用人参扶助正气即此意，张琪教授认为半表半里是正邪相争的病理机制。张老在继承前人的基础上有所创新，在临床上凡外感病发热不退，抓住这个主证，不必拘泥于少阳经，皆属外邪不解，多用柴胡而取效，兼有里热者与黄芩、生石膏合用，临床所见甚多，可随手奏效。近年张琪教授临证遇到多例发热证，皆历经各种抗生素或其他中西药治疗无效而来就诊，经辨证治疗而获痊愈。

病案

肖某，女，16 岁，学生，2002 年 6 月 14 日初诊。

主诉：发热 20 余日。

病史：发热 20 余日不退，体温在 38℃、39℃左右，经医院检查白细胞数及分类正常。心肺肝脾经 B 超、心电、CT 检查均未发现异常，血沉正常，怀疑系统性红斑狼疮，亦未定。曾用多种抗生素如先锋头孢等，均未收效，发热时起时伏，迁延不退。6 月 14 日在家属要求下，请中医会诊。

初诊 发热不退，两颧红，胸满，烦躁不安，恶心不欲食，便秘尿赤，舌苔白腻，脉象弦数。

中医诊断：发热（外邪侵袭，痰湿蕴热）。

西医诊断：上呼吸道感染。

治法：疏解外邪，化痰清热。

方药：小柴胡汤加味：

柴胡 20g　半夏 15g　黄芩 15g　太子参 15g　常山 15g　草果仁 15g　生石膏 50g　甘草 15g　生姜 15g　大枣 3 枚

水煎，日 1 剂，早晚分服。

二诊　2002 年 6 月 17 日。服上方 3 剂，体温下降至 36.7℃，连续 3 天未再上升，病人呕恶止，有食欲，能进少量食物，大便已行，舌苔渐化转薄，脉象滑而不数，至此外邪已除，湿浊见化，以上方去石膏，加陈皮 15g，后经复诊已痊愈。

按语　此病例为外邪深入挟内蕴痰湿热邪，用小柴胡汤以疏解外邪，加草果仁、常山合半夏以化痰浊，石膏以清热邪，外邪除、痰浊化，则发热退，诸症痊愈。此方采用小柴胡汤合达原饮意，达原饮为吴又可治疗邪伏膜原之有效方剂，与小柴胡汤合用治外邪挟痰浊者，屡用屡效，辨证着眼在舌苔厚腻，戴麟郊有五兼十挟之论，颇为精辟，凡挟痰浊者必用草果仁，痰浊化热又须用石膏，石膏不仅清热，尤有解肌之功，与柴胡合用更能增强解肌除外邪之效。吴鞠通《温病条辨》用白虎汤，提出四禁之说，与临床实用不符合，不可拘泥。张老多年治疗外感病有内热，验其舌燥脉数，发热不退者，重用石膏，稍加解表之药，无不收效，尤以柴胡与石膏合用，服药后汗出即愈，但注意素有脾胃寒湿者不可用，用后容易出现泄泻。常山一药，《本草纲目》谓"治寒热诸疟……"；《伤寒论》不见，唯《金匮要略》有蜀漆散，治"疟多寒者，名曰牝疟，蜀漆散主之。"蜀漆为常山之苗，功能祛痰截疟，与常山同。张老临床经验，凡定时发热之寒热，多挟痰浊，前人所谓疟，既指现代医学之疟疾，也包括一切外感定时发作之寒热，用小柴胡汤疏解外邪，常山蠲除痰浊，用之皆效。

2. 神经源性膀胱

神经源性膀胱可概括在中医癃闭范畴之中，小便的通畅，有赖于肾和膀胱的气化作用，但从脏腑之间的整体关系来看，水液的吸收、运行、排泄，还有赖于三焦的气化和肺脾肾的通调、转输、蒸化。癃闭的病位在膀胱，但与三焦、肺脾肾密切相关。现代医学认为本病是指由控制排尿的中枢神经（脑或脊髓）或周围神经受到损害后引起的排尿功能障碍。此症若不适当治疗，可引起尿路感染、肾积水及肾功能减退等并发症。西医治疗上以导尿及膀胱造瘘为主要手段，病人及家属难以接受，通过辨证抓主证理论中医中药在治疗此疾病方面有一定疗效。

病案

梁某，男，24 岁，个体户，2010 年 4 月 7 日初诊。

主诉：睡眠中遗尿 1 个月。

病史：因睡眠中遗尿 1 个月于医院就诊。查超声示：双肾中度肾盂积水并双侧输尿管全程扩张，尿道狭窄。诊断为：神经源性膀胱。行导尿治疗，建议膀胱造瘘。病人拒绝，为求中医药治疗来诊。

初诊　病人自诉腰酸痛，无排尿不适，口干喜饮，尿量正常。舌质淡，苔白，脉弱。尿液分析：PRO 2+，BLD 3+，WBC 50 个以上/HP，RBC 1～2 个/HP。

中医诊断：癃闭（脾肾阳虚，气化失司）。

西医诊断：神经源性膀胱。

治法：温补脾肾，化气利水。

方药：桂枝 15g　茯苓 30g　白术 20g　甘草 15g　泽泻 15g　猪苓 15g　公英 30g　败酱草 30g　马齿苋 30g　天花粉 20g　附子 10g　山茱萸 15g　山药 15g　仙灵脾 15g　五味子 15g

水煎，日1剂，早晚分服。

二诊 2010年5月5日。服上方28剂，病人腰酸痛消失，仍口干，但饮水量减少，自觉手足凉。舌质淡，苔白，脉弱。超声示：双肾盂轻度积水。尿液分析：PRO－，BLD－，WBC 8～10个/HP。

方药：桂枝15g 茯苓40g 白术25g 甘草15g 泽泻25g 猪苓15g 车前20g 败酱草30g 公英30g 马齿苋30g 仙灵脾15g 附子10g 山茱萸15g 枸杞15g 五味子15g 桔梗15g

水煎，日1剂，早晚分服。

三诊 2010年5月26日。又服21剂，病人症状缓解，无不适主诉。超声示：双肾盂轻度积水（<1.0cm）。

按语 本病例辨证属脾肾阳虚，膀胱气化功能失调。脾为后天之本，主运化水液，脾虚水液运化失职；肾为先天之本，肾主水，肾与膀胱相表里，肾阳虚衰膀胱气化功能失调，气化不及州都，而致小便不利，排尿不尽。《素问·灵兰秘典论》："膀胱者，州都之官，津液藏焉，气化则能出矣。"本方从五苓散化裁而来，五苓散在《伤寒论》中，原治太阳表邪未解，内传太阳之腑，以致膀胱气化不利，遂成太阳经腑同病之蓄水证。方中重用泽泻为君，取其甘淡性寒，直达肾与膀胱，利水渗湿。臣以茯苓、猪苓之淡渗，增强利水渗湿之力。佐以白术健脾而运化水湿，转输精津，使水津四布，而不直驱于下。又佐以桂枝，一药二用，既外解太阳之表，又内助膀胱气化。本治疗以五苓散加减治以温阳补肾健脾化气利水。桂枝通阳，白术健脾运湿，以助膀胱之气化；猪苓、泽泻、茯苓利水渗湿；附子补下焦之阳，以鼓动肾气；山茱萸、仙灵脾、枸杞补肾；车前利水；败酱草、公英、马齿苋清热解毒通淋具有抗菌作用。诸药配合，共奏温补肾阳，化气行水之功。中医学认为小便的排泄，除了肾的气化外，尚须依赖肺的通调和脾的转输，因而本病与肺脾有关。因此方中稍加开宣肺气之桔梗，临床常可收到令人满意的疗效。

3. 中风

中风因其发病急骤，症见多端，病情变化迅速，与风之善行数变特点相似，故而得名，又名"卒中"。本病常留有后遗症，发病年龄也趋向年轻化，因此，是威胁人类生命和生活质量的重大疾患。西医学的急性脑血管病，如脑梗死、脑出血、脑栓塞、蛛网膜下隙出血等属本病范畴。本病先期诊断、预防是十分重要的。

病案

丛某，女，61岁，双鸭山市，2012年3月15日初诊。

主诉：头晕、气短乏力1个月余。

病史：患者因头晕经北京协和医院诊断脑腔隙多发性梗死，主动脉降支有斑块20%～30%，左心房轻度大、三尖瓣轻度反流，血压180/110mmHg。

初诊 头晕不敢动，气短乏力，心前区阵发性绞痛，脉弦无力，舌润。生化检查：三酰甘油3.12mmol/L，总胆固醇5.5 mmol/L，空腹血糖7.10 mmol/L。

中医诊断：中风先兆（肾气亏虚，血阻脉络）。

西医诊断：多发性腔隙性脑梗塞。

治法：益气补肾，活血通络。

方药：黄芪30g 太子参20g 蔓荆子15g 葛根20g 熟地20g 山茱萸20g 枸杞20g 女贞子20g 天麻15g 丹参20g 桃仁15g 赤芍15g 全虫10g 水蛭10g 川芎15g 甘草15g

水煎，日1剂，早晚分服。

二诊 2012年4月9日。服药21剂，头晕明显减轻，心前区未痛，据查血脂明显下降，血压

150/80mmHg，睡眠亦佳，舌红白苔，脉象弦缓。

方药：黄芪 30g　太子参 20g　蔓荆子 15g　山茱萸 20g　熟地 20g　枸杞 20g　菊花 15g　天麻 15g　白芍 15g　丹参 20g　川芎 15g　全虫 10g　水蛭 10g　首乌 20g　桃仁 15g

水煎，日 1 剂，早晚分服。

三诊　2012 年 4 月 29 日。服药 21 剂，头已不晕，心前区无明显症状，生化检查三酰甘油 1.02 mmol/L，总胆固醇 3.83 mmol/L，空腹血糖 6.1 mmol/L。面轻度浮肿已消，现两腿稍软，余无他症，舌润，脉象滑，血压 150/80mmHg。

方药：黄芪 30g　太子参 20g　蔓荆子 15g　川芎 15g　丹参 20g　全虫 10g　水蛭 10g　枸杞 20g　熟地 20g　牛膝 15g　杜仲 20g　首乌 20g　菊花 20g　天麻 15g　丹皮 15g

水煎，日 1 剂，早晚分服。

按语　此病人头晕甚至眼不敢睁、不能动，由其家人扶助来门诊求治，据述本年 2 月在北京协和医院检查诊断脑腔隙多发性梗死，主动脉降支斑块 20%～30%，左心房大，血压 180/110 mmHg，生化检查甘油三酯 3.12 mmol/L，总胆固醇 5.50 mmol/L，空腹血糖 7.10 mmol/L。曾经用西药治疗，效果不显，现症头晕不敢动，全身乏力，两腿无力不敢走步、需人扶持，心前区有阵发痛，舌润，脉象弦无力。

从中医辨证属气虚、肾阴虚、血瘀之证，头为三阳之会，气虚无力上达，气血相互倚依，气上达无力则血随之瘀阻，形成气虚血瘀。另脑为髓海，肾生髓充骨健脑，为元气之所系，肾元不足则脑失营而络阻。此类病为中风先兆，多属于气虚、肾虚、血络瘀阻，治疗必以益气补肾，活血通络为法。前人有刘河间之地黄饮子着重补肾，王清任之补阳还五汤以益气活血，治疗师二家之法而不泥其方。方以黄芪、太子参补气，熟地黄、山茱萸、枸杞、首乌补肾，菊花、天麻、蔓荆子清头目，丹参、赤芍、川芎、全虫、土虫、桃仁活血通络。二诊服药 21 剂，头晕明显减轻，且血压下降（未用降压药），血脂亦明显下降，全身有力，精神大好。三诊继服 21 剂，头晕等症尽愈，经生化检查血脂、血糖下降至正常，血压 150/80 mmHg 亦有下降，两腿仍感软弱无力，宜前方加杜仲、牛膝嘱继服观察。

4. 汗

睡则汗出，醒则汗止谓之盗汗，属阴虚火旺；醒则汗出，睡则汗止谓之自汗，属阳虚气虚。张老临证观察，凡汗出不知之患者，无他病引起，不论昼夜均汗出，应从舌脉证鉴别。阳加阴为之汗，汗为心之液，汗出过多可见心悸、怔忡、不寐。

病案

郭某某，男，43 岁，2005 年 6 月 15 日初诊。

主诉：夜间入睡后汗出近 1 年。

病史：近 1 年夜间入睡后汗出，乏力。

初诊　盗汗，时有胸闷，夜间入睡后汗出甚重，内衣均湿，醒后好转，心慌，精力不足，困乏，多梦，两目干涩，记忆力减退，手足热，入夜加重，头晕，餐后胃胀，嗳气，舌质红，苔薄，脉沉数。

中医诊断：汗证（盗汗）（心阴亏耗，心气不足）。

西医诊断：神经官能症。

治法：益气养阴，清热敛汗。

方药：柴胡 20g　黄芩 10g　龙骨 20g　牡蛎 20g　西洋参 15g　寸冬 15g　五味子 15g　山茱萸 20g　生地 15g　女贞子 20g　青皮 15g　枳壳 15g　川朴 15g　内金 15g　瓜蒌 15g　甘草 15g　茯苓

20g　百合 20g　菊花 10g　桑叶 15g

水煎，日 1 剂，早晚分服。

二诊　2005 年 9 月 13 日。盗汗明显减轻，仍有疲劳，胸闷及腹胀消失，无心慌，无后背痛，睡眠好转，时有醒而不能入睡，手足心热，目干涩，舌尖红，苔白。

方药：柴胡 20g　龙骨 30g　牡蛎 20g　黄芩 15g　半夏 15g　西洋参 15g　寸冬 15g　当归 20g　生地 20g　百合 20g　菊花 15g　茯神 20g　丹参 15g　元参 15g　甘草 15g

水煎，日 1 剂，早晚分服。

三诊　2005 年 10 月 10 日。服上方 28 剂，诸症消失，未诉异常。

按语　此病人主诉为盗汗，夜间入睡后汗出益甚，衣服均湿，醒后稍好，故称盗汗，同时有心悸不宁，睡中多梦，头晕，手足心热，脉数，舌红，此属心阴亏耗、心气不足之候。另有胸闷、胃脘胀满属肝气郁犯胃之症。治疗以益气养阴，清热敛汗为首务，西洋参、麦冬、五味子、生地黄益心气，养心阴，心肾相关，山茱萸、女贞子补肾阴，龙骨、牡蛎敛汗，柴胡、黄芩疏肝气，桑叶、菊花、百合清热平肝气亢逆而治头晕，配伍得当，诸症消失而愈。

病机的重要性在于它是疾病的临床表现、发展、转归和诊断治疗的内在根据。分析病机是认识疾病证候的临床表现并进行诊断辨证、预防治疗的内在根据和理论指导。中医治疗疾病能否取得好的疗效，辨证准确是其重要的前提，精于辨证善于抓主证是重要原因之一。在错综复杂扑朔迷离的证候中，必须认清真伪抛弃非本质部分，抓住疾病的实质，达到辨证准确，论治中肯。

第五节　经 方 运 用

一、经方治疗神志病

神志病，系以神志活动异常为主证的疾病。诸如癫狂、不寐、郁证、脏躁、夜游、百合病、惊悸、痴呆、多寐、健忘等，皆属此范畴。此类疾病为难治愈之症，因其反复缠绵，往往使医生劳而无功。张琪教授认为神志病与五脏关系密切，"心藏神"、"肝藏魂"、"肺藏魄"、"脾藏意"、"肾藏志"，神、魂、魄、意、志的精神活动异常，皆可以导致神志的异常，但五脏之中与心的关系最为密切，"心为五脏六腑之大主，精神之所舍"；还有七情太过可以直接伤及心神，影响心神的正常功能，成为神志病的重要发病因素，如"喜则气缓"、"怒则气上"、"悲则气消"、"恐则气下"、"思则气结"、"惊则气乱"等，由于气机紊乱，可直接扰及心神而发病，也可衍生病理产物发病；神志病与邪气内扰有关，如热邪、痰火、痰浊、瘀血等，邪热炽盛、热扰心神，《伤寒论》、《金匮要略》所载之虚烦懊恼，百合病，痰浊蒙蔽心窍而至心神失用，《伤寒论》中的瘀血发狂等等均指出邪气与神志病密切相关。总之，我们可以从经典中看到对于神志病病因病机的描述，易可从经典中找到许多神志病治法治则的方药，张琪教授在临床中采用经方治疗神志病，灵活变化，随症加减，治愈了众多疑难的神志病患者，为我们临床实践提供了宝贵经验。

（一）柴胡加龙骨牡蛎汤

《伤寒论》："伤寒八九日，下之，胸满烦惊，小便不利，谵语，一身尽重，不可转侧者，柴胡加龙骨牡蛎汤主之。"此方治伤寒误用攻下之法，病入少阳，邪气弥漫，烦惊谵语，表里俱病、虚实互见之少阳变证。"足少阳经……下胸中贯膈"，故胸满而烦，与柴胡汤证胸满烦相同；足少阳之腑为胆，误下伤及胆，胆气虚则惊。本方用柴胡、黄芩、大黄以疏解肝胆郁热，又用人参、大枣、龙骨、牡蛎、铅丹以益气敛神、镇惊。复用桂枝、半夏、生姜以温阳化痰利湿，散与敛、通与补、温与清共用于一方，用药虽多而结构严谨，配合巧妙，恰是对证施治之剂。

张琪教授以柴胡加龙骨牡蛎汤去铅丹（因其有毒，且内服对胃有刺激而产生胃部不适、呕吐等，故去之），随证加减治疗，疏解肝胆郁热、益气养心敛神，治疗多种神志病均取得满意疗效。

病案1

贾某，男，50岁，2008年10月27日初诊。

主诉：失眠10年余。

病史：失眠10年余，心烦易怒，遇事则加重，右半颜面偶见麻木，伴有汗出。

初诊 失眠，噩梦纷扰，入睡困难，睡中易醒，醒后难以入睡，心烦易怒，多疑善惊，舌质红，苔薄白，脉弦。

中医诊断：不寐（心血亏虚，肝郁气滞）。

西医诊断：顽固性失眠。

治法：疏肝解郁，养心安神。

方药：柴胡20g 龙骨30g 牡蛎20g 黄芩15g 半夏15g 白芍20g 文军10g 甘草15g 川连10g 酸枣仁20g 茯神20g 柏子仁20g 夜交藤30g 石菖蒲15g 郁金15g 五味子15g

水煎，日1剂，早晚分服。

二诊 2008年12月3日。失眠明显好转，夜寐7小时，心烦易怒减轻。遇事则心悸。舌质紫，舌尖红，苔薄白，脉弦。

方药：柴胡20g 龙骨30g 牡蛎30g 半夏20g 黄芩15g 文军15g 白芍20g 川连15g 酸枣仁20g 茯神15g 柏子仁15g 珍珠母30g 赭石30g 五味子15g 夜交藤30g 石菖蒲15g 远志15g 郁金15g 香附15g 甘草15g

水煎，日1剂，早晚分服。

共服药63剂，病人睡眠改善，夜寐转安，心情平和，未见心悸，无汗出及麻木。

按语 不寐之症，病位在心，又与肝密切相关。因心藏神，主神明，情志所伤、劳逸过度、久病体虚、饮食不节、五志过极等因素常累及心神而发不寐。然肝藏魂，主调畅情志，故肝不调常影响心神，此为母病及子。本案患者据其所述之症，辨证当属心血亏虚，肝郁气滞。因心血不足，心神失养，故而出现入睡困难，睡中易醒，醒后难以入睡之症。而心烦易怒，多疑善惊则为肝郁气滞，木失调达之象。故以疏肝解郁，养心安神之法治疗，该方用柴胡、黄芩、大黄以疏泄肝胆郁热，又用龙骨、牡蛎、代赭石、珍珠母以补心气敛神、镇惊，复用半夏、石菖蒲化痰开窍利湿，酸枣仁、柏子仁、茯神、五味子、远志养血安神敛汗，夜交藤、郁金补血行血，疏肝解郁。全方养心血，疏肝郁，泻浊邪，镇心安神，虚实寒热兼顾，配伍严谨，切中病机，疗效显著。

病案2

苏某某，男，31岁，2009年7月1日初诊。

主诉：易惊恐，易紧张16年，加重半年。

病史：15岁开始，看电视有恐惧感，恐高症。半年前，开车遇红灯心悸，紧张，近半年心悸时作。

初诊 头晕，失眠，多梦，脱发，手色青，夜寐2~3小时，胸闷、气短、心烦，大便正常，纳差，舌紫暗，苔薄，舌少津而干。

中医诊断：惊悸（肝郁胆虚，心血亏虚）。

治法：疏肝定惊，养血安神。

方药：柴胡 20g　龙骨 30g　牡蛎 20g　半夏 15g　黄芩 15g　西洋参 15g　桂枝 15g　甘草 15g　代赫石 30g　珍珠母 30g　五味子 15g　柏子仁 20g　枣仁 20g　远志 15g　文军 5g　川连 10g

水煎，日 1 剂，早晚分服。

二诊　2009 年 7 月 15 日。恐惧感减轻，恐惧感晚 5～7 时可见，头晕转好，睡眠转好。夜寐 6～8 小时，纳差转好，药后腹泻，舌质红，苔黄腻，脉沉。

方药：柴胡 20g　龙骨 30g　牡蛎 20g　半夏 20g　黄芩 10g　石菖蒲 15g　西洋参 15g　珍珠母 30g　代赭石 30g　五味子 15g　柏子仁 20g　远志 15g　枣仁 30g　茯神 20g　夜交藤 30g　百合 20g　甘草 15g　朱砂 5g　琥珀 5g

先冲服朱砂、琥珀，再服中药汤剂。

三诊　2009 年 7 月 29 日。恐惧感偶见，睡眠正常，心悸未见，前方去朱砂、琥珀、代赭石继服两周，病人痊愈，随访半年，病情稳定，未复发。

按语　《素问·灵兰秘典论》曰："心者，君主之官也，神明出焉。……肝者，将军之官，谋虑出焉。……胆者，中正之官，决断出焉。"心为神之舍，心气不足易致神浮不敛，心神动摇。肝为魂之所，肝气不舒易使魂不守舍，惊惕不安。胆与肝相表里，胆气虚则善惊易恐，恶闻声响。惊悸之症与心、肝、胆关系十分密切，而多表现为心胆两虚和肝郁不舒之虚实夹杂证。本案患者即为此证，病人病程长，长期的紧张恐惧，影响了正常的工作和生活，张琪教授以柴胡龙骨牡蛎汤重镇安神，疏解少阳枢机，并以朱砂、琥珀、代赭石、珍珠母以加强其镇惊宁心，安神之功。西洋参易人参，是取其补而不峻猛，补而不燥烈，补心血并生津养阴的作用。并酌加酸枣仁、柏子仁、五味子、远志、茯神、夜交藤、百合养血安神，补血行血之品。病人经过张琪教授一个半月的治疗后，获得康复。

病案 3

门某，女，55 岁。2000 年 6 月 9 日初诊。

主诉：情绪低落，默默不语 3 个月。

病史：家属代述，睡眠不好，情绪低落 3 个月。发病前有精神刺激，单位重组后下岗，对此思虑过度，严重时整夜不眠，对周围的一切不感兴趣，厌世，沉默无语，情感淡漠，1 周前曾去专科医院，诊断为抑郁症，予以博乐欣，塞乐特等口服，服药后睡眠稍好，但乏力倦怠明显。

初诊　病人表情呆板，目光呆滞，问话不语，或半天一语，大便数日一行，舌苍老、苔白干，脉弦。

中医诊断：郁证（肝郁气滞）。

治法：疏肝解郁。

方药：柴胡 20g　龙骨 20g　牡蛎 20g　香附 20g　百合 20g　合欢花 20g　甘草 20g　生地 20g　麦冬 20g　石菖蒲 20g　黄芩 15g　半夏 15g　远志 15g　郁金 15g　桂枝 15g　桃仁 15g　赤芍 15g　青皮 15g　枳实 15g　枣仁 25g　五味子 25g

水煎，日 1 剂，早晚分服。

二诊　2000 年 6 月 23 日。病人面目表情明显见好，见医生微露笑容，女儿代述睡眠好转，比以前愿意活动，但是听钟表等响动仍发烦躁，大便正常，西药均减半服用。前方减枳壳，加柏子仁 20 克。

三诊　服药 2 周后可以自述病情，烦躁焦虑明显减轻，后停中药 5 天，睡眠欠佳，多梦，胸闷，气短，时有恐惧感，舌苔厚，脉弦。前方加益智仁、珍珠母各 20g，又进 10 剂，其间停用西药，临床症状基本消失，睡眠如常，能与家人正常交流，可进行一般家务劳动。

按语　肝主疏泄，性喜条达，肝气郁结，疏泄功能失常，经脉气机不畅，故见精神不畅，情绪低落等症。郁病病机关键为气机郁滞，脏腑功能失调，治疗以疏肝理气解郁为主。此例病案用柴胡加龙骨牡蛎汤配合行气活血药治疗，疏郁活血，佐以镇心安神，前后服药1个月，病情缓解。柴胡加龙骨牡蛎汤是《伤寒论》所载之方，具有解肝胆郁热，益气养心敛神作用，是张琪教授治疗顽固性失眠、心悸、郁证（即现代医学的神经官能症、抑郁症、更年期综合征等）及精神分裂症等多种疑难杂症的常用方。

（二）甘麦大枣汤

《金匮要略》："妇人脏躁，喜悲伤，欲哭，像如神灵所作，数欠伸，甘麦大枣汤主之。"甘麦大枣汤治疗脏躁，妇人多由情志不舒或思虑过度，肝郁化火，伤阴耗液，心脾两伤，以致脏阴不足，心神失养，躁扰不宁。小麦为君，甘凉微寒入心经，养肝补心，除烦安神，甘草和大枣甘润补中缓急。全方补益心脾，宁心安神。张琪教授以此方化裁，疏肝理脾宁心、调和阴阳，或配伍理气活血药、或配伍祛湿化浊等药物，灵活加减治疗多种疑难情志病。

病案

郑某某，女，15岁，学生，2013年7月29日初诊。

主诉：易生气，易哭，心烦，易惊恐。

病史：出现上述症状1年多，曾服镇静药，具体药品不详，曾于神志病医院治疗，均未见效。

初诊 易生气，易哭，心烦，易惊恐，噩梦纷纭，常喃喃自语，月经量多，手心热，舌红，苔薄白，脉数。

中医诊断：癫证（心神失养，肝气失和）。

治法：养心安神，疏肝解郁。

方药：甘麦大枣汤加味：

甘草20g 小麦20g 大枣7个 柏子仁20g 酸枣仁15g 百合15g 柴胡15g 黄芩15g 半夏15g 太子参15g 当归15g 生地20g 茯苓10g 丹皮15g 焦栀15g

水煎，日1剂，早晚分服。

二诊 2013年8月5日。服用上方后惊恐症状如前，其余症状皆有明显好转，上方稍作改变续服。

方药：甘草20g 小麦20g 大枣7个 柏子仁20g 酸枣仁15g 百合15g 柴胡15g 黄芩15g 半夏15g 太子参15g 当归15g 生地20g 茯苓10g 丹皮15g 焦栀15g 龙骨20g 牡蛎20g 珍珠母20g 赭石20g

水煎，日1剂，早晚分服。

按语 本病多因忧思过度，心阴受损，肝气失和所致。心阴不足，心神失养，则精神恍惚，睡眠不安，心中烦乱；肝气失和，疏泄失常，则悲伤欲哭，不能自主，言行失常。治宜柔肝缓急，宁心安神之法，以使心神安宁，肝气调和。本病在甘麦大枣汤基础上加用养心安神药，镇静安神药和柔肝疏肝药，药力增强，疗效满意。《金匮要略论注》谓："此为夫人脏躁而出其方治也。麦者，肝之谷也，其色赤，得火色而入心；其气寒，乘水气而入肾；其味甘，具土味而归脾胃。又合之甘草、大枣之甘，妙能联上下水火之气而交会于中土也。"

（三）百合地黄汤

《金匮要略》："百合病，不经吐、下、发汗，病形如初者。"百合病亦由情志不遂，郁而化火所致，可见精神恍惚不定、口苦、小便赤、脉微数等，其病机以心肺阴虚内热为主，百合地黄汤润养心肺，凉血清热，阴复热退，百脉调和，病自可愈。张琪教授以此方加味，疏肝理脾宁心、调和阴阳，或配伍理气活血药、或配伍祛湿化浊等药物，灵活加减治疗多种疑难情志病。

病案

陈某某，女，38岁，2012年9月3日出诊。

主诉：情绪低落，时有轻生念头。

病史：情绪低落，时有轻生念头，平素思虑重，易惊恐，现每天睡前服一片地西泮，每天服抗抑郁药。

初诊　情绪低落，心慌，失眠，坐卧不安，后头部及手部麻木，胃中灼热，食欲不振，舌红，苔白滑，脉弦滑。

中医诊断：郁证（心神失养，痰蒙心窍）。

治法：养心安神，解郁化痰。

方药：百合20g　生地黄15g　柴胡20g　白芍15g　黄芩15g　石菖蒲15g　龙骨20g　牡蛎20g　代赭石30g　太子参20g　酸枣仁20g　柏子仁20g　甘草15g　麦冬15g　黄连15g　五味子15g

水煎，日1剂，早晚分服。

二诊　2012年9月10日。服用上方后，心情有所好转，心慌、失眠、坐卧不安、易惊恐均有不同程度缓解，后头部及手部麻木明显减轻，胃中灼热愈，食欲尚可，大便干，舌红，苔薄白，脉弦滑。

方药：百合20g　生地黄15g　柴胡20g　石菖蒲15g　酸枣仁20g　甘草15g　黄连15g　茯苓15g　远志15g　香附15g　赤芍15g　火麻仁20g　郁李仁20g

水煎，日1剂，早晚分服。

三诊　2012年9月17日。服用上方后，患者自觉心情较开始服药时舒畅很多，心慌、坐卧不安愈，睡眠欠佳，肌肤麻木感消失，食欲恢复如常人，二便正常，舌淡红，苔薄白，脉弦。

方药：百合20g　生地黄15g　柴胡20g　白芍15g　石菖蒲15g　龙骨20g　牡蛎20g　代赭石30g　太子参20g　酸枣仁20g　柏子仁20g　甘草15g　远志15g　茯神20g　珍珠母30g　黄芩15g　郁金15g

水煎，日1剂，早晚分服。

按语　本病例中医诊断为郁证，西医诊断为抑郁症，得之于所欲未遂，忧虑成疾。病因病机为忧思过度伤及心脾，心脾气阴两虚；其次肝气失于条达，气机不畅导致气滞痰郁血瘀，为虚中挟瘀之证，治疗一面疏气活血化痰，以条达肝气之郁，一面又须补养心脾，宁神益志，用百合地黄汤加味以益心脾气阴，石菖蒲、郁金开窍化痰，药味组成针对病机有的放矢，药味多，配伍严谨不滥，为大方复方之特点。仅三次复诊，服药20余剂，诸症大见好转，可见中医药治疗之效。

（四）桃核承气汤

桃核承气汤治疗邪在太阳不解，随经入腑化热，瘀热互结而致发热、少腹急结、小便自利，甚则如狂等症。本方是破血下瘀的代表方剂，其病机为下焦热瘀血结。张琪教授临证，每遇妇女经闭或经少不畅，多出现头痛，眩晕，耳鸣，不眠，惊悸，腹痛，手足灼热，重则烦躁不宁，哭笑怒骂奔走，少腹硬满拒按，苔黄，舌质紫或有瘀斑，面色潮红或紫暗不泽，脉见沉弦或结，多得之于暴怒或情志不遂，气滞血凝，冲任失调，属于血瘀化热，扰于神明所致。治疗必须泄热活血逐瘀，桃核承气汤为治疗此证之有效方剂。

病案

吴某，女，36 岁，2003 年 5 月 14 日初诊。

主诉：家属诉其狂躁不宁。

病史：该患因家事不和，经常与爱人口角，平素抑郁寡欢，月经逐渐减少，后至经闭 1 年余，同时精神亦渐失常。

初诊 神情兴奋，躁动不宁，语言骂詈，少腹硬而拒按，舌质紫红，苔薄黄，脉沉弦有力。

中医诊断：狂证（瘀血闭阻，热扰神明）。

西医诊断：精神分裂症。

治法：泄热化瘀，安神定志。

方药：桃仁 30g　大黄 20g　桂枝 15g　丹皮 20g　玄明粉 15g（后下冲化）　赤芍 15g　甘草 15g

水煎，日 1 剂，早晚分服。

连服 10 剂，每日大便 1～2 次，便色黑黏、臭秽。精神渐安，奔走骂詈现象渐轻。月经未潮，少腹仍拒按。此瘀血渐消，但尚未尽去。遂嘱上方去玄明粉，加生水蛭 10g，水煎服。又 10 剂后，月经来潮，经量较多，挟有紫污血块，精神转佳，数日未出现狂躁外奔现象，渐识亲友，舌转红润，脉见弦缓。此瘀血渐除、气血渐和之征。以桃红四物汤合柴胡加龙骨牡蛎汤加减调理 3 个月余，精神康复如常。

按语　《张氏医通·神志门》言："狂之为病，皆由阻物过极，故猖狂刚暴，若有邪附，妄之不避水火，骂詈不避亲疏，或言未尝见之事，非力所能，病反能也"。张氏可谓一言中的，本案患者所发之狂病即为热与瘀结所致。热瘀互结，阻滞脉络，气血不能上荣脑髓，导致灵机逆乱而发本病。当以泄热化瘀法治之，以使经脉得通，气血得以上荣脑髓，而病必愈也。据现代研究，精神分裂症患者大多有瘀血内阻的改变，因而活血化瘀之法必不可少。此外，张琪教授以此方治疗过敏性紫癜性肾炎血尿、肾小球肾炎血尿、急性肾衰竭以及产后瘀血不下之发热，诊其少腹硬满拒按，观其舌下静脉色紫暗，发热不退，用本方泄热祛瘀，均收效显著。

二、经方治疗脾胃系疾病

脾胃为气血生化之源，脾胃为"后天之本"，因为机体最基本的生命活动都有赖脾胃运化的水谷精微，脾胃运化水谷精微的功能旺盛，则机体的消化吸收功能才能健全，才能为化生精、气、血、津液提供足够的养料，才能使五脏六腑、四肢百骸，以及筋肉皮毛等组织得到充分的营养，而进行正常的生理活动。反之，脾失健运，则出现腹胀、便溏、食欲不振，甚至倦怠、消瘦、气血生化不足的病理改变，正如《脾胃论》所言："百病皆由脾胃衰而生"。

张琪教授在临床上十分重视顾护脾胃，无论是慢性肾脏病病人或者其他疑难证治，以益气健脾胃的方法治疗后，起到事半功倍的效果。张琪教授善用经方调理脾胃病，如用理中汤治疗中焦虚寒证："霍乱病，吐利，中寒甚，不欲饮水。""大病瘥后，喜唾，久不了了，胸上有寒。"临床应用广泛，治疗以脾胃虚寒为主的霍乱吐利、大病瘥后喜唾、胸痹胸满、胸膈噎塞、阴寒、腹痛、短气咳嗽、阳虚失血、产后小腹作痛、小儿吐泻等，均有满意疗效；《伤寒论》中吴茱萸汤证："有食谷欲呕，属阳明之证。""少阴病，吐利，手足逆冷，烦躁欲死者。""干呕，吐涎沫，头痛者。"吴茱萸汤温中补虚，散寒降逆之效，凡脾胃虚寒，或肝胃虚寒，浊阴上逆等证，皆可用之。是治疗急慢性胃肠炎、胃及十二指肠溃疡等多种消化道疾病见于呕吐、下利、厥逆、烦躁、干呕、吐涎沫、头痛等属于脾胃、肝胃虚寒的有效方剂。具体见如下方剂。

（一）附子粳米汤

《金匮要略》之附子粳米汤治"腹中寒气，雷鸣切痛，胸胁逆满，呕吐"。方中"腹中寒气，非附子之辛热不足以温之；雷鸣切痛，非甘草、大枣、粳米之甘不足以和之；逆满呕吐，非半夏之辛不足以散之，五物相需而为佐使。"附子温中散寒止腹痛，半夏化湿降逆止呕，扶益脾胃缓急迫。此方为治疗脾胃虚寒、水湿内停腹满痛的有效方剂，临床特征腹痛喜按，喜温，肠鸣上逆，胸胁满，呕吐清涎，脉弦缓，舌苔白滑，张琪教授屡用此方而收佳效。

病案

王某，女，2001 年 10 月 8 日初诊。

主诉：腹痛，胸胁胀满。

病史：腹痛，经用中西药治疗 1 年余，无明显疗效。

初诊 腹中雷鸣绞痛上攻，胸胁胀满，呕吐涎沫，手足厥冷，不能进食，食后则痛胀益甚，舌白苔滑。

中医诊断：腹痛（脾胃虚寒，阴寒上逆）。

治法：温脾散寒，和胃降逆。

方药：附子 15g 半夏 20g 甘草 15g 大枣 5 枚 粳米 25g 生姜 20g 砂仁 15g

水煎，日 1 剂，早晚分服。

服药 7 剂腹痛肠鸣大减，连服药 20 余剂痊愈，1 年后来复诊，自述饮食均佳，但仍不敢食凉物，食后即胀，体重增加 3kg，嘱其注意饮食规律，防止暴饮暴食以善后。

> 又一男性患者，35 岁，农民，患病 5 年余，腹中攻冲作痛，有时横窜至两胁，肠鸣呕逆不能食，面色青暗，脉沉紧，舌苔白滑。5 年来痛苦异常，不能参加劳动，曾服中药数十剂无效。辨证为阳虚寒盛，寒邪充斥、上下左右走窜所致。予附子粳米汤加川椒、吴茱萸，连服 6 剂。痛势大减，攻冲之力亦减弱，继以前方化裁，服药 50 余剂而愈。

按语 《素问·举痛论》言："寒气客于脉外，则脉寒，脉寒则缩蜷，缩蜷则脉绌急，绌急则外引小络故卒然而痛，得炅则痛立止。"可知寒邪是引起腹痛的常见病因，素体脾阳不振，或过服寒凉之品，损伤脾阳，寒湿内停，渐致脾阳衰惫，气血不足，不能温养脏腑，而致腹痛。又如《诸病源候论·久痛》谓："久腹痛者，脏腑虚而有寒，客于腹内，连滞不歇，发作有时。发则肠鸣而腹绞痛，谓之寒中。"本案患者所述之症即为脾胃虚寒所致，而以附子粳米汤治疗恰中病机，方中附子与半夏合用，以乌头与半夏相反，实际不仅用之无任何副作用，且用之其效更佳，因附子散寒温中，寒气散则阴霾自消，半夏降气相辅相成，具有他药不可替代疗效。临床观察凡慢性胃炎、溃疡病、胃肠痉挛属于虚寒者，此方效如桴鼓。

（二）半夏泻心汤

半夏泻心汤治疗脾胃寒热互结症，脾与胃居于中州，脾喜燥而恶湿，喜热而恶寒，胃喜润而恶燥，喜清凉而恶浊热，脾主运化，主升清，胃主受纳，主降浊，二者相互为用，为气机升降之枢纽。居中宫，灌四旁，脾胃气机升降正常，则其他脏腑气机升降亦随之而安，反之各个脏腑气机升降紊乱而诸症蜂起。黄坤载谓："脾升则肾肝亦升，故水木不郁；胃降则心肺亦降，故火金不滞"。说明脾胃气机的升降与其他脏腑的气机升降密切相关。仲景之半夏泻心汤，芩连与干姜配伍为辛开苦降合用治疗脾寒与胃热互结之心下痞，脾寒则清阳不升，胃热则浊阴不降，于是清浊混淆而心下痞满作焉。张琪教授用此方治心下痞满诸症及胃脘痛，属脾胃不和，升降失司，见痛、呕、胀满等疗效甚佳。如对胃炎，胃、十二指肠溃疡，胃肠功能紊乱，见舌红苔白，口干苦，胃脘胀痛泛酸，呕逆者用半夏泻心汤有桴鼓之效，但辨证应注意脾寒胃热轻重之比重，若脾寒甚者，如脘腹遇寒则痛胀加重，或有便溏，可加重干姜用量，亦可酌加公丁香、砂仁温脾祛寒；若胃热偏重，如舌干，口苦臭，胃脘灼热，可加重芩、连用量，亦可酌加胆草，大便秘，尤须用大黄以泻热通便。

病案

高某某，女，47 岁，2012 年 12 月 3 日初诊。

主诉：胃中辘辘作响，反酸。

病史：经常自觉胃中不适，反酸，胃镜检查示：浅表性胃炎，胃窦黏膜充血，于西医院治疗未见缓解。

初诊　胃中不适，胃中漉漉作响，反酸，舌红干，无苔，脉弦滑。

中医诊断：胃痛（脾胃不和，寒热互结）。

西医诊断：浅表性胃炎。

治法：温脾清胃。

方药：半夏 15g　川连 10g　黄芩 10g　干姜 10g　砂仁 15g　茯苓 20g　泽泻 20g　桂枝 15g　白术 15g　白芍 20g　丹参 20g　川芎 15g　鸡内金 15g　甘草 15g

水煎，日 1 剂，早晚分服。

二诊　2012 年 12 月 10 日。服药 7 剂，胃中辘辘作响，反酸明显减轻，仍觉胃脘不适，舌红，苔薄白欠润，脉象沉缓。

方药：半夏 15g　川连 10g　黄芩 10g　干姜 10g　砂仁 15g　茯苓 20g　桂枝 15g　白术 15g　白芍 20g　丹参 20g　鸡内金 15g　甘草 15g

水煎，日 1 剂，早晚分服。

三诊　2012 年 12 月 17 日。续服前方 7 剂诸症皆除，无自觉症状，复查胃镜，胃窦黏膜已无异常。

按语　《内经》云："诸呕吐酸，皆属于热"，由此可知本案患者之反酸即因热邪所致。而胃中辘辘作响则为脾胃虚寒，寒湿内生的表现。综合分析患者所述症状则为寒热互结证，当温清二法合而治之，方用半夏泻心汤加减治疗，方中半夏苦辛温燥、和胃降逆，干姜辛热、温中散寒，助半夏温胃以和阴，黄连、黄芩苦寒清降，清泻里热，加用砂仁、茯苓、白术以健脾运，桂枝配伍白芍，调和营卫，调理阴阳。温中有清，相反相成，张琪教授常用此方治疗胃、十二指肠溃疡、慢性胃炎，凡辨证属寒热互结脾胃不和者，皆可获效。

（三）桂枝加芍药汤

桂枝加芍药汤健脾理气，脾虚木旺，又名肝脾不和，病机为脾土虚弱，肝木乘之，土受木凌，临证表现胁痛，胀满，倦怠乏力，头眩，烦躁易怒，苔厚，舌尖赤，脉弦等。《伤寒论》谓："本太阳病，医反下之，因而腹满时痛，属太阴也，桂枝加芍药汤主之。"此方主治太阳病而误下，损伤脾胃之阳气，腹满而痛，属太阴脾虚之证，误下伤脾而肝木以乘虚伐脾，故用桂枝加芍药以柔肝和脾，生姜、桂枝温脾胃之阳气，甘草、大枣健脾胃和中。本方加饴糖即为小建中汤，加黄芪名黄芪建中汤，张琪教授用桂枝加芍药汤治疗肝气犯胃之胃脘痛，重用白芍药，以柔肝和胃，屡收良效。

病案

孙某某，男，45 岁，2011 年 7 月 13 日初诊。

主诉：胃脘胀痛。

病史：胃脘胀痛反复发作，胃镜检查示：浅表萎缩性胃炎，口服西药治疗，效果不佳。

初诊　胃脘胀痛，食少，便溏，一日2～3次，嗳气，遇凉加重，倦怠乏力，表情痛苦，形体消瘦，舌质淡红，苔白腻，脉虚弱。

中医诊断：胃痛（脾胃虚寒）。

西医诊断：浅表性胃炎。

治法：温脾和胃。

方药：桂枝15g　白芍15g　生姜15g　大枣5个　太子参20g　白术15g　云苓15g　甘草15g　半夏15g　陈皮15g　木香10g　砂仁10g　吴茱萸10g　公丁香7g　枳壳15g　川朴15g　紫苏15g　川连10g　石斛15g

水煎，日1剂，早晚分服。

二诊　2011年7月27日。服用上方后，病情明显好转，现遇凉轻微胃脘胀痛，有时便溏，饮食尚少，轻微乏力，舌质淡红，苔白略腻，脉弱，续服上方。

三诊　2011年8月10日。服用上方后，诸症皆愈，复查胃镜恢复正常。停止用药，嘱其规律饮食，忌生冷辛辣。

按语　本案浅表萎缩性胃炎为现代医学消化系统反复发作疑难病，属祖国医学胃脘痛范畴，辨证为脾胃虚寒，湿阻气滞；因饮食无规律、过食生冷而损伤脾胃，致脾胃虚寒，寒凝气滞，故胃脘胀痛；脾胃虚弱，受纳与运化乏力，故食少纳差；脾失运化，水湿内停，湿阻气滞，加重胃脘胀痛；脾不升清，湿浊下注，故便溏；脾胃虚弱，升清降浊失常，胃气上逆，故嗳气；脾胃虚弱，气血化源不足，形骸失养，故倦怠乏力；舌质淡红苔白腻，脉虚弱为脾胃虚寒，水湿内停之证。综上分析，本案病机为脾胃虚寒，致受纳与运化乏力，升降功能失常，寒凝湿阻气滞，为本虚标实之证，以本虚为主，故治宜扶正治本为主，佐以祛邪治标，立温中补虚、散寒化湿、理气和胃之法，方用桂枝加芍药汤加味。桂枝加芍药汤主治太阴脾虚寒腹痛，其功效为温中补虚，缓急止痛，恰合本案，方中桂枝温中散寒补虚，芍药缓急止痛，二者一散一敛，调和营卫气血阴阳；生姜温中散寒通阳，和胃降逆。在此方基础上加吴茱萸、公丁香助温中散寒之功；枳壳、川朴、紫苏行气降气、和胃除胀；少佐黄连苦寒清热以防温燥太过，石斛养胃阴，一者以防温燥伤阴，二者助胃功能。全方合用，共奏温中补虚散寒、化湿行气、和胃降逆除胀之功，使脾健胃和，受纳、运化、升清降浊功能正常，寒去、湿除，气机调畅，则诸证自愈，同时温而不燥。经4周治疗，临床治愈。

（四）芍药甘草汤

萎缩性胃炎常见胃阴虚证，表现为胃脘灼热、似饥非饥、似痛非痛、脘痞不舒、干呕呃逆等症状。张琪教授喜用芍药甘草汤酸甘化阴，合石斛、麦冬、花粉、丹皮、生地滋养胃阴，酌加紫苏、砂仁、麦芽、山楂等药理气导滞，常获满意疗效。

> 曾治一李姓妇女，终年胃脘隐痛，嘈杂，似饥但不欲食，体弱消瘦，经胃镜检查诊断为萎缩性胃炎，久治无效。见其舌质红，脉弦细，投以上方，服药7剂，胃脘舒适，隐痛嘈杂等症俱除，又服10剂而病愈。治疗萎缩性胃炎，要善于循序渐进，症状消失后，还应坚持服药，直到胃镜（或病理）检查恢复正常，否则病尚未痊，每易复发。

有些疾病虽症状明显，西医检查及化验却无异常，诊断不明。

有一老年女患，下肢拘挛，不能走路，西医诊断未明确。来求张琪教授诊治，肝主筋，此属中医"筋痿"范畴，当柔肝养筋，用《伤寒论》芍药甘草汤加减，重用芍药 40~50g，柔肝缓急，经治疗 2 个月后已能正常走路。

（五）旋覆代赭汤与小承气汤、大承气汤

病案

张某，男，45 岁。

主诉：腹胀痛，呃逆呕吐。

病史："小肠坏死"术后发生急性肠梗阻，于西医院给予胃肠减压维持治疗，缓解不明显。

初诊 腹胀，不排气，呃逆不止，难以入睡，舌苔黄腻，脉象沉弦。

中医诊断：腹痛（胃腑实热，肝气上冲）。

西医诊断：急性肠梗阻。

治法：泄热通腑，镇肝降逆。

方药：旋覆花 15g　党参 15g　生姜 15g　赭石 25g　甘草 15g　半夏 15g　大枣 5 枚　大黄 15g　厚朴 15g　枳实 10g

水煎，日 1 剂，早晚分服。

2 剂后，呃逆止，能入睡，但大便未通，未排气，加用甘遂末与大量番泻叶，增强通腑泄热之功。2 剂后，大便通，呕吐止。家属恐其下泄体力不支遂自行停药，旋即出现呕吐腹胀，又复诊，此为病重药轻，肠粘连未解，宿瘀未除，于原方加芒硝 10g，2 剂后，泻下粪便秽浊挟水甚多，病人排气，呕吐腹胀俱除。

按语　腹痛之症有虚实之分，《金匮要略·腹满寒疝宿食病》曰："病者腹满，按之不痛为虚，痛者为实，可下之。舌黄未下者，下之黄自去。"本案据患者所述症状结合舌脉，辨证当属实性腹痛。因术后发生肠梗阻，致使肠内腑气不通，而出现腹胀，不排气，大便不通的症状。而浊气当降不降，反随肝气上行，故出现呃逆不止症状。治疗须泄热通腑与镇肝降逆同用，旋覆代赭汤中旋覆花和代赭石镇摄肝胃，平冲降逆，半夏降逆和胃，党参、姜、枣、甘草益气和胃，治疗一般肝胃不和证效肯定。然而本案患者肠内腑气不痛甚重，仅以旋覆代赭汤治疗则病重药轻，非通腑泄热重剂不能奏效，故用旋覆代赭汤配合小承气汤增强通腑泄热功效，服药 2 剂后，患者仍不排便，遂加用甘遂、番泻叶，以期峻下热结之效，2 剂后效显而便通，然治疗未能彻底，腹痛反复，遂于前方加入芒硝，取大承气汤之义，又服 2 剂，泻下秽浊粪便，亦自矢气，而病告痊愈。

三、经方治疗水肿症及肾系疾病

（一）真武汤

真武汤出自《伤寒论》，为治疗脾肾阳虚、水气内停的主要方剂。"太阳病发汗，汗出不解，其人仍发热，心下悸，头眩，身𫌦动，振振欲擗地者，真武汤主之"。"少阴病，二三日不已，至四五日，腹痛，小便不利，四肢沉重疼痛，自下利者，此为有水气。其人或咳，或小便不利，或下利，或呕者，真武汤主之"。真武汤证的病因病机，为久病伤阳或太阳病误汗伤阳，少阴寒化

阳虚，甚至寒水反而侮脾，土不制水，致脾肾阳虚，不能化气行水，水湿内停，或为痰饮，或为水肿，水气凌心射肺，或悸或咳等症。张琪教授用此方温阳利水治疗肾脏病、心力衰竭、眩晕、甲状腺功能减退等多脏器疾病，疗效显著。

病案 1

李某某，女，32 岁，2012 年 9 月 24 日初诊。

主诉：全身浮肿 1 年余。

病史：全身浮肿 1 年余，于某医院查 FT_3 0.68mg/ml，FT_4 3.4mg/ml，TSH 38.7mg/ml，诊断甲状腺功能减退症，曾用中西药治疗，效果不佳。

初诊　全身浮肿，周身酸楚沉重，神疲乏力，嗜睡，眩晕，手足凉，舌淡，苔滑润，脉沉迟。

中医诊断：水肿（脾肾阳虚，水湿内停）。

西医诊断：甲状腺功能减退症。

治法：温阳利水。

方药：真武汤加味：

附子 15g　红参 15g　茯苓 20g　白术 20g　白芍 20g　桂枝 15g　甘草 15g　生姜 15g　大枣 5 个

水煎，日 1 剂，早晚分服。

二诊　2012 年 10 月 8 日。服上方 14 剂后，浮肿明显减退，身体较以前轻松，其余症状均明显好转。上方加防己 20g、车前子 15g 续服。

三诊　2012 年 10 月 22 日。服用上方后，浮肿全消，症状基本痊愈，复查甲功能：FT_3 1.2mg/ml，FT_4 7.4mg/ml，TSH 10.9mg/ml，续服上方 14 剂巩固疗效。

按语　水肿之证，外感内伤皆可引起，但病机变化主要在肺脾肾三脏，其中以肾为根本。临床辨证以阴阳为纲。本案根据患者临床表现，病属中医阴水病范畴，脾肾阳虚，运化失司，水湿内停。水湿泛溢肌肤，则身体沉重、浮肿，湿邪阻遏阳气，清阳不升则见眩晕，湿困脾阳则神疲乏力、嗜睡。阳不化水为本病主要病机，治疗当以温阳化水为要，应注意阴水迁延，不易速愈，治疗时不能为求速效而滥用攻逐之品，切忌见水治水，而过用利水之法。方中附子辛热，温肾壮阳，茯苓淡渗利水，生姜温胃散寒，白术健脾燥湿，加入桂枝以助气化，张琪教授曾用此方治愈甲减患者多人，疗效可靠。

病案 2

于某，女，51 岁，1985 年 4 月 2 日初诊。

主诉：周身高度浮肿，呼吸困难，咳嗽。

病史：风湿性心脏病，联合瓣膜病已十余年，近 3 年内反复发生心力衰竭，开始用强心药可控制，近半年用强心药无效，心衰日渐加重。

初诊　周身高度浮肿，呼吸困难，不能平卧，咳嗽，咳吐白色泡沫痰，有时咯血，食少，食入则脘腹胀满，口唇发绀，颈静脉怒张，肝脏于右肋下可触及四横指，高度腹水，尿少，尿量 200ml/24h，四肢发凉，舌质紫暗，滑润无苔，脉涩结代。

中医诊断：水肿（脾肾阳虚，心阳不振）。

西医诊断：风湿性心脏病，瓣膜病，心力衰竭。

治法：温阳化气。

方药：茯苓 25g　白术 15g　附子 15g　党参 25g　赤芍 20g　川芎 15g　红花 15g　当归 20g　丹参 20g　茅根 30g　葶苈子 30g　甘草 10g

水煎，日 1 剂，早晚分服。

二诊 1985 年 4 月 7 日。病人主诉服药 2 剂时病情尚无变化，服第三剂后小便增多，连服 6 剂，浮肿见消退，全身微较有力，精神好转，食纳稍增加，未咯血，仍不能平卧，仍浮肿，右季肋部胀痛，舌质口唇仍紫暗，脉象沉微（未见结代），综合分析为脾肾阳气稍复，心阳略振，肺气郁滞稍舒，再寻前方增减治疗：

茯苓 30g 白术 20g 附子 15g 党参 30g 寸冬 15g 五味子 15g 葶苈子 30g 赤芍 20g 红花 15g 丹参 20g 生姜 15g 红枣 6 枚 甘草 15g

水煎，日 1 剂，早晚分服。

三诊 1985 年 4 月 13 日。继服前方 6 剂，病情明显好转，尿量增多 3000ml/24h，浮肿全消，全身较前有力，食欲增加，每日能进食六两，口唇及末梢发绀基本消失，右季肋胀痛减轻，肝脏可触及二横指，脉沉舌紫，但仍不能平卧，卧时呼吸困难，咳嗽，此心脾阳气已初见振奋可喜之兆，嘱继服前方。

四诊 1985 年 4 月 24 日。继服上方 9 剂，右季肋部已不痛，肝一横指，口唇及四肢末端发绀已消失，颈静脉已无明显怒张，能在室内活动，已能平卧，脉象沉、时有结象，此乃心脾肾阳气有渐复之机，仍宗前方增减治疗：

茯苓 35g 白术 20g 附子 15g 党参 30g 葶苈子 30g 五味子 15g 赤芍 20g 红花 15g 丹参 20g 甘草 10g 杏仁 15g 远志 20g 生地 20g 红枣 6 枚

水煎，日 1 剂，早晚分服。

五诊 1985 年 5 月 6 日。服上方 8 剂时，精神饮食及发绀均进一步好转，夜间能平卧，但有阵发性咳嗽，舌红润不紫，脉象沉，于上方加冬花 15g、紫菀 15g 以利肺化痰止咳。上方又连服 9 剂，咳嗽，咳痰亦止，一系列症状均缓解，能在室内活动散步，病情缓解，嘱继用前方数剂以巩固疗效，嘱其防止过劳感冒。

按语 本病案为风湿性心脏病联合瓣膜病，充血性心力衰竭，临床出现高度浮肿，末端循环衰竭等证候，中医辨证为脾肾阳虚，心气不足，水气上凌之症，以真武汤温补脾肾之阳气，合生脉饮益气养心，葶苈子泻肺平喘而强心，当归、川芎、红花、丹参活血改善血之运行，经二诊以后明显见好，连续用药 30 余剂，水肿全消，纠正了心衰竭，病情得到缓解。

葶苈子据近代药理实验，主要成分含强心甙类，葶苈子醇提取物有强心作用，可增强衰竭心脏的输出量，由于心肌收缩力加强，循环改善，肾脏血流增加而利尿，与《本草》所谓泻肺平喘利水消肿之功相符合，张琪教授用于风心病心衰水肿皆有效，用量宜大，一般在 20～30g。

（二）桂枝去芍药加麻辛附子汤

《金匮要略·水气病脉证并治篇》载桂枝去芍药加麻辛附子汤，治"心下坚，大如盘，边如旋杯，水饮所作"。此方具有宣肺助脾、温肾阳之功能，治疗水肿小便不利，凡见手足厥冷、畏寒、面色㿠白、便溏、舌润、脉沉，属于肺气不宣、脾肾阳虚者用之辄效。方中麻黄、细辛宣肺气、利通调，附子温肾阳助开阖，桂甘姜枣温脾阳助运化，肺脾肾三脏功能协调，则水湿自无留滞之余地。

病案

赵某某，女，28 岁，工人，2000 年 3 月 2 日初诊。

主诉：周身浮肿，腹胀满。

病史：患肾小球肾炎 1 年余，尿少，尿量 300ml/24h。曾住院 2～3 次浮肿始终不消失，时轻时重，尿蛋白 3+～4+，颗粒管型 2～3 个/LP。

初诊 周身浮肿，腹胀满，食入益甚，面色无华，畏寒肢冷，舌润苔滑，脉沉。

中医诊断：水肿、尿浊（脾肾两虚，肺失通调）。

西医诊断：慢性肾小球肾炎。

治法：温补脾肾，通调水道。

方药：桂枝 15g　麻黄 15g　附子 l5g　细辛 3g　生姜 15g　红枣 4 枚　甘草 10g

水煎，日 1 剂，早晚分服。

服上方 3 剂，尿量增至 1500ml/24h。又继服 5 剂，尿量增至 3000ml/24h。水肿全消，胀满大减，诸症均有好转，尿检：蛋白 2+，余皆阴性。唯胃纳稍差，下肢无力，以手压之稍有指痕，腹部微有不适，乃脾虚运化不及之侯，遂以健脾利湿法调治 20 余剂，诸症基本消失，尿蛋白（±）而病情缓解，后随访一直未复发。

按语 桂枝去芍药加麻黄细辛附子汤，是治疗阳虚寒盛、水饮凝聚之剂。方中用麻黄宣肺而通调水道，附子温肾以助气化开阖；细辛助麻黄宣肺，佐附子温肾之功；桂枝、甘草、生姜、大枣温脾阳助运化。合而用之，阳气得复，肺脾肾功能协调，水湿自除。张琪教授认为此方具有宣肺温脾助肾阳之功，乃肺脾肾三脏同治之方。凡慢性肾小球肾炎、肾病综合征而见高度浮肿、头面及上半身肿甚，小便不利、手足厥冷、面色㿠白、畏寒、乏力便溏、舌淡嫩胖大、苔白滑、脉象沉弱，辨证属肺气不宣、脾肾阳虚者，用之均可奏效。

四、经方治疗心系疾病

（一）黄连阿胶汤

黄连阿胶汤载自《伤寒论》一书中，治"少阴病，心中烦，不得卧。"本病系少阴经热化证。足少阴肾，手少阴心，一水一火相互制约，相互资助，即所谓"心肾相交，水火既济"，以保持正常生理功能之常。如手少阴心火亢盛，足少阴肾水不足，破坏了相互制约和相互资助之功能，于是亢则为害，出现心中烦不得卧诸症，而心火亢盛、肾水不足又与肝有密切联系，由于水不涵木，肝阳暴张，因而出现心肝同病，木火上炎，故用黄连苦寒入心经以直折君火，黄芩苦寒入肝胆以清相火。二药合用有相辅相成之妙。芍药酸寒柔肝养血，阿胶、鸡子黄滋助心肾之阴，如此使水升火降，心肾交、坎离济则心烦不得卧诸症自除。此仲景先师制本方之妙义也。

病案

吴某，男，32 岁。

主诉：心烦不寐 1 年余，加重 2 个月。

病史：心烦不寐 1 年余，加重 2 个月，几乎通宵不眠，心烦难忍，精神疲惫不堪，经用多种中西药物皆未收效。

初诊 心烦不寐，面容疲倦，两目少神，心烦不宁，手足心热，舌光红无苔，脉滑数有力。

中医诊断：不寐（阴亏阳亢，阳不入阴）。

治法：清心滋阴，潜镇宁神。

方药：黄连 15g　黄芩 15g　阿胶 15g（烊化）　白芍 15g　生地 20g　玄参 20g　生赭石 30g　珍珠母 30g　枣仁 20g　五味子 15g　甘草 10g　鸡蛋黄 1 个（冲服）

水煎，日 1 剂，早晚分服。

服药 6 剂，心烦减轻，夜能入睡 6 小时，精神好转，脉象趋缓。此乃心火渐息，阴液渐复之佳兆。继服上方不变，12 剂后已能入睡 7 小时，诸症基本消失。唯稍有情志不舒则心烦少寐，嘱其注意怡悦情怀，调摄精神，并以养心安神之品调治而愈。

按语　黄连阿胶汤张琪教授用之甚多，凡心火亢盛，心烦不寐，见舌红脉滑数用之辄效。此类不寐用归脾汤者多不效，故医者不可不慎。张琪教授以本方治疗心烦不寐，由于心火亢盛者用之良效。凡心火亢盛，舌尖多赤，或见红舌、绛舌，脉象弦滑或弦数。同时见五心烦热不得卧诸症，即投此方，百不失一。

> 曾治一孕妇一月不寐，舌尖赤，脉象滑数，用一切安神养心药皆无效，予此方一剂即酣睡，可见此药之效。张琪教授以此方化裁治愈极顽固之不寐症，辨证属心肝火盛亢逆、肾阴不足无以制约、心肾不交之证。处方：
>
> 黄连 10g　黄芩 20g　阿胶 15g（冲）　鸡子黄 2 枚（冲）　白芍 30g　生地 40g　玄参 25g　生赭石 40g　生龙骨 25g　生牡蛎 25g　枣仁 25g　夜交藤 30g
>
> 方中用黄连阿胶汤清心火，滋肾阴，再加生地、玄参以滋阴，龙、牡、赭石潜阳平肝息风，酸枣仁、夜交藤安神养心，诸药攒助为功，可见奇效。如症见下肢痿软不能步履，可加用枸杞、肉苁蓉、川断、牛膝、女贞子以补肝肾，强筋骨。

（二）附子汤

气属阳，故心阳虚与心气虚属同范畴，而常谓心之阳气不足。然二者病变程度不同，一般而言，心气虚无寒证表现，心阳虚则除心悸、气短、胸痛等症状外，多见形寒肢冷，或手足不温，舌淡苔滑、脉沉迟等寒象，有时虽无典型寒象，但常有喜温、舌淡而润、脉沉而缓、遇寒病情加重等阳气不振、温煦失职的表现。治疗应重在温补心阳，常用附子、肉桂、桂枝、黄芪、红参、甘草等药物。临床上许多心脏病心律不齐、神经官能症乃至心功能不全者，与心阳虚衰相关。因心主血脉，心阳不足，鼓动无力，脉气不得接续，每致血行迟滞而有血瘀之征，如口唇青紫、舌淡暗或有瘀点瘀斑、胸痛如针刺等。故施温补心阳法常少佐活血通络之品，在大补心阳的同时，辅以活血化瘀药物，使心阳得复，脉气接续，血行流畅，而提高疗效。

病案

高某某，男，46 岁。

主诉：心悸气短，下肢浮肿。

病史：3 年前患风湿性心脏病、三尖瓣关闭不全、充血性心力衰竭，平时口服地高辛维持，症状无明显改善。

初诊　心悸气短，呼吸困难，不能平卧，下肢浮肿，小便少，两颧暗红，指甲青紫，畏寒肢冷，脉结涩。

中医诊断：心悸（心阳不振，瘀血阻滞）。

西医诊断：风湿性心脏病，三尖瓣关闭不全，充血性心力衰竭。

治法：温补心阳，活血化瘀

方药：人参 15g　附子 10g　白术 15g　桂枝 15g　茯苓 15g　泽泻 15g　桃仁 10g　赤芍 15g　丹参 15g　甘草 15g

水煎，日 1 剂，早晚分服。

6 剂后，自觉全身有力，心悸气短、呼吸困难及指甲青紫、下肢浮肿均好转，但仍畏寒、尿少、腹胀、下肢轻度浮肿，脉象涩，奇偶有结象。药已见效，守法调治 30 余剂，诸症悉平而病情稳定。

按语　西医所谓心功能不全，脉象多见沉细涩或疾数而散，除有心悸气短、胸中窒闷、形寒肢厥冷、自汗等心阳虚衰症状外，常见舌紫暗、口唇青紫等血瘀之象。治以温补心阳兼活血之法，张老喜用《伤寒论》中附子汤加丹参、桃仁、赤芍等活血之品，屡用屡效。方中附子与人参合用，为治心阳虚之要药，加入活血之品以化瘀通络有利于扶阳补心。此法不仅可治疗心功能不全，而且对心律失常亦有较好疗效。

> 如曾治一重症心律失常患者，华某，男性，时正在某医院住院治疗，心悸怔忡、胸闷气短、心律快慢不匀，从24小时监护看，夜间心率30次/分，昼间稍有活动心率达130～140次/分，精神不振，脉缓无力，曾用多种抗心律失常药无效。辨证属心阳虚挟有瘀阻之证，治以温补心阳通络之法。处方：
>
> 附子10g　人参15g　薤白15g　桂枝15g　黄芪30g　丹参15g　桃仁15g　红花15g　五味子15g　麦冬15g　川芎15g　甘草10g
>
> 水煎服。服药7剂后复诊，心律快慢不匀消失，夜间心律50次/分，昼间60～70次/分，偶见早搏，其他症状亦均有明显好转，继用上方化裁，服药30余剂而治愈，随访1年未复发。

（三）桂枝汤、瓜蒌薤白半夏汤

心阳不足，温运无力，痰湿内生。故心阳虚常兼痰浊为患，冠心病、心律失常每见此证。治宜温补心阳佐温化痰浊之品。此类病人常有舌淡嫩苔白腻、首重如裹、胸闷呕恶等痰浊内阻之象，纯以温补或化瘀药很难奏效。

> 如曾治一王姓女患，因心肌炎频发室性早搏、二联律、三联律，用西药美西律方能勉强控制其发作，然停药即犯。患者全身无力，不能工作1年余，畏寒肢冷，面白倦怠，心悸气短，胸闷，舌淡苔白腻，脉迟结无力。曾服用活血化瘀中药未能收效。此为心阳虚挟痰浊为患，当以温补心阳兼化痰之法，遂予桂枝汤去芍药加附子、人参合瓜蒌薤白半夏汤为治。前者扶心阳、益心气，后者化痰浊而宣痹。服药10剂后，早搏大减，全身有力，心悸、胸闷、短气俱见好转，嘱其继用前方，中间复诊2次，守法稍有化裁，连服25剂，并已停用西药美西律，早搏完全消失，苔腻转薄，脉象沉而有力，力气增加，从而治愈。

（四）苓桂甘枣汤、桂枝加桂汤

温补心阳法亦可用于心阳不足、肾水上凌之奔豚证。"奔豚"出自《伤寒论》，其病机为心阳虚、下失镇摄而致寒气或肾水上凌，出现脐下悸动、欲作奔豚，或气从少腹上冲胸咽，发作欲死，复还止。

病案

金某，女，14岁。

主诉：自觉有气从少腹上冲，异常憋闷。

病史：近1年自觉有气从少腹上冲，异常憋闷，移时气下行而自行缓解，经几家医院检查尚未确诊。

初诊　适逢病人发作，面色青，头稍颤抖，手足厥冷，胸闷难以忍受，约2～3分钟后缓解，舌淡白滑润，脉紧有力。

中医诊断：奔豚（心阳不足，寒气上逆）。

治法：温补心阳，平冲降逆。

方药：桂枝加桂汤：

桂枝30g　白芍20g　甘草15g　生姜15g　大枣5枚

水煎，日 1 剂，早晚分服。

服上方 13 剂，病未发作，自诉服药 3 剂后，上逆之气明显减弱，手足转温，胸闷等症均消，舌质转润，脉象沉缓。继以上方加龙骨、牡蛎各 20g，又服 6 剂而诸症消失告愈，后随访追踪一直未复发。

按语　《金匮要略·奔豚气病脉证治》云："发汗后，烧针令其汗，针处被寒，核起而赤者，必发奔豚，气从少腹上至心，灸其核上各一壮，与桂枝加桂汤主之。"《金匮要略》所述乃为误用汗法而引起的奔豚证，用桂枝加桂汤治疗，效果显著。然奔豚之证，非独误汗后出现，临床凡气从少腹上冲证，无论何种病因，皆可用桂枝加桂汤。

张琪教授亦常用苓桂甘枣汤治疗奔豚证，曾治一妇女，脐下悸动不宁，发作时不能忍受，诸治罔效。诊其舌淡嫩苔滑，脉沉弦，此为心阳虚，水气上凌之证。处方：

茯苓 40g　桂枝 20g　甘草 15g　大枣 10 枚　川椒 10g　细辛 5g

水煎服。本方即苓桂甘枣汤加细辛、川椒，服药 3 剂后，脐下悸动势减。嘱其按原方再服 3 剂，病不复作而愈。此方重用茯苓淡渗利水宁心，以治水邪上逆；桂枝助心阳而降冲逆；甘草、大枣和中健脾，培土制水。经方配伍之妙令人叹服，然此方适用于心阳虚而寒水上逆者。

（五）苓桂术甘汤

脾阳不足，津液不得敷布，聚湿生痰，痰饮停聚而见脘闷、食不得下、呕吐清水痰涎等，若痰饮上犯，扰及心窍或清空则可见心悸、怔忡、眩晕、头痛，舌胖大苔白腻，脉滑等。"脾为生痰之源"，由中焦失运而生痰饮，其治法贵在温运化饮，正如仲景所说："病痰饮者，当以温药和之。"张琪教授常用苓桂术甘汤加味施治，此方为治痰饮之首选方。方用桂枝温通脾阳，茯苓、白术、甘草扶脾益气。脾阳旺，运化健，则痰饮自除矣。如在病房曾治一病人患眩晕病，西医诊断为脑动脉硬化、供血不足。一日下床突然头眩不能自主欲仆，幸被同室病人抱住而未摔倒。然头晕不已，如坐舟车。心悸怔忡，泛恶欲呕，诊其脉象沉滑有力，舌苔白厚腻而润，血压 190/90 mmHg，曾用天麻钩藤饮等未效。辨证为痰饮上逆、蒙蔽清窍，治以温运化饮法。用苓桂术甘汤加味：

茯苓 30g　桂枝 20g　白术 20g　泽泻 25g　龙骨 20g　牡蛎 20g　甘草 15g

水煎服。服药 4 剂后，眩晕大减，仍有心悸、两脚无力不能自主，舌苔渐化，脉象沉滑。以上方加半夏 20g、生赭石 25g、珍珠母 30g。又连服 6 剂，头已不晕，仅稍有不适，心悸亦安，后调治而愈。痰饮为病，变化多端。轻者脘闷、眩晕，甚则晕厥而昏不知人。其要在辨证准确，论治得法，方能有佳效。

病案

孟某某，女，42 岁，2012 年 6 月 11 日出诊。

主诉：时发晕厥 3 年。

病史：近 3 年来，时发晕厥，发作时先出现胸闷，头晕症状，随即晕厥，失去知觉，每次发作后可自己苏醒。去多家医院检查，均未明确病因。

初诊　胸闷，气短，乏力，周身酸楚沉重，舌体胖大，苔白滑，脉弦滑。

中医诊断：眩晕（中阳不足，痰饮内停）。

治法：温阳化饮。

方药：茯苓 30g　桂枝 20g　白术 20g　半夏 15g　南星 15g　草果仁 15g　草薢 15g　寄生 15g　千年健 15g　甘草 10g

水煎，日 1 剂，早晚分服。

二诊 2012年6月25日。服药期间晕厥未发作，其他症状均明显减轻，方药对症，原方续服14剂观察。

按语 本病为中阳不足，脾失健运，内生痰饮所致。饮溢于上，停于胸中则见胸闷，气短；饮溢于外，肢体受困则乏力，周身酸楚沉重。方中茯苓甘淡，渗湿健脾，祛痰化饮；桂枝辛温，温阳化气，布化津液，平冲降逆，协助茯苓增强化饮利水之力；白术健脾燥湿，助茯苓以健脾祛湿，助桂枝以温运中阳；加用半夏、南星、草果仁、草薢以增化湿祛痰之功，加入寄生、千年健以强健筋骨。诸药合用共奏健脾祛湿，温阳化饮之功。

《伤寒论》载："心下逆满，气上冲胸，起则头眩，脉沉紧，身为振振摇者，茯苓桂枝白术甘草汤主之。"其描述与上案发病时心中悸动、晕厥欲仆等症相似。肝阳上亢亦可见此类症状，然其必见舌红、脉弦有力、头胀痛、五心烦热等症状，与水饮上冲之脉沉、舌胖大、手足厥逆不同，不可混淆。

五、经方治疗肺系疾病

（一）麻杏甘石汤

张琪教授临床所见大多属"冬应寒而反温"、"至而不至"，发为温病，表现为壮热口渴、咳嗽喘满、舌尖红、苔白少津、脉浮数，治宜辛凉解表。但桑菊、银翘之类效果不甚理想，而以麻黄宣肺为佳，但麻黄辛温，于温邪不宜，伍以生石膏则化辛温为辛凉。且必须注意麻黄与石膏的配伍比例，一般石膏量要大于麻黄5～10倍，方能达到宣肺清热之目的。张琪教授用之甚多，治温病发热，温邪在表，以薄荷叶、蝉蜕宣散在表之邪，石膏清里热，其疗效颇为显著。此方适用于温邪在表无咳喘者，如见咳喘必须用麻黄，宣肺止咳平喘非此莫属。

病案

修某，女，17岁，学生。

初诊 1980年3月15日。

主诉：高热不退7天。

病史：以高热不退而入某院，经检查确诊为大叶性肺炎，胸片右肺上野有片状均匀阴影，血常规：白细胞$19×10^9$/L，中性粒细胞0.80。体温39.5 ℃，听诊右肺上野有大量水泡音，经用抗生素一直不能退热。

初诊 高热，无汗，面赤，胸满闷，气短喘促，咳嗽痰稠黏呈铁锈色，肢倦，口苦不思食，舌苔黄燥，脉象洪数。

中医诊断：温邪犯肺，肺失清肃。

西医诊断：大叶性肺炎。

治法：宣肺解表，清热定喘。

方药：麻黄10g 杏仁15g 薄荷15g 生石膏75g 甘草10g 麦冬15g 玄参15g 黄芩15g

水煎，日1剂，早晚分服。

二诊 1980年3月18日。服上方2剂，周身汗出，发热已退，体温36.8℃，食纳好转，咳喘减轻，铁锈色痰变浅，仍胸闷短气，舌苔转淡黄稍润，脉见滑象。此表邪解、热邪渐清，但热邪伤阴而肺阴亏，宜养阴清肺润燥之剂。

方药：寸冬15g 玄参25g 沙参20g 生地25g 桔梗15g 甘草10g

水煎，日1剂，早晚分服。

三诊 1980年3月22日。服药3剂，咳嗽大减，痰量已少，质较稀薄色白，舌润脉滑，仍胸满微咳，听诊右肺上野水泡音已消失，后守法稍事调治而愈。

按语 《伤寒论·太阳病篇》云："发汗后，不可更行桂枝汤，汗出而喘，无大热者，可与麻黄杏仁甘草石膏汤。"本方所主证候是由风热袭肺，或风寒郁而化热，壅遏于肺，肺中热盛，气逆津伤所致。若肺热壅遏，卫气郁闭，则身热而无汗。肺中热盛，清肃失常，肺气上逆，故喘逆气急。方中麻黄宣肺开表以使里热得以外达；石膏清泄肺胃，兼透热生津；杏仁降气，佐助麻黄宣肺降气以平喘，甘草调和药性，缓解喘促之急。《伤寒论》虽言无大热者用之，但据临床观察，高热喘促者用之亦有良效，因石膏性寒，善于清热。张锡纯言其"生用以治外感实热，断无伤人之理，且放胆用之，亦断无不退热之理。"

（二）小青龙汤

慢性支气管炎、支气管哮喘为北方常见病、多发病。其病程长、缠绵难愈，且易并发感染而使病情加重。中医辨证多属表寒里饮挟有热邪，治宜宣肺解表、化饮清热法，有较好疗效。

病案1

赵某，男，53岁，干部。

初诊 1983年1月5日。

主诉：恶寒发热，咳嗽。

病史：病人体质肥胖，夙有咳喘病，1982年12月28日突然发热，体温39.1℃，入某医院住院诊断：①慢性支气管炎并发感染。②冠心病。给予抗生素治疗效果不显。

初诊 发热（体温38.7℃），恶寒，肢节酸痛，烦躁无汗，咳嗽吐痰泡沫状、间有黏液痰，气喘不得卧，舌尖赤、苔白少津，脉浮而滑数。

中医诊断：表寒里饮，郁热生痰。

西医诊断：慢性支气管炎并发感染，冠心病。

治法：解表宣肺，化饮清热。

方药：小青龙加石膏汤：

麻黄10g 生石膏75g 干姜7.5g 细辛5g 五味子10g 桂枝15g 白芍10g 半夏15g 甘草7.5g

水煎，日1剂，早晚分服。

二诊 1983年1月8日。服药3剂，周身微汗，发热已退，体温36.7℃，烦躁及咳喘皆明显减轻，痰易咯出，但夜间咳嗽影响睡眠，闭目则噩梦纷扰，舌苔转润，脉象滑而有力。此表邪解，里热势减，仍尚有余热，肺气失于宣发肃降，改用小柴胡加味以达其上焦通、津液下、胃气和之效。

方药：柴胡15g 半夏15g 黄芩15g 党参15g 甘草7.5g 薄荷10g 紫苏15g 杏仁15g 桔梗15g 川贝15g 鲜姜10g 红枣4枚

水煎，日1剂，早晚分服。

三诊 1983年1月11日。服上方4剂，喘嗽大减。唯夜不能眠，闭目即惊醒，恶闻声音，稍一接触即惊烦难以控制，时有谵语，短气心悸，食不知味，舌边尖赤，苔白。此为前证已愈，现心气不足、肝胆湿热郁阻，神失所藏，以柴胡加龙骨牡蛎汤调治而愈。

病案2

刘某，女，9个月。

初诊　1976 年 2 月 25 日。

主诉：发热咳喘 1 个月余。

病史：发热咳喘 1 个月余，曾入大庆某医院经用抗生素等药热不退，近 10 天来体温一直在 38.5～39.5℃徘徊不退。因而转来哈市某医院儿科病房住院。

初诊　发热无汗，喘憋膈动，呼吸困难，咳痰不利，喉中痰鸣甚明显，口角周围色青，面色青，唇淡，肢末发凉，腹胀，腹泻日 5～6 次，指纹青透命关，精神委靡，眼不欲睁，时烦躁，舌苔白有津，体温 38.6℃，脉搏 160 次/分，左肺叩诊浊音，听诊左肺下野有湿性啰音，白细胞 $11×10^9$/L，中性粒细胞 0.68，淋巴细胞 0.32，胸 X 线透视：左肺下野呈片状阴影。

中医诊断：风寒闭阻，痰湿内蕴，肺气不宣。

西医诊断：病毒性肺炎。

治法：宣肺解表，和胃化痰。

方药：麻黄 4g　细辛 3.5g　生姜 2.5g　五味子 3.5g　半夏 5g　苏子 2.5g　薄荷 5g　紫菀 2.5g　麦冬 5g　白前 5g　甘草 3.5g

水煎频频饮之。

二诊　1976 年 2 月 27 日。连用上方 3 剂，全身微汗出，体温降到 37.8℃，口唇及面青已退且转润，咳喘大减，从口中吐出痰涎甚多，大便稠黏、日 4～5 次，脉搏 100 次/分，精神转佳，时在床上玩耍，手足转温，能喝少量稀粥，舌苔渐化。此外邪已解、肺气开、痰湿化之兆，继用上方加减以除余邪。

方药：麻黄 4g　细辛 2.5g　五味子 3.5g　半夏 5g　白前 5g　薄荷 5g　苏子 2.5g　橘红 5g　沙参 5g　麦冬 5g　生姜 2.5g　紫菀 5g　甘草 2.5g

水煎频频饮之。

三诊　1976 年 3 月 1 日。继服上方 3 剂，喘咳平，体温下降至 36.5℃，痰鸣消失，听诊啰音消失，大便日 2～3 次，脉象滑不数，舌苔已退，于本月 2 日出院。本案病毒性肺炎，发烧持续不退，喘咳气憋，病势危急，一般易误作温病，喜用寒凉之剂，如安宫丸之类，但面色青、唇淡、舌白不燥、手足凉、腹胀便溏、指纹青透命关，可知非温热伤肺，乃风寒犯肺、肺气不宣以致喘憋气促，误投寒凉使邪气壅遏，而病情恶化。宜辛温宣肺化饮和胃，使外邪解、里饮化，则诸症自愈。

按语　张琪教授治此类病人甚多，凡有外寒里饮挟热致肺失宣降之证，予小青龙加石膏汤每能获效。小青龙汤为治外寒内饮的有效方剂，辨证时必须注意饮的特点多为泡沫样痰。方中麻黄、桂枝、细辛、干姜等皆散寒化饮之品，五味、白芍具敛阴之效。辛温宣散辅以酸敛方不致伤阴，且一散一敛，前人谓一开一阖，合于肺性，具有相反相成之意。寒邪外束，饮邪内动，每易化热，而现痰黄稠黏、烦躁、舌红脉数等热象，故常加石膏以清邪热，否则麻、桂、姜、辛一派辛温之剂必格拒不受，或致病从阳化热。诚如仲景所说："肺胀，咳而上气，烦满而喘，脉浮者，心下有水，小青龙加石膏汤主之。"从临床观察慢性气管炎、肺气肿日久，极易并发感染而出现热象，故本方加石膏之机会亦较多。石膏的用量可随热邪的轻重程度而增减，一般用量为 30～75g，热盛可用至 100～150g，总以药能胜病为原则。

近年来病毒性肺炎发病率增多，尤多见于小儿。辨治仍应分清风温或风寒，切忌一遇病毒类疾患即投银花、连翘、大青叶、板蓝根等所谓抗病毒之药。若系风温，银花、连翘固当首选；至于风寒，临证亦并非少见，往往滥投辛凉或安宫牛黄、羚羊犀角之类而使病情加重。如此风寒而误投辛凉者比比皆是。

（三）白虎汤

张琪教授运用白虎汤，重用石膏以退热，擅用峻药，截断病势。高热为临床急症，"急则治其标"，退热为第一要务。张老认为应以大剂量峻药截断其病势发展，并强调病在卫分高热时就应该及早用生石膏与发表药合用解肌清热，如见实热症急用生大黄通腑泄热，如见温邪表证则以大剂量清热解毒药辛凉解表清热，防患于病邪之发展，阻断其进一步恶化。对于生石膏的应用，他认为此药性凉而能散，解肌清热，除烦止渴，清中有宣透解肌的作用，为清热之圣药，无论外感内伤皆能获良效。生石膏用于治疗高热，用量至少为50g，最多曾用至200g。

> 曾治一18岁肺结核兼肺感染女患，先前曾于结核病医院治疗，高热39℃以上，用多种抗生素无效，结核病医院院长建议找张琪教授治疗。来诊时高热39℃，身大热，大喘，舌干如锉，无苔，脉数。辨为实热证，方用白虎汤加减，生石膏用至100g，加杏仁，鱼腥草，双花。3剂药后体温降至37℃，舌质红干，为伤阴之象，予白虎人参汤加增液汤，仍用生石膏退热。高热为壮火，壮火食气，且热邪伤阴液，故用西洋参，既可以益气，又可以养阴存液，加生地等滋阴之品扶正以助祛邪，1周后热退，又继续调理治愈出院。也曾治疗1例重症森林性脑炎，中医辨证为暑温，病人顽固性高热，体温持续41℃，用药1剂后，体温降至39.5℃，再服药2剂，体温降至38.2℃，生石膏减至75g，再服药3剂，体温恢复正常。张老指出，生石膏为辛甘大寒之品，过量则易导致腹泻，如脾虚之人则不宜用。然生石膏对胃气的损伤，远远低于清热燥湿药黄芩、黄连、黄柏。为此，对高热的治疗，应辨证论治，或表或里或表里同治。

六、经方治疗肝胆系疾病

（一）四逆散

张琪教授认为，慢性肝炎就其疾病演变过程分析，与肝脾二脏功能失调密切相关。肝主疏泄，调畅气机，若肝气郁结，气机不畅则出现胸胁胀满或疼痛诸症。脾主运化，人体消化系统功能主要与脾关系密切，脾的运化功能有赖于肝之疏泄助其运化，若肝气不畅则脾运不健，肝郁日久，横逆乘脾，可导致脾气虚而致消化系统功能紊乱出现腹胀便溏，食少呕恶等。因此，张琪教授认为肝郁脾虚为慢性肝炎的主要病机，疏肝健脾法为慢性肝炎的主要治疗大法。尤其十分重视健脾益气药物的应用，善重用白术、茯苓、山药、黄芪、太子参（或党参）以培土抑木，体现了"见肝之病，当先实脾"的思想，但慢性肝炎临床除见肝郁脾虚症状外，常兼挟湿热中阻证，故须伍以清热利湿之品；针对乙肝表面抗原及e抗原阳性，或肝功能转氨酶升高，又常加用清热解毒之品，正邪兼顾，其效甚佳。

张琪教授所用代表方剂由四逆散加味而成，药物组成：

柴胡20g　白芍30g　枳实15g　甘草15g　白术20g　茯苓20g　黄芪30g　五味子15g　败酱草30g　茵陈20g　蓝根20g　虎杖20g　公英30g　连翘20g

功效：疏肝理脾，清热解毒，用于慢性肝炎症见胁肋胀满疼痛，五心烦热，肝掌，舌赤，脉弦或弦数等。

本方乃以四逆散加茯苓、白术、黄芪及诸清热解毒之品而成。其中柴胡为疏肝之圣药，用之以条达肝气，芍药养血柔肝缓中止痛，柴芍合用，一疏一柔，疏而不燥，柔而不滞，枳实行气，甘草和中缓急，诸药配合，药力专而奏效捷。肝以阴为体，以阳为用，内藏相火最忌香燥戕伐以耗伤肝阴，但养肝又切忌寒凉滋腻如生熟地、玉竹等，易助湿有碍脾胃之运化，故重用芍药敛阴养血以益肝之体，一般用量在30～50g。加茯苓、白术、黄芪者，以益气健脾，加板蓝根、公英、败酱草等清热解毒之品，乃针对患者乙肝表面抗原、e抗原阳性及胆红素高，或丙型肝炎者而辨病辨证用药。脾大者，可加入制鳖甲、地鳖虫、桃仁等。现代药理研究，黄芪、五味子对肝损伤有明显的保护作用；茵陈有护肝利胆作用，可以使肝细胞的变性坏死减轻；败酱草有明显促进肝细胞再生，防止肝细胞变性和坏死，降低转氨酶的作用；公英和连翘对四氯化碳所致肝损伤的动物模型有显著降低血清中谷丙转氨酶和减轻肝细胞脂肪变性的作用；板蓝根和虎杖也有极强的抗病毒和调节免疫力的作用。

病案 1

程某，男，46 岁。2002 年 2 月 17 日初诊。

主诉：右胁肋痛，腹胀满。

病史：患慢性活动性肝炎 4 年，经中西药治疗无显效，谷丙、谷草转氨酶均高，白蛋白低，球蛋白高，球白倒置，肝脾均肿大。

初诊　右胁肋痛，全身乏力，食欲不佳，腹胀满，大便日 2 次，但不爽，稍黏滞，五心烦热，肝掌，有蜘蛛痣，面色青，舌红，脉弦。

中医诊断：胁痛（肝脾失和，热毒内蕴）。

西医诊断：慢性活动性肝炎。

治法：疏肝理脾，清热解毒。

方药：四逆散加味：

柴胡 20g　白芍 30g　枳实 15g　甘草 15g　白术 20g　茯苓 20g　黄芪 30g　五味子 15g　败酱草 30g　茵陈 20g　蓝根 20g　虎杖 20g　公英 30g　连翘 20g　制鳖甲 15g　地鳖虫 10g　桃仁 15g　大黄 5g

水煎，日 1 剂，早晚分服。

病人服此方 20 余剂，大便通畅，食纳增加，面色红润有泽，舌红苔薄，脉弦数。经检查谷草、谷丙转氨酶均在正常范围，仅胆红素略高，鼻孔干燥，少量出血，上方加焦栀 10g。继服 30 余剂，复诊时，诸症消失，肝功能正常，B 超示肝脾大小正常，临床痊愈。

病案 2

谷某，男，46 岁，大庆市某公司负责人，2001 年 5 月 16 日初诊。

主诉：两胁痛，连及腰酸痛。

病史：1 年前经西医院诊断丙型病毒性肝炎，早期肝硬化，经治疗无明显效果。

初诊　两胁痛，连及腰酸痛，脘腹胀，痞满不舒，消化不良，大便溏，伴有不消化样便，面色尚可，肝掌，舌淡胖，脉象沉弦。肝功能：谷氨酰转肽酶 64U/L，胆碱酯酶 15 703U/L，谷丙转氨酶 66U/L。B 超：弥漫性肝病表现，脾厚 4.1cm，胆囊炎。

中医诊断：胁痛（肝郁脾虚，内生热毒）。

西医诊断：丙型病毒性肝炎，早期肝硬化。

治法：疏肝理脾，清热解毒。

方药：柴胡 20g　白芍 25g　枳实 15g　甘草 15g　白术 25g　云苓 20g　山药 20g　鸡内金 15g　黄芪 20g　太子参 15g　炙鳖甲 20g　郁金 10g　桃仁 15g　败酱草 30g　茵陈 10g　五味子 20g　炮姜 15g　虎杖 20g

水煎，日 1 剂，早晚分服。

二诊　2001 年 6 月 11 日。共服药 25 剂，两胁痛脘腹胀满均减，大便成形，日一次，饮食亦佳，精神体力均好转，肝功能谷丙转氨酶 49U/L，继以上方化裁。

方药：柴胡 20g　白芍 25g　枳壳 15g　甘草 15g　白术 20g　茯苓 20g　黄芪 30g　太子参 15g　炙鳖甲 20g　郁金 15g　败酱草 30g　板蓝根 20g　公英 30g　白花蛇舌草 30g　茵陈 10g　五味子 15g　虎杖 20g　白蔻 15g　砂仁 15g　陈皮 15g

水煎，日 1 剂，早晚分服。

三诊　2001 年 7 月 11 日。胁痛、脘腹胀均除，大便日一次成形，无消化不良，食欲佳，精神体力均佳，舌润薄苔，脉象弦滑，肝掌亦减轻，体重增 1kg，肝功能检查，谷丙转氨酶等均正常，唯谷氨酰转肽酶 73U/L，仍高于正常值，脾未查，拟疏肝益气，健脾补肾之剂以扶正，清热解毒活血之品以除邪。

方药：柴胡 20g　白芍 25g　枳实 15g　甘草 15g　黄芪 30g　白术 20g　云苓 20g　太子参 20g　炙鳖甲 20g　土虫 15g　郁金 15g　丹皮 15g　五味子 15g　败酱草 30g　虎杖 20g　公英 30g　白花蛇舌草 30g　山茱萸 20g　枸杞 20g　女贞子 20g　菟丝子 20g

水煎，日 1 剂，早晚分服。

四诊　2001 年 9 月 19 日。继服上方症状全除，过劳后右季肋稍不适，其余均正常，肝功能：谷丙转氨酶 28U/L，谷氨酰转肽酶 63U/L，后复查谷氨酰转肽酶 50U/L，无明显症状，嘱其继服上方加西洋参 15g，以巩固疗效。

按语　本例以四逆散加味主治，开始症见两胁痛，脘腹胀满，大便溏，伴有不消化样便，以柔肝疏肝之剂中重用白术、云苓、山药、鸡内金、黄芪、太子参等益气健脾助消化之品以培土抑木，伍以败酱草、茵陈、虎杖、白花蛇舌草清热解毒以除热邪，再用炙鳖甲、郁金、桃仁活血软坚，后方又增入山茱萸、枸杞、女贞子、菟丝子以补肾。

慢性肝炎从脏腑辨证涉及肝、脾、肾三脏，初病在肝脾，故治以柔肝疏肝，以利肝气疏泄条达；肝旺脾虚，出现肝区痛，腹泻，脘腹胀满及倦怠乏力，故用参、芪、术、苓、山药以益气健脾，由于肝脾失调，湿热内蕴与外邪化热互相影响，故用茵陈、败酱草、白花蛇舌草、虎杖清热利湿解毒以除邪，鳖甲、桃仁、郁金软坚活血，五味子降酶，益气健脾与清热解毒药合用，扶正除邪，正邪兼顾，故服药后，症状明显改善，肝功能亦随之恢复，从而获得良好疗效。

（二）大柴胡汤

大柴胡汤清肝泄热，本法用于肝经郁热或肝火亢盛者。症见头痛、耳鸣、目胀目赤、面红、口苦、急躁易怒、舌燥、脉象弦数等。肝火证临床上颇为多见，其症状表现繁多，如《西溪书屋夜话录》云："肝火燔灼，游行于三焦，一身上下内外皆能为病，难以枚举。如目红颧赤，痉厥狂躁，淋秘疮疡，善饥烦渴，呕吐不寐，上下血溢皆是。"常用药物为丹皮、栀子、夏枯草、黄芩、龙胆草、连翘等。肝火亢盛极易耗伤阴液，而现舌红少苔，脉象细数者，宜酌加滋阴之品，如沙参、麦冬、石斛、枇杷叶、生地黄、知母等，以滋阴清金制亢盛之木火。若肝热乘脾，致脾失健运、水湿内停，湿热搏结，而成肝经湿热之候。一般而言，肝火易炎上而称肝火上炎，湿热多下趋常谓肝经湿热下注。湿热者常表现为舌红，苔黄腻，脉滑数。

肝与胆相表里，肝经实热极易影响胆腑，而成肝胆实热之证，大柴胡汤治疗此证确有佳效。张琪教授用大柴胡汤治疗胆囊炎、胰腺炎等凡属有肝胆实热证者，疗效颇佳。

如近期治一刘姓妇女，经某医院诊断右胸腔积液，右季肋痛，甚则不敢深呼吸，头晕、视物模糊，耳鸣阵痛，口苦，腹胀便秘，苔薄燥，脉弦而有力，肝功能无异常。病似结胸，辨证为肝胆实热与水饮互结。予大柴胡汤化裁：

柴胡 20g　大黄 10g　枳实 15g　黄芩 15g　半夏 15g　白芥子 15g　茯苓 15g　郁金 15g　桃仁 20g　生姜 15g

水煎服。服药 3 剂，腹泻水样便 3 次，量甚多，胁痛大减，头眩等症随之减轻，胸部叩诊浊音界缩小，继以上方减大黄加姜黄 15g，前后共复诊 4 次，服药 24 剂，诸症消失而痊愈。

（三）吴茱萸汤

肝为刚脏，风热阳亢证居多，但亦有虚寒证。如《千金要方》谓："病苦胁下坚，寒热，腹满不欲食，腹胀，不乐，妇人月经不利，腰腹痛，名曰肝虚寒也。"呕酸上气，胁肋脘痛，间有属于肝寒之证。王旭高云："温肝，如肝有寒，呕酸上气，宜温肝，肉桂、吴萸、蜀椒。"《伤寒论》之吴茱萸汤为治厥阴肝寒之主方。足厥阴脉上于巅顶，寒邪循径上逆，则头痛、干呕、吐涎沫、手足厥冷，有是证者，用吴茱萸汤效如桴鼓。不仅如此，吴茱萸汤对重症眩晕属肝寒者，亦有较好疗效。"诸风掉眩，皆属于肝。"指眩晕诸症定位在肝，虽然风热阳亢之邪可引起眩晕，但虚寒而清空失养或寒邪上逆亦同样可以导致眩晕。肝经实证、热证之眩晕显而易见，而其虚证、寒证之眩晕则易被忽略。

> 如曾治一眩晕证患者，3年余不能工作，发作即眩晕如坐舟车，呕逆，手足厥冷，面色青，舌润，脉沉。证属厥阴寒邪上逆，予吴茱萸汤加半夏，连服数剂，眩晕大减，继以此方化裁治疗而愈。

（四）当归四逆汤

肝藏血，肝血不足不能荣于四末，且寒邪内侵，故手足厥冷。张琪教授临证运用此方治疗凡属肝经血虚而寒所致之多种疾病皆效。

> 如曾治一患，周身走窜拘急、疼痛难忍，初按痹证治疗，效果不显。诊其脉沉迟、舌润口和、手足厥冷，此为足厥阴肝经血虚而寒之证。肝主筋，血虚阳衰筋脉失于滋养温煦，故周身拘急而痛，遂治以温肝祛寒法，用当归四逆汤加吴茱萸、生姜连服数剂而愈。凡肝阳衰微，营血不足，而致面色青暗不泽、精神委靡、畏寒肢冷、脉象沉细或弦细、口唇青、舌淡嫩之多种疾病，皆可用当归四逆汤化裁治疗。

第六节 治则大法

"治则"最早见于《素问·移精变气论》"治之要极，无失色脉，用之不惑，治之大者。"治则就是治疗法则，是辨证论治的高度概括，一旦明确辨证，治疗法则也就应随证而立。张琪教授认为，机体的每一种病理变化，其外部都反映一系列症候群。这些症候群中必然有一些起决定性和主要作用的，其他症候群都是随着这种症候群的产生而产生、转变而转变。前者就是主证，后者就是兼证。医生必须抓住主证，以纲代目，则能制定切合病情的治法。但抓主证还必须兼顾次证、兼证。任何证候都不是一成不变的，临证应随着证候的不断转化，抓住主证确定治则治法，方能收效明显。

经云："治病必求于本"。张琪教授认为这是临床取效的关键，是临证的指导思想。临床上病证错杂者十之八九，单纯者少见，尤其是疑难重症，其发生是正邪相当或正气无力抗邪，邪气相当峻猛时，病机复杂，症状多样，变化多端。要透过现象看本质，善于辨别，谨慎分析，仔细观察，抓住本质，标本合治，又谨守急则先治的原则，才能取得疗效。

一、扶正祛邪

邪正的盛衰变化，对于疾病的发生、发展及其变化和转归，都有重要的影响。疾病的发生与发展是正气与邪气斗争的过程。正气充沛，则人体有抗病能力，疾病就会减少或不发生；若正气不足，疾病就会发生和发展。

扶正和祛邪是相互联系的两个方面，扶正是为了祛邪，通过增强正气的方法，驱邪外出，从而恢复健康，即所谓"正盛邪自去"。祛邪是为了扶正，消除致病因素的损害而达到保护正气，恢复健康的目的，即所谓："邪去正自安"。扶正与祛邪是相辅相成的两个方面。因此运用扶正祛邪的治则时，要认真仔细分析正邪力量的对比情况，分清主次，决定扶正或祛邪，或决定扶正祛邪的先后。一般情况下，扶正用于虚证；祛邪用于实证；若属虚实错杂证，则应扶正祛邪并用，但这种兼顾并不是扶正与祛邪各半，乃是要分清虚实的主次缓急，以决定扶正祛邪的主次、先后。总之，应以"扶正不致留邪，祛邪不致伤正"为度。

（一）补肝肾、壮筋骨、益气血、扶正治疗类风湿关节炎

类风湿关节炎属于中医痛风、厉节风、痹证范畴，张琪教授治疗此病颇多，认为痹证的发病多由正虚邪袭所致，治疗勿忘扶正祛邪；痹多挟湿，治疗要重视除湿通络；热痹并非少见，临证酌用清热通络药；痹久多挟瘀，用药必须活血通络；又重视虫类药的运用，旨在透骨通络疗变形。治疗此病以扶正祛邪为大法，以祛风寒、燥湿、化痰、活血、通络法祛除外邪，正邪兼顾，恰中病机。在祛邪方面尤其适用虫类药物以深入骨骼透骨搜风为主要药物，如乌梢蛇、地鳖虫、穿山甲、全蝎、地龙等活血通络镇痛之疗效，远非草木之品可比拟；补肝肾、益气血之品，如杜仲、山茱萸、续断、牛膝、仙灵脾、狗脊、黄芪、当归、白芍等。皆用此法以为效，此方药虽多，但井然不滥，因如此顽症，远非轻方、单方所能取效。

病案

王某，女，35岁，1999年3月31日初诊。

主诉：手指关节疼痛2个月。

病史：人工流产后2个月，双上肢酸楚，胀痛，两手指关节疼痛，活动后加重。

初诊 两手指关节疼痛，双上肢酸楚，胀痛，周身无力，腰痛，舌质淡红，苔薄白，脉沉。

中医诊断：痹证（肝肾不足，气血亏虚，络脉痹阻）。

西医诊断：类风湿关节炎。

治法：滋养肝肾，补益气血，祛风通络。

方药：当归20g 白芍20g 熟地20g 川芎15g 羌活15g 秦艽15g 防风10g 细辛5g 桂枝15g 杜仲15g 牛膝15g 党参20g 甘草15g 鸡血藤30g 丹参20g 黄芪25g

水煎，日1剂，早晚分服。

二诊 1999年4月15日。病人服上方15剂，手指关节及双上肢疼痛均明显减轻。继以益气养血，和营祛风通络法治疗。

方药：当归20g 川芎15g 白芍20g 熟地20g 羌活15g 寄生20g 桂枝15g 秦艽15g 防风15g 细辛5g 茯苓15g 党参20g 杜仲15g 黄芪30g 川断15g 鸡血藤30g 丹参15g 甘草15g

水煎，日1剂，早晚分服。

三诊 1999年4月30日。服上方14剂，病人关节疼痛已消失，周身仍稍觉乏力，已正常上班工作。

按语 痹证发病多由于素体虚弱，气血不足，腠理空疏，或既病之后，无力驱邪排出，故外邪易于入侵，风寒湿热之邪，得以深入体内，流连于筋骨血脉。《素问·痹论》谓："风寒湿三气夹杂，合而为痹。""合而为痹"，言内外相合而形成痹证，即风寒湿邪外袭，与营卫相合而成。"诸痹……良由营卫先虚，正气为邪所阻，不得宣行，因而留滞，气血凝涩，久而成痹。"因此，合与不合，取决于营卫气血是否调和，张琪教授认为风寒湿等外邪侵袭是痹证发病的外在条件；

正气虚弱，人体内部功能失调是痹证发病的内在根据，即所谓："正气存内，邪不可干"。正气虚弱是由多方面造成的，如先天禀赋不足，后天失养，饮食劳倦，七情太过，久病伤正等等。因此，张琪教授治疗痹证尤其重视扶正祛邪这一治疗原则。正如《济生方》谓："皆因体虚，腠理空疏，受风湿气而成痹也。"治产后风寒湿邪侵袭者，当以扶正为主，祛邪为辅，多用独活寄生汤、黄芪桂枝五物汤；治气虚络阻而致痹证，黄芪用量多在 30~75g，"气为血之帅，气行则血行"，故必重用补气药，方能取效。

（二）健脾补肾、清热化湿、散瘀利水治疗顽固性水肿

病案

张某，男，42 岁，2004 年 5 月 21 日初诊。

主诉：反复水肿半年余，加重 4 个月。

病史：糖尿病病史 20 余年，反复水肿半年余，近 4 个月病情加重，周身高度水肿，按之没指，身体困重，胸闷气短，难以平卧，腹部膨隆，食少纳呆，口渴尿少，便秘，体重 85kg（发病前体重 55kg），血压：155/100mmHg，胸水，腹水征（+），右侧肢体较左侧肿甚。尿蛋白 2+，空腹血糖 7.39mmol/L；生化血浆白蛋白 18.7g/L，总蛋白 42.5g/L，血肌酐 298.1μmol/L，血尿素氮 14.85mmol/L。B 超：左肾 10.6cm×4.7cm×4.5cm，右肾 10.5cm×5.1cm×4.3cm。心脏彩超：左心增大，心包积液，二尖瓣、三尖瓣，主动脉瓣均存在反流。眼底检查：双眼糖尿病视网膜病变。给予降糖、降压、扩容、抗凝、利尿、改善微循环治疗半月余，尿量由 750ml/24h 增至 1200ml/24h，水肿症状改善不明显，且药物减量则水肿再次加重。

初诊 周身高度水肿，按之没指，身体困重，胸闷气短，难以平卧，腹部膨隆，食少纳呆，口渴尿少，便秘，舌质淡，舌体胖大，边有齿痕，苔白厚，脉沉细。

中医诊断：水肿（脾肾两虚，湿热血瘀）。

西医诊断：糖尿病肾病，慢性肾衰竭（失代偿期）。

治法：补脾益肾，除湿祛瘀。

方药：海藻 40g　牡蛎 30g　二丑各 30g　槟榔 20g　郁李仁 30g　泽泻 25g　猪苓 20g　茯苓 50g　车前子 50g　王不留行 30g　肉桂 10g　枳实 15g　川朴 15g　木香 10g

水煎，日 1 剂，早晚分服。

二诊 2004 年 6 月 4 日。病人浮肿减轻，胸闷缓解，大便通畅，尿量增多至 2000ml/24h 左右，病情缓解守方继服。

三诊 2004 年 6 月 18 日。服药后，尿量增至 2000~3000ml/24h，浮肿逐渐缓解，体重下降 10kg，自觉周身舒适，无胸闷，纳可，入夜可平卧入睡。继续服前方加减。

四诊 2004 年 6 月 30 日。病人共服 40 剂，水肿基本消退，体重由 85kg 降至 56kg，唯腹部气胀，双下肢轻度水肿。又在原方基础上加减，连服 10 余剂，水肿尽消。门诊随访病情稳定。

按语 糖尿病肾病临床是一种较为复杂的疾病，病程长，病机错综复杂，证候变化多端，且大多经中西药治疗，常常虚实并见，寒热错杂，属本虚标实之证。病位以肺、脾、肾、三焦为中心，多兼挟湿热、瘀血证。本病例辨证当属脾肾虚损，湿热、瘀血壅结三焦之证，故宜治以寒温并用、消补兼施之法，健脾温肾，清热化湿，散瘀利水。本方从决水汤加减化裁而成。决水汤出自清《辨证录》，由茯苓、车前子、王不留行、肉桂、赤小豆组成。其功散瘀利水，健脾温肾，以补脾利湿为主，纯属脾虚者有效。而本病例高度水肿乃虚实夹杂，必须攻补兼施，扶正祛邪，方能奏效。张琪教授在原方基础上加入海藻、牡蛎、二丑、槟榔、郁李仁、泽泻、猪苓、木香、枳实、川朴。方中海藻为治腹水之要药。海藻、牡蛎、二丑以软坚散结、攻逐水饮，用以治大腹

水肿,其效甚佳;槟榔、郁李仁破坚攻积,使水从大便排出;泽泻、猪苓、茯苓、车前子清热利水使水从小便而出。水与气同出一源,气滞则水停,气顺则水行,故用木香、枳实、川朴行气导滞利水;王不留行善于通利血脉,且有利尿作用,故有活血利尿消肿之功;茯苓、泽泻益气健脾利湿,脾气健则运化功能复常;肉桂温肾阳,肾阳充则恢复其开阖功能,小便自利。诸药共奏寒温并用、消补兼施、上下分消之功,则水湿自无停蓄为患。本病人高度水肿,服药后,水液下利29kg,水肿全消,可见本方攻补兼施之效。

二、缓则治其本

缓则治其本,适用于一般标证不急的病症,要求抓住疾病的本质来治疗,多用于慢性病人。治疗时采用除去病因、扶助正气等法,从根本上祛除疾病,病本既除则标证自愈。

(一) 清肺补肾,治疗支气管哮喘

哮喘是一种发作性的痰鸣喘咳疾病,朱丹溪首程"哮喘"病名,阐明病机专主于痰,并把哮喘的治法精辟地概括为"未发以扶正气为主,既发以攻邪气为急"。"肺为气之主,肾为气之根",肾为肺之主,主纳气归元,与肺共司呼吸,如肾气虚失于摄纳则出现咳而兼喘,以喘为主,临床观察多见于支气管哮喘、肺心病,张琪教授常用肺肾合治法,疗效颇著。

病案

武某某,女,53岁,2005年11月2日初诊。

主诉:发作性喘促14年,胸闷2周。

病史:支气管哮喘病史14年,病情时轻时重,近2周胸闷,多发室早。

初诊 时有喘促,气短,颜面浮肿,乏力,头晕,腰痛,关节疼痛,咳嗽,痰白,近2周胸闷,心悸,汗多,肢体麻木,舌质紫暗,苔白,脉沉。血压:140/90mmHg。

中医诊断:喘证(肺气失宣,肾失摄纳,心脉痹阻)。

西医诊断:支气管哮喘。

治法:宣肺化痰,补肾纳气,活血通痹。

方药:瓜蒌薤白半夏汤加减:

瓜蒌20g 半夏15g 薤白20g 丹参15g 赤芍15g 生地15g 桃仁15g 柴胡15g 川芎15g 桔梗15g 当归20g 红花15g 枳壳15g 白芥子15g 石菖蒲15g 太子参20g 寸冬15g 五味子15g 山茱萸20g 熟地20g 枸杞20g 菟丝子15g 甘草15g

水煎,日1剂,早晚分服。

二诊 2005年11月16日。服上方喘促及气短明显好转,其他症同前,舌质淡紫,苔薄白,脉沉细。

方药:瓜蒌20g 半夏15g 薤白20g 丹参15g 赤芍15g 生地15g 桃仁15g 柴胡15g 川芎15g 桔梗15g 当归20g 黄芩15g 枳壳20g 太子参25g 寸冬15g 白芥子15g 五味子15g 山茱萸20g 熟地20g 枸杞20g 菟丝子15g 甘草15g

水煎,日1剂,早晚分服。

三诊 2005年12月14日。喘促明显减轻,浮肿减轻,咳痰减少,晨起咳清痰,嗳气频频,右胁下胀痛,两目干涩,舌质紫,苔白厚,脉沉。

方药:瓜蒌20g 半夏15g 薤白20g 杏仁15g 桔梗15g 寸冬15g 五味子15g 白芥子15g 石菖蒲15g 丹参15g 桃仁15g 生地15g 柴胡15g 川芎15g 太子参20g 枳壳15g 山

茱萸 20g　熟地 20g　枸杞 20g　菟丝子 15g　甘草 15g

水煎，日 1 剂，早晚分服。

四诊　2006 年 1 月 11 日。喘促减轻，嗳气好转，胃痛不适，便秘，咽干，舌质紫，苔白。

方药：香附 20g　元胡 15g　青皮 15g　枳实 15g　川朴 15g　柴胡 15g　半夏 15g　白芍 20g
黄芩 10g　文军 7g　砂仁 15g　生姜 15g　焦栀 15g　神曲 15g　苍术 15g　桃仁 15g　丹参 20g　赤芍 15g　川芎 15g　甘草 15g

水煎，日 1 剂，早晚分服。

按语　支气管哮喘宿痰，频繁发作，喘促短气面浮肿，咳嗽，腰痛，乏力，舌紫，苔白，脉沉。病在肺、肾。肺经痰气郁而不降，失于清肃下行。肾经阴虚不能纳气归元，"肺为气之主，肾为气之根，"为本病病理机制所在。其中又挟有早搏为心经气血瘀滞，又与肺肾相关。故治疗用瓜蒌、半夏、白芥子、麦冬、枳壳化痰清肺降气，复用熟地、枸杞、山茱萸、菟丝子、五味子补肾阴以纳气，肺肾之气相互接应则喘息可平矣。其中又有早搏（心电）（脉未见结代），故用归、芎、桃、红、丹参、薤白等以活血化瘀，服药后诸症明显好转，经四诊而缓解。

（二）益气养阴，清热利湿治疗慢性肾盂肾炎

劳淋是以小便频数涩痛、遇劳即发、缠绵难愈为特征的一种反复发作性疾病。现代医学慢性肾盂肾炎、慢性膀胱炎、尿道综合征等，均属本病范畴。汉·华佗所著《中藏经》首次明确提出"劳淋"病名，认为其属全身疾患。张琪教授通过临床观察，认为劳淋的特点是本虚标实，虚实夹杂，病邪常易起伏而致病情反复发作、缠绵难愈。从病因来讲，劳淋属于内外相感的全身性疾病。淋之初多由湿热毒邪蕴结下焦致膀胱气化不利；若治不得法，或病重药轻，显症虽除，余邪未尽，停蓄下焦，日久则暗耗气阴转为劳淋；此时脏腑阴阳气血功能失调和机体防御机能减弱，更易因感冒、遇劳、情志不遂等因素而发作。因此，本病是正虚于内、虚实夹杂的疾病。劳淋病机复杂，但属气阴两虚，膀胱湿热证者最为常见。其原因可能有三：一是湿热毒邪日久容易耗气伤阴；二是治不得法、如清利太过、苦寒伤中、脾气亏虚；三则由于失治病久不愈，热羁伤阴，湿邪困脾耗气。气阴两虚、湿热留恋，更易致劳淋反复发作。采用古方清心莲子饮化裁治疗，扶正祛邪，恰中病机。

病案

苑某，女，25 岁，2005 年 8 月 17 日初诊。

主诉：反复腰痛，尿频，尿痛 3 年余。

病史：病人 3 年前出现腰痛、尿频、尿痛，化验尿常规白细胞计数不详，曾在多家医院诊治，诊断尿路感染，经用抗生素后得以缓解，但病情时有复发，复检尿常规白细胞多少不一，7 月 29 日查双肾 B 超示：双肾盂排列不规整，右肾 0.4cm×0.32cm 结石，8 月 9 日化验尿常规：蛋白±、白细胞 3+、白细胞 $32×10^6$/L、上皮细胞 $30×10^6$/L。

初诊　腰痛，尿频，便溏，4～5 次/日，畏寒乏力，小腹不适，痛经，手足心热。舌淡苔白，脉沉细。

中医诊断：劳淋（气阴两虚，湿热内蕴）。

西医诊断：慢性肾盂肾炎。

治法：益气养阴，清热利湿。

方药：清心莲子饮加减。

黄芪 30g　太子参 20g　石莲子 15g　地骨皮 15g　柴胡 15g　茯苓 15g　寸冬 15g　车前子 15g
瞿麦 20g　萹蓄 20g　肉桂 10g　益智仁 15g　茴香 15g　甘草 15g　杜仲 15g　巴戟天 10g　白花

蛇舌草 30g

水煎，日 1 剂，早晚分服。

二诊 2005 年 8 月 31 日。服药 14 剂后，患者腰痛，尿痛，尿频，尿有余沥，尿黄等症状减轻，咽中如有异物，白带色黄，口干，便溏、4～5 次/日。实验室检查：尿常规：白细胞 2.08×10^9/L（0～12 个/HP）、蛋白（-）、潜血（-）。舌暗红，苔薄黄，脉沉细。湿热之邪渐祛，余邪仍盛，膀胱气化功能失司，故腰痛，尿痛，尿频，尿有余沥；湿热上蒸，故咽中如有异物，口干；湿热下注则白带色黄，舌质暗红，苔黄，仍为湿热内盛之象，脉沉细为虚寒，阳气鼓动无力之象，故用药加大清热利湿之品，佐以辛味之药以防苦寒伤阳。仍守原方，以清心莲子饮加减。

方药：黄芪 40g 太子参 20g 石莲子 15g 地骨皮 15g 柴胡 15g 茯苓 15g 车前子 20g 寸冬 20g 瞿麦 20g 萹蓄 20g 败酱草 30g 双花 30g 蒲公英 30g 川椒 15g 附子 10g 桂枝 15g 重楼 30g 半枝莲 30g 甘草 20g 白花蛇舌草 30g

水煎，日 1 剂，早晚分服。

三诊 2005 年 9 月 14 日。服药 14 剂后，腰酸痛，尿黄，便溏、3 次/日，尿频均缓解，咽中异物感消失，咽红，稍有畏寒乏力。实验室检查：尿常规：白细胞 3 个/μl、上皮细胞 99 个/μl、蛋白（-）、红细胞 0/μl。舌红，苔白厚，脉细。湿热之邪渐祛，便溏、畏寒乏力、脉细为仍有气阴两虚、阳气虚寒之象、继用原法以巩固疗效。

方药：黄芪 40g 太子参 20g 石莲子 15g 地骨皮 15g 柴胡 15g 茯苓 20g 寸冬 15g 车前子 20g 菟丝子 20g 女贞子 20g 双花 20g 连翘 20g 瞿麦 15g 萹蓄 15g 蒲公英 20g 半枝莲 20g 茴香 15g 桂枝 15g 附子 10g 薏苡仁 30g 白术 15g 白花蛇舌草 20g

水煎，日 1 剂，早晚分服。

四诊 2005 年 9 月 28 日。仍有腰痛、活动后加重，但无尿痛、尿频、畏寒。实验室检查：尿常规：（-）。舌淡红，苔白，脉沉。湿热之邪渐祛，正气渐复，此次复诊以腰痛为主，且活动后加重，非湿热蕴结，肾虚之痛，为风寒外感之故，故以温阳活血法为主以治腰痛。方拟川芎肉桂汤加减：

川芎 15g 肉桂 10g 秦艽 15g 独活 15g 桃仁 15g 赤芍 15g 丹参 15g 附子 10g 败酱草 30g 薏苡仁 30g 地龙 15g 当归 20g 牛膝 15g 桑寄生 15g 双花 30g 黄芪 30g 石莲子 15g 地骨皮 15g 甘草 15g 白花蛇舌草 30g

水煎，日 1 剂，早晚分服。

服药 60 剂，患者腰痛、尿痛、尿频、畏寒症状均已缓解，未再复发，治疗痊愈。

按语 本案由于患者病久失治反复发作不愈，感受湿热之邪，蕴结体内，下注膀胱，膀胱气化功能失常，故见尿痛、尿频；湿热之邪蕴久，耗气伤阴，气虚推动无力，阴虚濡养失职，故见乏力；腰为肾之府，肾阴虚故见腰痛；气虚行水无力则周身浮肿；气虚日久及阳，阳气亦虚，虚寒内生，故见畏寒、小腹不适、痛经；手足心热为气阴两虚之象，舌淡红、苔白、脉细滑为气阴两虚、湿热内蕴之象。张琪教授在治疗此病例时一直以清心莲子饮为主加减治疗。清心莲子饮出自《太平惠民和剂局方》，原方以石莲子为君清心火养脾阴。黄芪、党参补气升阳，地骨皮、麦冬滋阴，黄芩清上焦心肺之热，肺热清则清肃下行，车前子、茯苓淡渗利湿，柴胡以疏散肝胆之郁热。补气与养阴、清热利湿相辅相成。一诊因患者有腰痛之症张琪教授在原方基础加用杜仲、巴戟天以补肾，出现阴损及阳之畏寒、小腹不适、痛经而加肉桂、益智仁、茴香以温阳。二诊因患者湿热渐化，但余邪仍胜而加大清热利湿之药，同时防过寒伤阳而反佐辛温之川椒、附子。三诊湿热之邪渐祛，出现便溏、畏寒乏力之症，但脉细仍为气阴两虚，同时挟有阳气虚寒之象，故在原方基础上更加入温阳健脾之品。至此本病治疗已经痊愈，唯留有腰痛之症，此非湿热蕴结、肾虚之痛，乃为风寒外感之故，故以温阳活血之川芎肉桂汤治之，此后随访未再复发。从此病案中可以看出气阴两虚湿热内蕴之劳淋较为缠绵，病程较长，治疗困难，该患先后服用汤剂60余剂痊愈，在治疗过程中张琪教授谨守病机，抓住主证，本着"有是证、用是方"的原则，加减治疗效果显著。提示我们在治疗中在病机未变的前提下要能够守方治疗，不要轻易改变治疗原则而不停地换方。在四诊中因患者腰痛已不是气阴两虚湿热内蕴之病机，转为风寒之腰痛，故改用川芎肉桂汤治疗而获效。充分体现了张琪教授辨证准确，用方灵活的特点。

三、急则治其标

急则治标的原则，一般适用于卒病且病情非常严重，或疾病在发展过程中，出现危及生命的某些症候时。如治暴病不宜缓，初病邪未深入，当急治以去其邪，邪去则正气不伤，病人易于恢复。故《金匮要略》有曰："夫病痼疾，加以卒病，首当治其痼疾也"。

（一）清气分热邪，重用石膏治疗高热

高热为临床急症，"急则治其标"，退热为第一要务。以大剂量峻剂迎头痛击，截断其病势发展，方可取效。如对于温病卫气营血辨证，张琪教授主张，卫气证为疾病发展的初始阶段，病情一般较为轻浅，证候也较为单一，正气耗伤不多，治疗较为容易，为治疗的最佳时机，这时如果治疗不当或病重药轻，就可以导致邪气进一步深入，而逐步出现气分证，营分证以及血分证，病邪一旦深入到气血脏腑，则证候错综复杂，变证百出，病势危重，险象环生，加之正邪交争日久，正气耗伤严重，治疗则颇为棘手，所以张老强调病在卫分时就应该及早用生石膏解肌清热，或用生大黄通腑泄热，同时配以大剂量清热解毒药辛凉解表，防患于未然，阻断其进一步发展恶化。

对于生石膏的应用。张琪教授认为生石膏性凉而能散，解肌清热，除烦止渴，清中宣透，为退热之圣药，无论外感内伤用之皆获良效。对于热病壮热不退，表里俱热，谵语神昏，心烦发狂，热毒壅盛，发斑发疹，肺热喘急，中暑自汗，口舌生疮等，其退热效果远胜过犀角、羚羊角以及其他诸药。凡热病见洪滑脉象，唇红，舌红，苔白稍粗涩，口略渴而恶寒不甚重者，即可放胆应用生石膏，不必拘泥阳明经证之必备与否，也不必拘泥于温病学家的热在气分之说。若有轻微恶寒，恶风表证，也可酌加解表药；若有出血发斑等热入营血症状出现，可酌加清热凉血药。因生石膏为金石之品，性辛甘大寒而无毒，辛能解肌，甘能缓热，大寒而兼辛甘，故能除大热，张琪教授在对生石膏的用量上取法《医学衷中参西录》："用生石膏治外感实热，轻症亦必至两许，又实热炽盛，又恒用至四五两。"用治疗高热，生石膏用量至少为50g，最多曾用至200g。

> 曾治疗1例重症森林性脑炎，中医辨证为暑温者，病人顽固性高热持续体温41℃，用药1剂后，体温降至39.5℃，再服药2剂，体温降至38.2℃，生石膏减至75g，再服3剂，体温恢复正常。张琪教授指出生石膏为辛甘大寒之品，过量则易导致腹泻，但停药后腹泻即可停止；过量生石膏对胃气的损伤，远远低于清热燥湿药黄芩、黄连、黄柏。

张琪教授在应用大剂量峻烈之药的同时，始终不忘保护胃气，对于高热的治疗，主张尽量多用甘寒之品，如金银花、连翘、蒲公英、地丁、紫草、败酱草之类；而对于苦寒败胃的黄芩，黄柏，苦参之类则尽量少用或不用；应用生大黄，生石膏也要适可而止，同时加大甘草剂量用15～25g。因目前中药剂型仍以口服为主，所以保护胃气，尤为重要，否则胃气一衰而百药难进，进一步加大治疗的难度，预后也受到不良影响。

病案

姜某，女，55岁，医师，1996年5月19日初诊。

主诉：发热 20 余日。

病史：病人发热 20 余日不退，上午轻，下午重，体温 39.5～40℃，全身肢节痛，头痛，血沉 50～70mm/h，其余经系统检查皆阴性。病人系某医院医师（西医），经用各种抗生素环丙沙星、头孢曲松皆无效。曾在北京某医院系统检查亦无结果，请张琪教授会诊，除上述症状外，发热 39℃ 以上，周身无汗，曾用解热药汗出当时体温下降，停药后热又上升，已高热持续 20 余日不退，病人极度衰弱。

初诊 发热 39℃ 以上，周身无汗，舌苔白干无津，舌中间及根部黄，脉象洪数。

中医诊断：风温（温邪内侵，气分热盛）。

西医诊断：发热。

治法：清宣温热，解肌透邪。

方药：生石膏 70g 连翘 20g 栀子 15g 黄芩 15g 花粉 20g 玄参 20g 柴胡 20g 葛根 20g 金银花 50g 甘草 15g

水煎，日 1 剂，早晚分服。

二诊 1996 年 5 月 24 日。服上方 5 剂，周身汗出，体温下降至 37.3℃，又继服 2 剂，体温下降 36.4℃，周身不断汗出，全身肢节痛及头痛随之顿除而愈。

按语 本病例发热 20 余日曾用大量抗生素无效，辨证依据舌苔白干无津，中间及根部苔黄，脉象洪数，为温邪入于气分，亦符合《伤寒论》阳明经证，因未入腑未出现腹胀便秘，神昏谵语等症，故以清气分热邪为主，重用生石膏清气分之热，张锡纯谓"生石膏性凉而散，有透表解肌之力，为清阳明实热之圣药"、《名医别录》谓"除时气头痛、身热，三焦大热……解肌发汗"；辅以栀子、黄芩、金银花、连翘以清热解毒；天花粉、玄参生津。叶天士谓："到气方可清气，入营犹可透热转气。"以清热为主，尤须解肌透邪外出，方中柴胡、葛根为解肌良药，银花、连翘既清热解毒又有辛凉解表邪作用，服药后微汗出，温邪随之外解，热退身痛亦伴遂之蠲除而愈。

（二） 风水泛滥，急用肉桂甘姜枣麻辛附子汤

肺气不宣，水湿不得下行而溢于肌表，形成风水之证。水肿常从头面部开始，至周身浮肿，伴有咳嗽、喘息、畏寒，周身肢节酸痛等肺卫之证，然此类患者临床常伴有面色㿠光、小便不利等肾阳虚，开阖失司，水气内停之证。治疗当以宣肺清热温肾利水法，方用《金匮要略》肉桂甘姜枣麻辛附子汤加味：

麻黄 15g 附子 10g 生石膏 50g 苍术 20g 细辛 7g 桂枝 15g 鲜姜 15g 红枣 5 枚

方中以麻黄、细辛、生姜辛温宣肺为主，因多夹有热邪故用石膏以清热，桂枝、苍术、大枣温脾除湿，附子温肾助阳为辅，诸药配合，水湿除而愈。如高度水肿不得卧时，可于方中加入葶苈子、冬瓜皮、西瓜皮等以助其利水之功效。

水肿的治疗宜从肺脾肾入手，辨证必须抓住以何脏为主，何脏为辅，用药方能分清主次。风水水湿不得下行，关键在肺，也与脾肾有关，故本方是以治肺为主，脾肾为辅，宣肺利水为首选，温脾肾辅之，相辅相成，故能取效。

病案

孙某某，女，39 岁，2011 年 7 月 4 日初诊。

主诉：颜面、周身浮肿 20 年。

病史：颜面、周身浮肿 20 年，每遇情志因素、劳累则肿甚，乏力，头痛，目珠胀痛，全身沉，腰痛。既往子宫切除 3 年。查"甲状腺功能"正常。有"乙肝大三阳"。尿常规正常。

初诊 颜面浮肿、双手肿胀，乏力，头痛，目珠胀痛，全身沉，腰痛，舌红，滑润，脉浮。

中医诊断：风水（风邪挟湿）。

西医诊断：水肿待查。

治法：发汗散风，温阳利水。

方药：肉桂甘姜枣麻辛附子汤加减：

麻黄 10g　桂枝 15g　甘草 15g　生姜 15g　大枣 3 个　细辛 5g　附子 10g　冬瓜皮 30g　茯苓皮 20g　防风 10g　荆芥 10g　薏苡仁 20g　赤芍 15g　坤草 30g

水煎，日 1 剂，早晚分服。

二诊　2011 年 8 月 1 日。服上方 20 余剂，全身浮肿尽消，头痛、目痛好转，病人自诉遇风、生气加重，近日心前区不适，乏力，下肢沉，面有黑斑。浮肿 20 年服药后虽消，恐再复发，继以前方加活血之剂以资巩固。嘱患者少食冷食。

方药：麻黄 10g　桂枝 15g　甘草 15g　生姜 10g　大枣 3 个　细辛 5g　附子 10g　冬瓜皮 30g　茯苓皮 30g　防风 10g　荆芥 10g　薏苡仁 20g　赤芍 20g　丹参 20g　坤草 30g　泽兰叶 15g

水煎，日 1 剂，早晚分服。

按语　此病人浮肿 20 年之久，以头面为甚，虽不重，但水浸留于肌肤、全身头面，目珠胀，腰部沉重不堪。经西医检查未获结果，非常痛苦。辨证属风水，《金匮要略》有记载："太阳病，脉浮而紧，法当骨节疼痛。身体反重而酸，其人不渴，汗出即愈，此为风水。""师曰：诸有水者，腰以下肿，当利小便；腰以上肿，当发汗乃愈"。仲景法用发汗散风邪温阳利水法，方中麻黄、细辛、生姜辛温宣肺，桂枝、大枣温脾除湿，附子温肾助阳为辅，并加入冬瓜皮、茯苓皮以助其利水之效。服用 20 剂水肿全消，诸症随之大减，继服前方加丹参、泽兰叶、赤芍、益母草活血之品，以巩固疗效。

四、标 本 兼 治

标本兼治，即针对病证出现的标本并重的情况，采用治标与治本相结合的治疗原则。

（一）补脾肾活血通络，治疗重症肌无力

重症肌无力是一种主要累及神经肌肉接头突触后膜上乙酰胆碱受体的自身免疫性疾病。临床主要表现为部分或全身骨骼肌无力和易疲劳，活动后症状加重，经休息和胆碱酯酶抑制剂治疗后症状减轻。根据该病的临床表现，本病主要归为中医"痿症"范畴，脾主肌肉，脾虚不能运化水谷精微，四肢肌肉无以濡养而出现四肢乏力，中气不足则咀嚼无力、言语不清甚至呼吸困难。脾阳依赖肾阳温煦，肾阳不足则脾阳亦虚，运化失司，故其主要病变在脾、肾二脏。由于此病多病程日久，迁延缠绵，可致气血运行不畅，故多兼有气血瘀滞经络之征，治疗时标本兼顾，以补益脾肾为主，并酌情加入活血通络之品。

病案

李某，78 岁，军队转业干部，2007 年 5 月 30 日初诊。

主诉：乏力半年余。

病史：发病半年余，开始眼睑下垂，视物有复视现象，逐渐食物吞咽进食呛咳，语言不清，眼外肌下垂，双下肢无力，肌肉萎缩，睡眠不佳，体重下降明显（半年下降 5.5kg）初经某医院诊断为脑梗死，经治不效，后去中国人民解放军总医院确诊为重症肌无力，否定脑梗死诊断。给予抗胆碱酯酶药物治疗。经 1 个月观察无效，症状无改善。

初诊　周身无力，语言不清，吞咽呛咳渐加重，舌红滑润多口涎，脉象沉无力。

中医诊断：痿症（肌痿）（脾肾两虚，脉络瘀阻）。

西医诊断：重症肌无力。

治法：补脾益肾，活血通络

方药：黄芪70g 白术20g 生山药20g 首乌20g 玉竹20g 黄精20g 枸杞20g 女贞子20g 熟地20g 当归20g 赤芍15g 桃仁15g 丹参20g 地龙15g 甘草15g

水煎，日1剂，早晚分服。

二诊 2007年6月13日。服药13剂，进食吞咽呛咳消失，自述能进食面条面片等能顺利下咽物，对米饭稍差，但亦能下咽偶见咳呛，有明显好转，语言亦较前流畅，比以前明显清楚，全身上下肢较前大为有力，眼外肌下垂外观亦有好转，唯睡眠仍差，只能从晚10时睡至凌晨1时，再入睡较困难，精神大好，认为病有痊愈之望，大便日一行，较正常，舌红滑润，脉象沉有力。药已对症，继以前方化裁治疗。

方药：黄芪70g 白术20g 生山药20g 黄精20g 玉竹20g 首乌20g 熟地20g 山茱萸20g 枸杞20g 女贞子20g 地龙15g 当归20g 丹参15g 川芎15g 甘草15g 桃仁15g

水煎，日1剂，早晚分服。

三诊 2007年6月28日。服上方14剂，吞咽进一步好转，能喝水不呛，说话较前流利，叙述服药经过较前清晰流利，睡眠可达5小时，全身上下肢肉明显有力，精神大好。大便日1行，小便正常。现在唯有食欲不振，咽中似有痰。舌质红有津不燥，脉象左右沉有力。

方药：黄芪70g 白术20g 生山药20g 黄精20g 玉竹20g 首乌20g 熟地20g 山茱萸20g 枸杞20g 女贞子20g 石斛20g 麦冬15g 半夏20g 陈皮15g 山楂15g 麦芽30g 地龙15g 赤芍15g 川芎15g 甘草15g

水煎，日1剂，早晚分服。

按语 患者为重症肌无力，属于疑难杂病，现代医学治疗效果不佳。中医学属于痿症范畴，又属肌痿。《内经》谓脾主肌肉，脾气虚，肌肉萎缩无力，《本草纲目》谓："黄芪补诸虚，益元气，补脾肾，又谓壮筋骨长肉补血"，故治其本。以黄芪壮脾肾，长肉补血，当属治疗本病的首选药，故谓之主药；白术、山药，皆补脾之药，肾为脾之母，以襄助脾肾之；肾为先天之本为肾中"相火"，以资助脾气之虚弱，故用山茱萸、首乌等补肾助脾，上与补气健脾之药相伍，相互资助相得益彰；熟地、玉竹、枸杞、黄精、首乌滋补肾阴，阴阳平调。治其标再用活血通络化瘀之品桃仁、丹参、赤芍、地龙，使气血上行，循环运行无阻。诸药合用，标本兼治，脾健肾壮、血活络通而病愈。

（二）疏泄肝胆，养心宁神治疗神志病

心藏神，主血脉，肝喜条达主疏泄，肝的疏泄条达正常则血气和顺，血脉通调运行无阻，心神舒畅，说明心与肝之功能相互关联，反之肝主疏泄功能失常，则气机失调而郁滞，临床表现抑郁不乐，多疑善怒，心烦不宁，心悸怔忡，胸闷胁胀或胁肋痛等。病机为肝气郁心气虚，以肝主疏泄在志为怒，肝气郁而不调达则心烦易怒，胸满胁肋痛，善太息，抑郁不乐，肝以阴为体以阳为用，肝郁则易化火伤阴，出现口苦咽干，心烦不宁。心藏神，心气虚则神气浮越，重则不守舍，出现惊悸不寐等症，二脏一是肝气郁，一是心气虚，虚与实夹杂，为神志病多见之证。

病案

李某，女，20岁，2005年5月11日初诊。

主诉：头颤，上肢颤动1年。

病史：14岁时曾发摇头，经治好转，近1年复发，时有头痛，心烦易怒，脑电图：广泛轻度

异常。腹CT：无异常，生化检查及T₃、T₄均正常。

初诊　腹部抽动，上臂不自主颤动，记忆力减退，每遇看书报紧张时发作频繁，手足冷，舌质红，苔白，时有胸闷、气短、心慌。

中医诊断：颤证（肝气郁滞，心气亏虚）。

治法：疏肝解郁，益气养心。

方药：柴胡20g　半夏15g　太子参20g　白芍40g　龙骨30g　牡蛎20g　桂枝15g　珍珠母30g　赭石30g　甘草20g　生姜15g　大枣5个　五味子15g　石菖蒲15g　远志15g　茯苓20g　夜交藤30g　当归15g　川芎15g

水煎，日1剂，早晚分服。

二诊　2005年5月25日。腹抽动减轻，多梦，心烦大减，偶有心区窜痛，月经如常，舌淡红，苔白，脉缓。

方药：柴胡20g　龙骨30g　牡蛎30g　太子参20g　桂枝15g　赭石30g　珍珠母30g　白芍40g　甘草20g　五味子15g　夜交藤30g　茯神20g　天竺黄15g　百合25g　生地15g　枣仁20g　远志15g　石菖蒲15g　柏子仁20g

水煎，日1剂，早晚分服。

按语　《内经》谓："风动属于肝经。""诸风掉眩皆属于肝。""肝主筋"；"肝在志为怒"。又谓："足厥阴之脉上于颠顶。"故本病之心烦易怒、头痛、摇头、腹部抽动、上臂不自主、记忆力减退等皆病于肝经。肝气郁不疏，肝阴亏耗，肝风内动，因而出现以上系列症候。肝为心之母，肝气平则心肝和谐，肝气虚则心肝失调，心气虚则出现心神不宁、心悸、心慌、气短、健忘等候。综上分析当属心肝之经，肝气郁为标实，心气虚为本虚，为虚实夹杂之证候，治疗宜用柴胡加龙牡汤加味化裁。疏肝之郁，敛阴柔肝潜阳以平肝气之亢，益气宁神以养心，使心肝协调诸症自愈矣。方用柴胡疏肝，白芍药敛阴柔肝，二者一疏一柔使肝气疏，肝气平，为治肝气郁而亢逆之要药；龙骨、牡蛎收敛正气，治肝胆惊恐，镇惊安神。《伤寒论》龙牡合用之方甚多，大多用于镇惊安神收敛正气，张锡纯《医学衷中参西录》谓其敛正气而不敛邪气，本方与柴胡、白芍配伍，取其相反相成之效。代赭石、珍珠母镇逆气平肝潜阳；茯苓、石菖蒲、远志、夜交藤养心安神；太子参、桂枝、甘草、生姜、大枣益心气，温心阳。虚实寒热兼顾，配伍严谨，切中病机，标本兼顾。

五、调整阴阳

　　阴阳学说主要使用其不同属性相互之间对立制约、互根互用、消长平衡、相互转化等以阐明脏腑经络的功能活动。因而阴阳学说构建成为中医基础理论纲领核心，贯穿于中医学生理、病理、诊断、治疗、养生等各个方面，为中医理论与临床思维不可缺少的重要方法，临床的辨证论治药物的四气五味天人合一等学说离开阴阳则无从谈起。

　　阴阳学说大到整体，具体到五脏六腑经络细微结构，如脏腑分阴阳而脏腑本身又分阴阳，如肾阴、肾阳、肝阴、肝阳等，十二经络、奇经八脉皆隶属于阴阳，如《素问·阴阳离合论》谓："阴阳者，数之可十，推之可百，数之可千，推之可万，万之大不可胜数，然其要一也"。其要一也，就是人体从整体到局部，阴阳互根互用互为消长平衡以促进有机体生命活动。

　　中医的辨证论治就是根据脏腑之间阴阳偏盛偏衰而给予相应的调节治疗以达到阴阳平衡，所谓"阴平阳秘，精神乃治"。但这种平衡是相对的，还可以相互转化。阴阳失调是疾病发生的根本机制，是病理变化的基本过程，而疾病产生的症状是阴阳失调的外在表现，因此，调整阴阳使其从失衡状态恢复平衡，是中医治病的根本原则。《素问·至真要大论》所说"谨察阴阳所在而调之，以平为期"，其中"以平为期"就是调整阴阳以达到恢复平衡的目的。

（一）补气、扶阳、滋阴，治疗心悸

心阳不振，鼓动无力，心阴亏虚，濡润营养失职，形成阴阳两虚证，表现为气短心悸，自汗，精神委靡，口干不欲饮，脉弱或结代，多见于冠心病、心肌炎、心律失常等症。治疗当以振奋心阳，滋养心阴，阴阳互助为治则，代表方剂为炙甘草汤。该方以炙甘草为主，调中益气，人参、桂枝、生姜、清酒益气助心阳以通脉络；生地黄、麦冬、阿胶滋养心之阴液，阴阳互根，"阳无阴则无以生，阴无阳则无以化"，故温助心阳与滋养心阴相伍，且桂枝、姜、枣调和营卫，清酒通利脉道，配伍精当，用于得法，多奏佳效。张琪教授用此方治疗心肌炎、冠心病、心律失常，或加玉竹、丹参助滋阴活血通络之力，审其气虚者加黄芪，如其阴虚较明显者，重用生地、麦冬、阿胶，加玄参、玉竹等，如阳虚较著者，重用桂枝、生姜，有时也稍加黑附子，温肾助心阳，多能取得良好疗效。

病案

倪某，男，53岁，干部，1997年5月15日初诊。

主诉：心悸、怔忡1年。

病史：患者在林业系统担当某刊物编辑工作，自述因工作过劳昼夜不得休息，出现气短、心悸怔忡，经某医院检查，心动超声及心电系统检查诊为冠心病、房颤、阵发性心动过速140～150次/分，经治无显效来中医就诊。

初诊 心悸怔忡，气短，手足凉，畏寒，舌质淡红，苔白，脉象促结代。

中医诊断：心悸（阴阳俱虚）。

西医诊断：冠心病、房颤。

治法：滋阴补阳。

方药：炙甘草汤化裁：

炙甘草25g 红参15g 生地20g 麦冬15g 五味子15g 桂枝15g 干姜10g 阿胶15g 玉竹20g 龟板20g 大枣5枚

水煎，日1剂，早晚分服。

二诊 1997年6月2日。服上方14剂，心动过速大减，为110～120次/分，房颤次数亦减，近一周内发生1次，且发作亦减轻，脉象尚见结代，但亦少，舌仍红，手足转温，继以上方调治，病人亦要求原方不动。

三诊 1997年7月3日。又服上方28剂，病人自感全身有力，心悸气短亦除，房颤2周未出现，脉象未见结代，较前有力，因天气正热，病人要求以此方配制丸药长期服用以巩固疗效，后经追踪此病人一直未复发，照常工作，嘱其避免过劳。

按语 此病人心率快、舌红、心悸一系列心阴虚证，手足厥，畏寒，属心阴阳两虚，心阴虚较甚，阳虚较轻，故尔加重滋补心阴和肾阴药，如玉竹、龟板、五味子等，方中人参补心气，炙甘草与桂枝合伍为桂枝甘草汤扶心阳，方用补气扶阳与滋阴相伍，阴阳互补，又加丹参以行血，以期达到补而勿壅之效果，原方用清酒，张琪教授用此方未用酒，因心动过速，酒尤能助心阳加速心律，故未用之。

（二）调补肾中阴阳，治疗前列腺增生

前列腺增生症又称前列腺肥大，以排尿困难为主要临床特征，为老年男性常见疾病之一，本病相当于中医癃闭范畴，张琪教授认为本病是由肾中阴阳俱虚，膀胱气化不利，湿热蕴结闭塞其

流，气血瘀滞而致，常以益肾活血法治疗，每用滋肾通关丸加味施治，疗效颇佳。滋肾通关丸由知母、黄柏、肉桂三药组成，以黄柏清热除湿，知母滋肾水而育阴，然"无阳则阴无以生，无阴则阳无以化"，故辅以肉桂反佐助阳，俾阴得阳化，则膀胱气化出焉，而小便自利。以此方与八味肾气丸合用，调补肾中之阴阳，加活血消坚之品以消其瘀滞，如三棱、莪术、桃仁、赤芍等，诸药合用，共奏补肾之阴阳而益肾气，除湿热瘀血而通利水道，湿热瘀血得祛，阻滞消除，肾气充沛。气化正常则小便畅利。

病案

李某，男，73岁，1993年4月27日初诊。

主诉：尿频而少约10年，尿点滴而出，小腹胀痛2个月。

病史：病人10年前出现尿少而频，当地医院B超示：前列腺增生，未治疗。近2个月病人小便点滴不下，小腹胀痛，腰酸痛，B超示：前列腺球形增大，大小5.9cm×4.3cm×3.6cm，部分向膀胱突出，内腺增大，外腺受压，实质回声不均匀，内外腺之间有点状强回声，膀胱内潴留尿量约200ml，尿常规白细胞30～40个/HP，依靠导尿，拔除导尿管则小便点滴不下，小腹胀痛，病人痛苦不堪。曾静脉滴注多种抗生素均无明显疗效。服中药八正散之类百余剂，效亦不显。

初诊　小便点滴不下，小腹胀痛，腰酸痛，舌质红，苔少，脉弦滑而稍数。

中医诊断：癃闭（肾阳衰微、湿浊血瘀）。

西医诊断：前列腺增生并发尿路感染，尿潴留。

治法：温补肾阳，化湿祛瘀。

方药：滋肾通关丸合八味肾气丸加减：

熟地黄25g　山茱萸15g　山药15g　茯苓15g　牡丹皮15g　泽泻15g　黄柏15g　知母15g　肉桂10g　附子10g　瞿麦20g　萹蓄20g　车前子20g　大黄7g　桃仁15g

水煎，日1剂，早晚分服。

二诊　1993年5月13日。服上方14剂，不需导尿小便可自行排出，但仍不甚通畅，腰酸痛，小腹胀痛大减，尿常规白细胞8～10个/HP，嘱继服此方。

三诊　1993年5月27日。又服14剂，排尿基本通畅，诸症消失，尿常规恢复正常。病人家属恐其复发，自行将上方又服30余剂，以致病人夜间出现遗尿，急来求治。以上方去瞿麦、萹蓄、车前子等通利之品，加益智仁、故纸、巴戟天、首乌、乌药等温补肾阳固摄之品，随治而愈。病人不仅小便恢复正常，而且体力明显增加，随访半年无复发。

按语　患者年老体衰，肾阳不足不能温煦膀胱，膀胱开合失司，故尿频而少，未及时治疗而使肾阳逐渐衰微，而肾阳为人体之"真阳"、"元阳"，肾阳旺则全身之阳皆旺，肾阳衰则全身之阳皆衰，阴阳是相互对立统一的，所谓此长彼亦长，此消彼亦消，故肾阳虚致使肾阴亦虚，肾阴阳俱虚则肾主水的功能失常，水湿蕴结下焦，湿久化热，阻碍膀胱气化，故小便点滴不下；湿邪黏滞、阻碍气机，气滞则血瘀，故小腹胀痛、腰酸痛；脉弦滑而稍数、舌质红、苔少为肾阴阳不足、湿热蕴结之象。方肾气丸中重用熟地黄滋补肾阴，山茱萸、山药补肝脾而益精血，此所谓"善补阳者、必于阴中求阳"；加以肉桂、附子之辛热，助命门以温阳化气，诸药相伍，补肾填精，温肾助阳，乃阴中求阳之治。泽泻、茯苓利水渗湿，牡丹皮泻火，其义为补中寓泻，使邪去补乃得力，并防滋阴药之腻滞。滋肾通关丸中黄柏、知母苦寒清湿热、滋阴水，同时少佐肉桂，寒因热用，俾助命门之火，增加膀胱的气化、蒸发作用，湿热清除，气化得司，同时方中佐以萹蓄、瞿麦、车前子利尿通淋，大黄、桃仁活血化瘀，诸药合用温而不燥、滋而不腻、助阳之弱以化水，滋阴之虚以生气，使肾阳振奋，气化复常，则诸证自除。复诊时病人小便可自行排出，效不更方继服之病情痊愈。但由于病人过服药物，利尿通淋过度而出现夜间遗尿，于是前方去萹蓄、瞿麦、车前子利水通淋之药，加用益智仁、故纸、巴戟天、首乌、乌药以温补肾阳缩尿，服之则病情痊愈。

六、复方大法的应用

大方，有两层意思：其一指药味多的方剂，《素问·至真要大论》谓"君一臣二佐九，制之大也"，张从正曰："有君一臣二佐九之大方"，表明早在《内经》时代，对12味以上药物组成的方剂，就称之谓大方；其二指药量大的方剂，《内经》谓"远而奇偶，制大其服"，张从正曰"有分两大而顿服之大方"。复治法是针对其疾病错综复杂的病机特点，几种法则同时应用复合治疗。

张琪教授指出，张仲景在治疗外感病时用药皆单，如麻黄汤、桂枝汤，是因外感病病机简单，但在治疗病机复杂的内伤疾病时即用大方，如治疗"虚劳诸不足，风气百疾"的薯蓣丸就有21味药，该方体现了健脾补气、滋阴养血、温阳、祛风、理气等多法并用，攻补兼施，寒热并用，治疗疟母的鳖甲煎丸就有23味药，也是寒热攻补并用，仲景可算是开治疗疑难杂病使用大方的先河，近代名医施今墨也是大方名家，治疗疑难病用药多在十七八味以上，其善用药对，多用复方复法。

（一）运用大方复治法治疗慢性肾脏病

运用大方复治法治疗慢性肾脏病，是张琪教授对肾病特别是慢性肾衰竭治疗的一大特色。张琪教授认为慢性肾脏病病程日久，大多病机错综复杂，复因治不得法，病情多变，疾病发展过程中常出现寒热错杂、虚实夹杂、兼夹证多等特点，虚实寒热夹杂、证候多变是慢性肾脏病缠绵难愈的主要原因。因此要辨明虚实的轻重，寒热之甚微、湿瘀之有无等，针对其病机特点张老常用大方复治法治疗，药味多达20几味，寒热虚实正邪兼顾，谨守病机，上下表里寒热兼顾，阴阳调济。由于病机复杂，涉及多个病理环节，药味少难以兼顾，选用大方多味药分治，对其多个环节各个击破，故疗效佳。中医治疗疾病的基本原则是辨证论治，体现的是整体观念，只有对疾病施以整体调控的治疗方法，针对患者的整体进行调整，使之阴阳平衡，才能药到病除。张老经验如此，重症病机错综复杂非大方复治法不能奏效，处方药味多而不滥，条理清，相辅相成。

在治疗慢性肾衰竭时，其病机虚实夹杂，脾肾两虚的同时夹有血瘀、湿浊、热毒。对如此寒热虚实、错综复杂之病机，非一元化理论能阐明，更非一方一法所能奏效，遣方用药必须与之相应，才能切中病机，取得良好疗效，因而在处方中分层次用药，常补脾益肾、活血化瘀、祛湿泄浊、清热解毒诸多药物合用。如慢性肾衰竭失代偿期及肾衰期，临床以脾肾两虚、湿浊瘀血内阻者居多，治法以补益脾肾、活血泻浊，方中既用党参、白术、茯苓、甘草取四君子汤益气健脾，又加菟丝子、熟地等补肾益精之品，同时又用连翘、大黄、黄连合草果仁、半夏以清热解毒化浊，桃仁、红花、丹参、赤芍活血化瘀，药味达20多种，但却多而不乱，有法可循，疗效甚佳。张琪教授创制的补脾肾、化湿泻浊、解毒活血法，具有多元化、多靶点治疗，补正不碍邪，祛邪不伤正的特点。

张琪教授认为大方复治法是列于我国医学七方之内的，如大、小、缓、急、奇、偶、复。古典医籍《千金要方》、《外台秘要》、《圣济总录》、《太平惠民和剂局方》等皆有不少大方复方的记载，张老通过数十年临床经验，对一些病机错综复杂的疑难病辨证论治用大方复方可随手奏效，因而得出结论，这些复方药味多，补泻温清熔于一炉，表面看似复杂，实际是前人对复杂病机之疾病治疗的心血结晶，是珍贵的，应该加以深入的探索发扬。可惜的是，因其药味多、组方复杂，不被重视，甚至有人视之为诟病。实际上，《伤寒论》、《金匮要略》书中亦有复方，如柴胡加龙骨牡蛎汤、麻黄升麻汤、乌梅丸、风引汤、侯氏黑散、大黄䗪虫丸。组方用药是针对病机而设。

国医大师裘沛然在《碥石集》中称赞大方复治法乃是辨证入高深之境，与张琪对大方复治法之见解可谓"智者见智，不谋而合"。

张琪教授在大方复治法的运用中也体现了"辩证法"思想，即在一个方中使用作用相反或性质对立的药物以应对其复杂的发病机制，如散与敛、寒与温并用，消与补兼施，气与血、阴与阳互补，扶正祛邪。多法合用也体现了张老多元化的思想。如自拟治疗尿毒症期湿热痰浊中阻证之化浊饮，方中大黄、黄连、黄芩苦寒泄热药与砂仁、藿香、草果仁、苍术等辛香开散祛湿药共用，两类药相互调济，既不致苦寒伤胃，又无辛燥耗阴之弊，使湿浊毒热得以蠲除，体现了寒温并用的特点。再如对脾胃阴亏兼有湿邪者善用加味甘露饮治疗，二地、二冬、石斛滋养脾胃之阴，黄芩、茵陈清热存阴，配伍麦芽、佛手开胃醒脾，与苦寒药合用，防其滋腻有碍脾之运化，体现了消补兼施的思想。

张琪教授认为若想得心应手运用大方复治法，需有深厚的医学功底，尤其要辨证准确，对药性有精准透彻的把握，权衡药物配伍是关键，否则不仅有堆砌之嫌，用之不当，反会有害而无益。如大黄具有清解血分热毒的特点，使血中氮质潴留得以改善，现代药理实验证实具有明显改善肾功能作用。张老在治疗慢性肾衰竭时，常用此药泻浊祛瘀，他指出，大黄虽为治疗慢性肾功衰之有效药物，必须要结合辨证，合理用之。属湿热毒邪蕴结成痰热瘀血者方为适宜，使大便保持每日1～2次，不可使之过度，以期既能排出肠内毒素，清洁肠道，又可清解血分热毒，并常与活血祛瘀、芳化湿浊之品共用，使毒邪瘀浊从大便排泄而出，而且通过泻下能减轻肾间质水肿，为"去苑陈莝"之法。但脾气虚肾阳衰微者，大便溏，虽有湿浊内阻，亦不可用大黄，用之加重脾肾阳气虚衰，化源匮乏，促使病情恶化。此外，大黄性寒，易伤脾阳，常配以草果仁温脾化湿，既起到化浊的作用，又防止大黄苦寒伤脾。因此必须掌握大方复治法的精髓，方能起到疗效。

病案1

赵某某，女，61岁，2005年3月21日初诊。

主诉：腰痛10个月余，倦怠乏力1个月。

病史：患者2004年5月份因发热、咳嗽、腰痛于当地医院检查发现双肾萎缩，具体数值不详，查肾功能：BUN 11.91mmol/L，Scr 339.6μmol/L，但未治疗。近1个月出现倦怠乏力，腰胀痛，纳差、口干，查B超：双肾萎缩。

初诊 倦怠乏力，腰胀痛，纳差，恶心，口干，畏寒肢冷，舌质红，苔白，脉沉无力。

中医诊断：虚劳（脾肾两虚，湿毒内蕴）。

西医诊断：慢性肾衰竭。

治法：补脾益肾，祛湿解毒。

方药：熟地20g　山萸20g　山药20g　茯苓15g　丹皮15g　泽泻15g　枸杞20g　巴戟15g　洋火叶15g　肉苁蓉15g　桃仁15g　赤芍15g　丹参20g　红花15g　葛根15g　大黄7g　白术15g　黄芪30g　太子参20g　花粉20g　川连15g　黄芩15g　知母15g　麦门冬15g　甘草15g

水煎，日1剂，早晚分服。

服上药2个月后肢冷好转，恶心、腰痛明显减轻，仍纳差、口干，大便4～5次/日，舌质淡红，苔白，脉沉。肾功能：BUN 11.70mmol/L，Cr 220.1μmol/L。症状缓解，继续以前方加减，加化湿浊、健脾药竹茹、半夏、陈皮、神曲、麦芽。肾功能稳定Scr 230～240μmol/L，2005年10月查Scr 231μmol/L，周身有力，大便2～3次/日，微有恶心，纳食佳，病情稳定。

按语 慢性肾衰竭肺脾肾受损，以脾肾虚损为主，湿浊、痰湿、瘀血潜留为标，两者互相影响。治疗专攻邪则伤正，单扶正又留邪，因此要扶正与祛邪组方合用，使扶正不留邪，祛邪不伤正。用药原则补肾需注意调济肾之阴阳平衡，补脾需健脾醒脾祛湿，活血化瘀、清热泄浊不可过猛，以防伤及人体正气。参芪地黄汤为脾肾双补之剂。肾中命火为脾土之母，"命火犹如釜底之薪，肾阳不足，不能温化可导致泄泻、水肿等疾，命门火衰，不能生土，釜底无薪，不能腐熟"。清代医家沈金鳌亦提出脾肾宜双补，《杂病源流犀烛》中说："脾肾宜兼补。……肾虚宜补，更当扶脾，既欲壮脾不忘养肾可耳"。脾与肾的关系甚为密切，是先天与后天相互滋生、相互促进的关系，脾肾必须保持协调。"肾如薪火，脾如鼎釜"，脾的运化功能，必得肾阳的温煦蒸化才能化生气血精微，而肾精必须依赖脾的运化精微滋养，才能不致溃绝，如此各自维持着正常生理功能，保证机体充满生机和活力，许子士谓："补肾不如补脾"，孙思邈谓："补脾不如补肾"。乃各执一偏见，两者合起来则较为全面。

方中参、芪、术、山药健脾益气，首乌、洋火叶温补肾阳而不燥，山萸肉、熟地、知母滋助肾阴与参术合用既不妨碍脾之运化功能，且与温补肾阳药相伍，使阴阳调济以助肾气，而恢复肾之功能，助化源益气补血。慢性肾脏病其病本在于脾肾两虚，此方为固本之药，妙在又加入丹参、桃仁、红花活血之品，使其改善肾之血流量，补与消合用。

病案 2

张某，男，45 岁。

主诉：倦怠乏力 2 年。

病史：慢性肾炎 10 余年，近 2 年来逐渐出现倦怠乏力，查 BUN 24.3mmol/L，Scr 486μmol/L，CO_2-CP 15.2mmol/L。

初诊 纳呆腹胀，腰膝酸软，便秘，舌质暗，苔黄腻。

中医诊断：虚劳（脾肾气虚，湿毒瘀阻）。

西医诊断：慢性肾衰竭。

治法：健脾补肾，解毒降浊。

方药：参芪地黄汤加味：

黄芪 30g　西洋参 15g　山萸肉 20g　熟地 20g　山药 20g　玉竹 20g　黄精 15g　枸杞 20g　寸冬 15g　茯苓 15g　巴戟 15g　泽泻 15g　肉苁蓉 15g　洋火叶 15g　丹皮 15g　赤芍 15g　桃仁 15g　益母草 30g　红花 15g　文军 15g　川连 10g　黄芩 10g　葛根 20g　草果仁 15g　麦芽 30g　神曲 15g　山楂 15g　砂仁 15g（后下）　郁李仁 15g　麻仁 15g　甘草 15g

水煎，日 1 剂，早晚分服。

按语 方中应用参芪地黄汤健脾补肾，加用巴戟天、肉苁蓉、洋火叶以助肾阳。张老认为，慢性肾衰竭，病久则阳损及阴，阴损及阳，因此处方常兼顾阴阳虚实，同时调理。张老曾说，不能机械地墨守成规，必须根据慢性肾衰竭病机复杂的特点，灵活组方，此外本患者久病挟瘀，其面色晦暗，舌质暗，便是瘀血的见证，故加用活血化瘀之品，张老选用丹皮、赤芍、桃仁、益母草、红花以活血化瘀。张老认为慢性肾衰属于沉疴痼疾，非大剂量药物不能取效，故所选之活血药物也非单薄，而是多种活血药同时使用，取其力宏效彰。此患者同时兼见便秘，故加用大黄、郁李仁、麻仁以通便降浊。患者兼有胃纳不佳而加用砂仁、麦芽、神曲、山楂以理气、醒胃、消食导滞。本方乍看复杂，药味多达 31 味，可谓大方，但立法分明，用药有据。

（二）量大剂重治疗疑难重证

由于古代医家所面对的病人以常见病为多，只要熟练掌握辨证论治方法，大多能收到预期的疗效，因而在历史上许多著名医家都曾反对处方中药味过多，剂量过重。特别鄙视那种不讲究辨证，靠堆砌药物、加大剂量以获疗效的做法，提倡用药轻灵，小方治病，因此量大剂重的处方仅用于急、慢性危重病人的抢救和治疗，并且常常制成丸药、散剂，而用于汤剂的并不多。

但在对疑难病的治疗研究中，在常法不效的情况下，许多有识之士提倡用量大剂重方剂治疗疑难重症。张景岳云："病重者宜大，病轻者宜小，无毒者宜多，有毒者宜少，皆常制之药也。"张仲景在治疗外感病时用药皆少，如麻黄汤、桂枝汤，是因外感病机简单，但在治疗病机复杂的内伤疾病时即用大方，如治疗"虚劳诸不足，风气百疾"的薯蓣丸就有21味药，该方体现了健脾补气、滋阴养血、温阳、祛风、理气等多法并用，攻补兼施、寒热并用；治疗疟母的鳖甲煎丸有23味药，也是寒热攻补并用，仲景可算是开用量大剂重处方治疗疑难杂病的先河。近代名医施今墨治疗疑难病用药也多在17味以上。

张琪教授根据多年治疗疑难杂症、重症及慢性肾衰竭等慢性肾脏病经验，认为上述疾病，具有多重复杂病机的特点，非量大剂重不能奏效，故处方时常多种治法合用，药味数目超过常规，剂量也应相对加重。药味多在15味以上，常达20~30味，用量常达到15~20g，个别药味重用至50g。张老述其临床接触的多是重患，病情错综复杂，如果仅用5g、8g的药，只是杯水车薪，病重药轻，不会奏效。经过多年尝试和深入钻研，张老认为慢性肾衰竭、肝硬化等重病、疑难病，必须采用重剂复方方能达到寒热并用、攻补兼施、扶正祛邪、各方面兼顾的多重作用。虽药物繁多，但却是具有针对性的组方用药，并非简单堆砌。

> 曾有一例单腹胀27岁男患孔某，腹胀6个月，曾诊为肝硬化，因呕血、便血入某院。经检查提示肝弥散性病变，大量腹水，肝硬化癌变可能性大。治疗一周转回原单位护肝抗癌治疗。病人慕名来求治，诊时症见腹部膨满，进食则胀满难忍，腹壁脉络显露，面色晦黄，肌肤干燥，形体消瘦，口干苦，便干溲短赤，舌少津苔白，脉弦数。肝大，脾大，高度腹水，下肢不肿。张琪教授诊断其病属腑实重证，由肝郁日久，气血瘀滞，水道不通，水热互结而致。结合脉证尚有可攻之机，采用舟车汤加减：
> 　炙甘遂10g　炙大戟5g　白术30g　茯苓40g　海藻30g　二丑各40g　槟榔30g　广木香10g　党参30g　大黄10g　泽泻30g　茵陈30g　生姜15g
> 　此方融剧毒、攻伐、健脾诸药于一炉，其用量之大确属罕见。前后治疗攻补兼施，速战速决，否则等于坐以待毙。治疗50天，用去甘遂305g、大戟135g。病人治疗后体温正常，腹水全消，腹不胀，食粮每日一斤二两，精神振作，体重增加。随访病人2年，病情稳定，已正常工作。本案为肝硬化失代偿期，当时病重至极，坚如堡垒，消耗正气，必须以剧毒重剂攻之，邪去则正安。此外，在治疗肾病综合征、糖尿病肾病高度腹水不消，亦常使用甘遂，辅以健脾益气之药，攻补兼施法治疗多例，均获良效。

张琪教授在治疗某些疑难重证时，某些主药的剂量常用至30g左右，甚达50~70g。他认为顽证、重证因病久邪深，药量小则病重药轻，若非重剂难起沉疴；再则当今中药野生的较少，多为人工种植，药力大不如前，故剂量小则药力不足。例如，在用黄芪作为主药治疗重症肌无力时，用量常在50g以上，最大量可用至75g；而在治疗中风恢复期时，黄芪常量为50g，可用至100g，意在增强黄芪补气之功。在治疗慢性肾衰竭时大黄常用7~10g，浊毒内蕴明显，尤其见大便秘结时可用至15g，甚达20g，以增强泻浊祛毒之功，但要注意大黄应与其他药物共同煎煮，不可后下。又如，在用生石膏治疗实热证之高热时常用量为50~100g，每于服药1~2剂后即热退。

病案 1

吴某某，女，54岁，2011年11月21日初诊。

主诉： 左手麻木，拇指、食指、中指无力2个月。

病史： 2个月左手麻木，拇指、食指、中指无力，于医院查血压正常，血脂高。磁共振示：腔隙性脑梗死。

初诊 左手麻木，拇指、食指、中指无力，左侧上肢及肩酸痛，乏力，口角流涎，阵发性眩晕，时自觉心前区不适，舌质紫，舌苔白干，脉弱（轻取得，重按无）。

中医诊断：血痹（气虚络瘀）。

西医诊断：腔隙性脑梗死。

治法：益气通络。

方药：黄芪桂枝五物汤加减：

黄芪50g 桂枝15g 桃仁15g 红花15g 白芍15g 全虫10g 细辛5g 王不留行30g 甘草15g 通草10g 僵蚕15g 山甲珠5g 鸡血藤30g 青风藤20g 地龙15g 生姜15g 大枣3个

水煎，日1剂，早晚分服。

二诊 2011年12月12日。服上方21剂，左上肢麻木好转，手指无力及肩酸痛均明显好转。现下唇麻木，口角似有水液，下颌凉，健忘，舌淡红，苔白干。继以前方化裁治之。

方药：黄芪50g 桂枝15g 桃仁15g 红花15g 白芍15g 全虫10g 细辛5g 王不留行30g 甘草10g 通草10g 僵蚕15g 山甲珠10g 鸡血藤30g 青风藤30g 地龙15g 生姜15g 大枣3个 土虫10g 秦艽15g 山龙30g 半夏15g

水煎，日1剂，早晚分服。

三诊 2012年2月20日。左肩酸、手指尖麻木、流口水进一步好转，头昏沉好转，现右上肢痛，乏力，脉沉。继以前方益气活血法治之。

方药：赤芍20g 川芎20g 地龙15g 当归20g 桃仁15g 红花15g 桂枝15g 王不留行20g 细辛5g 通草15g 鸡血藤30g 山龙20g 全虫10g 土鳖虫10g 生姜15g 大枣5个 秦艽15g 防风15g 甘草15g 黄芪100g

水煎，日1剂，早晚分服。

按语 此案属于中医血痹，左侧上肢及肩酸痛无力，左手麻木及手指软无力，口角流涎，阵发眩晕，结合西医检查血脂高，磁共振示：腔隙性脑梗死，不能排除中风先兆，舌质紫，脉象弱无力乃气虚，左侧络脉血行瘀阻，仿《金匮要略》黄芪桂枝五物汤、《伤寒论》当归四逆汤加全虫、甲珠、地龙、僵蚕、土虫、王不留行、鸡血藤、穿山龙活血通络，秦艽、防风祛风通络，主药重用黄芪补气与诸活络药相伍，使气旺血行。经三次复诊服药百余剂诸症皆愈而安。

病案2

左某，女，68岁，2002年8月2日初诊。

主诉：发热40余日。

病史：发热40余天，经某医院西医检查诊断为急性胰腺炎，上腹痛不明显，左胁稍不适、不痛，以发热为明显，经用中西医药治疗后发热不退，热无定时，体温38~39℃，持续约半小时，经物理降温体温可暂下降，旋又发热，发热时无恶寒。

初诊 热无定时，周身酸痛，口干不欲饮，无汗，舌质红降、少津，边无苔，脉象沉细数。

中医诊断：温病（邪热入营）。

治法：清营凉血，辛凉透邪

方药：生地20g 丹皮15g 水牛角30g 川连10g 赤芍20g 生石膏70g 柴胡20g 葛根20g 双花30g 焦栀15g 连翘20g 黄芩15g 元参20g 桔梗15g 桑叶15g 薄荷15g 甘草15g

水煎，日1剂，早晚分服。

二诊 2002年8月6日。服上药4剂发热退，观察未在起，药后有腹泻，左胁不痛，厌油腻，身不冷，手心热，口干，舌质红绛，舌边薄白苔、稍润，脉象沉细不数。此邪热解津液渐复，但服上方7剂药寒有损脾阳，但厌油腻，舌仍红降，胃阴仍亏耗，一方甘寒养胃阴，一方又须健脾助消化。

方药：石斛20g　寸冬15g　沙参15g　丹皮15g　麦芽30g　陈皮15g　柴胡15g　白芍15g　公英20g　山药15g　白术15g　枳壳10g　葛根10g　神曲15g　山楂15g　内金10g　花粉15g　双花30g　郁金10g　甘草15g

水煎，日1剂，早晚分服。

三诊　2002年8月20日。身热退未再发热，舌红，薄苔，脉沉不数，仍腹泻，大便质稀如水，食纳佳，此胃阴已复，以脾虚为主，宜健脾为主，稍佐温阳兼顾胃阴调理治疗。

方药：石斛20g　沙参15g　寸冬15g　乌梅20g　麦芽30g　神曲15g　白术20g　山药20g　扁豆15g　莲子15g　砂仁15g　陈皮15g　薏苡仁20g　西洋参15g　茯苓15g　桔梗15g　五味子15g　炮姜10g　甘草15g

水煎，日1剂，早晚分服。

四诊　2002年9月27日。腹泻止，大便日一行不溏，未发热，舌正红，苔白，脉沉不数，病人精神体力均好转，但上腹及左胁始终未痛。

方药：石斛20g　沙参15g　寸冬15g　麦芽30g　神曲15g　山楂15g　乌梅15g　扁豆15g　莲子15g　砂仁15g　陈皮15g　西洋参15g　五味子15g　内金15g　桔梗15g　甘草15g

水煎，日1剂，早晚分服。

未再诊而愈。

按语　本患者为一老年妇女，身体瘠瘦羸弱，以发热40余日不退来就医，据某西医院系统检查诊断为急性胰腺炎，经各种退热抗生素等治疗热不解。急性胰腺炎以上腹痛，左胁痛为主症，中等程度发热是其表现之一，此病人只发热而无上腹痛及左胁痛，辅助检查材料皆在医院未见到，不能肯定是否急性胰腺炎。从中医辨证发热40余天不解，舌质红绛、少津、无苔，周身酸痛，不恶寒，口干不欲饮，脉象沉细数，辨证分析为外感温邪不解，热入血分，宜清营凉血宣透法治疗，重用生石膏70g，此药性凉而能散，解肌清热，除烦止渴，清中有宣透解肌的作用，为清热之圣药，无论外感内伤皆能获效。8月16日复诊，服药4剂发热即退，周身微汗出，此邪气外出之兆，但药后有腹泻，厌油食，手心热，舌红稍润，脉象沉细不数，此邪热已退，津液渐复，然药寒凉，服4剂热退即应终止，病人见药有效连续服药寒凉伤脾，故而出现腹泻，亦因病人年老脾胃素弱有关，然舌仍红绛，掌心热，厌油食，余热未净，脾虚失运。二诊以甘寒养阴兼清余热伍以健脾助运药治疗。三诊时发热已二周未起，说明发热已愈，舌正红薄苔，脉沉不数，食纳佳，已不厌食，但仍大便溏泄，此胃阴已复，脾仍虚弱，以健脾为主稍佐温阳兼顾胃阴调理治疗。四诊时大便日一行不溏，舌正红苔白，脉沉，病人体力恢复，精神好转，未出现上腹痛等症状，从而痊愈。

病案3

张某，男，47岁，1995年2月16日初诊。

主诉：呃逆不止半月余。

病史：因小肠坏死，手术治疗，术后呃逆不止，难以入睡，腹胀，不排气，不排便，18日未进食，西医多方会诊确认为高位绞窄粘连性肠梗阻。因不宜二次手术而给予保守治疗。留置胃管，24小时引出胃液约2000ml，灌肠后仍不排气，有少许粪便，小便少而色赤，用生豆油经胃管灌入，亦吐出，呃逆不止。

初诊　呃逆不止，响亮异常，难以入睡，舌苔黄腻，脉沉滑有力。

中医诊断：呃逆（逆气上冲）。

西医诊断：急腹症（高位绞窄粘连性肠梗阻）。

治法：降逆止呕。

方药：旋覆代赭汤：

生赭石30g（单包）　大黄15g　旋覆花20g　川朴20g　枳实15g　半夏20g　黄连15g　黄芩15g　莱菔子20g

水煎，待其不吐时频频与之。

二诊　1995年2月18日。服药2剂，呃逆消除，但仍不排气，无大便，仍呕吐，腹胀，治以通腑泄热，疏气活血开瘀。

方药：川朴20g　大黄15g　枳实15g　榔片20g　青皮15g　莱菔子20g　海藻30g　桃仁20g　赤芍20g　三棱15g　莪术15g　大腹皮15g　生赭石30g　番泻叶15g（后下）　甘遂末5g（单包冲服）

水煎，待其不吐时频频与之。

三诊　1995年2月20日。服药2剂后大便泻下大量污秽物，夹有污水，随之排气，呕吐腹胀基本消失，有饥饿感，可进少量半流食，复查，粘连大部分缓解，上方去甘遂，加西洋参、白术等逐渐调养。

服药至3月18日，大便日1次，排气正常，腹部舒适，每日可少量进食固体食物4~5次，无不适感，舌苔薄白，脉沉有力，可外出散步。3月28日西医多方复查，无肠粘连，病已痊愈。随访2年，再无复发。

按语　急腹症在中医临床辨证中，首先要分清虚实。虚指正气虚，实指邪气实，从大多数急腹症来看，里证、实证、热证较为多见。患者呃逆严重，难以入睡，为腑中浊气上逆，冲而作呃，阻塞，浊气不得下行，郁而化热，上冲而发为呃逆，故先治以疏气降逆止呕，重用生赭石、枳实、厚朴、莱菔子、旋覆花之类，待其浊气下降，呃逆消失，再治以通腑泄热破血开瘀。急腹症属于急危重证，故选药攻下力宜猛，用量宜足。大黄、巴豆、甘遂、芒硝为常用药物，且大黄宜生用后下，芒硝冲服，甘遂压面冲服，巴豆辛热有大毒，攻下时也可用生巴豆去皮捣碎，入群药再煎，巴豆含蛋白质原浆毒素，煮沸后即失去毒性。攻下药用量小时，达不到通里泻下作用，病人反而更加痛苦，故用量一定要足，使之达到一泻而解之功，大黄曾用至40g，收效良好。急腹症有所缓解后，实热已除，攻下药应及时停用，应按急则治其标，缓则治其本之旨。病人三诊时大便已通，排气较多，腹胀消失，为邪减正复，病人18日未进食，气血津液已大伤，故去甘遂，加西洋参、白术健脾益气。

病案4

李某，女，40岁，职员，2010年1月4日初诊。

主诉：闭经伴浮肿、腹胀半年。

病史：7年前，因擅自服用广告药品海狗丸，出现体毛增多，喉结发育，月经不调。就诊时已停经半年。

初诊　畏寒厌食，小便短涩疼痛，眼睑浮肿，自觉肢体肿胀，小腹胀、胃胀，大便不爽，舌淡暗，苔白，脉沉。

中医诊断：闭经，寒胀（阴寒内生，寒湿气滞）。

西医诊断：药源性疾病，肠松弛。

治法：行气温中，燥湿除满。

方药：厚朴温中汤加减：

川朴20g　陈皮15g　干姜10g　草豆蔻10g　茯苓15g　木香10g　沉香10g　砂仁15g　半夏15g　白术15g　腹皮15g　枳实15g　槟榔15g　甘草10g　草果仁15g　紫苏10g

水煎，日1剂，早晚分服。

二诊 2010 年 2 月 1 日。服上药 28 剂，浮肿身胀已缓解，食纳二便正常，月经来潮，畏寒减轻，唯小腹胀，舌质暗，苔白，脉沉。继以前方增减。

方药：川朴 15g　陈皮 15g　干姜 10g　草豆蔻 15g　木香 7g　茯苓 20g　沉香 10g　砂仁 15g　半夏 15g　川连 15g　白术 20g　腹皮 15g　紫苏 15g　槟榔 15g　甘草 15g

水煎，日 1 剂，早晚分服。

三诊 2010 年 2 月 22 日。服药 21 剂小腹胀缓解，体毛明显减少，偶因饮食失宜后腹胀、口干，头项潮热汗出，舌质淡，苔薄黄少津，脉沉。继以前方化裁。

方药：川朴 15g　陈皮 15g　茯苓 15g　干姜 10g　草豆蔻 15g　木香 10g　沉香 10g　半夏 15g　砂仁 15g　紫苏 15g　腹皮 15g　香附 15g　槟榔 15g　川连 15g　焦栀 15g　神曲 15g　甘草 15g

水煎，日 1 剂，早晚分服。

随访病人痊愈，未复发。

按语 张琪教授认为此病案属于虚寒内生，寒湿气滞，药源性内分泌失调。治疗原则宜行气温中，燥湿除满，方药选用李东垣《内外伤辨惑论》中厚朴温中汤加减，厚朴苦燥辛散，性温，能燥湿，下气除胀满，与陈皮、木香、沉香、砂仁、枳实、紫苏等众多行气药共用，可见张琪教授善于重症下猛剂，这也是张琪教授大方复治之法的体现。大腹皮、槟榔行气利水，使邪有出入，半夏、白术、茯苓健脾燥湿，草果仁辟秽解毒化浊，干姜温中散寒。二诊时病人服药 25 剂，排气增多，排气后身体舒畅，排便通畅，当月行经正常。以香附易草果仁，增加行气解郁，调经止痛之功。三诊病人体毛明显减少，腹胀、胃胀皆好转，行经如常。偶见颈、肩、头忽热忽汗，食不及时、食生冷后腹胀，以厚朴温中汤加川连、焦栀子清中焦热，神曲健脾消积。服药 28 剂病人痊愈，无任何不良主诉。

第七节　疑难病的扶正与祛邪

一、扶　正　法

扶正的方法是中医药治疗疾病的大法，扶正即是纠正脏腑的虚弱状态，进而达到治疗疾病的目的。张琪教授临证亦擅运用扶正的方法，创制补脾肾法治疗慢性肾脏疾病等，而有些疑难杂证，扶正法若运用得当，常收良效。

（一）补脾肾

张琪教授临证特别重视运用补脾肾的方法治疗内科疾病，他认为，"虚证虽有五脏之不同，阴阳气血之区别，但脾肾尤为重要。盖脾为后天之本，气血生化之源。肾为先天之本，主藏精。二者为五脏之根本。"张琪教授是黑龙江省中医研究院肾病科的创始人，所创制的补脾肾治疗慢性肾脏病的方法广泛运用于临床，他认为脾肾两脏的虚弱是慢性肾脏病的基础，而脾肾两脏的虚弱所引起的脏腑功能失调导致了慢性肾脏病病理产物的生成，湿邪、痰饮、瘀血均为脾肾两脏虚弱，引起水液代谢障碍所化生。调补脾肾理论，在临床上应视患者的具体情况灵活运用。调就是调理脾胃，补即是补肾。调脾重在促使脾气健运，不可过用香燥之品，以免伤津耗液，影响气血生化；补肾有滋补和温补之别，不可过用滋腻碍脾之物，以免造成脾气呆滞。张琪教授所创"参芪地黄汤"是治疗慢性肾脏病的基础方药，临证应用最为广泛。

病案

高某，男，30 岁，工人，1991 年 11 月 30 日初诊。

主诉：婚后 5 年不育。

病史：患者结婚后 5 年，其妻未怀孕，经检查精子成活力低下 30% ~40%，故来诊。

初诊　周身乏力，腰酸痛，性欲淡薄，早泄，时有遗精，大便溏泄、日 2 ~ 3 次，舌淡，脉弱。

中医诊断：不育症（脾肾阳虚，精关不固）。

西医诊断：不育症。

治法：温补脾肾，涩精固脱。

方药：熟地黄 20g　山茱萸 20g　山药 20g　茯苓 15g　牡丹皮 15g　泽泻 15g　白术 20g　莲子 20g　芡实 20g　金樱子 20g　仙茅 15g　仙灵脾 15g　肉苁蓉 15g　巴戟 15g　鹿胶 15g　故纸 15g　肉桂 10g

水煎，日 1 剂，早晚分服。

二诊　1991 年 12 月 25 日。服上方 20 余剂，自觉全身有力，精神好转，性欲改善，腰酸痛减轻，大便日 1 ~2 次、稍溏，仍早泄、但较用药前间隔时间长，脉象亦稍有力。

方药：熟地黄 20g　山茱萸 20g　山药 20g　茯苓 15g　牡丹皮 15g　泽泻 15g　白术 20g　莲子 20g　芡实 20g　砂仁 15g　龙骨 20g　牡蛎 20g　故纸 15g　仙灵脾 15g　巴戟 15g　肉苁蓉 15g　鹿胶 15g　肉桂 10g　菟丝子 15g　五味子 15g

水煎，日 1 剂，早晚分服。

三诊　1992 年 3 月 29 日。自觉全身有力，腰酸痛及性欲皆明显好转，经某医院检查精子成活率 80%，自以为愈，遂停药 2 个月，但其妻仍未怀孕，患者系司机终日忙碌，近日仍乏力自汗，阴囊潮湿，大便仍溏，小便黄，舌苔稍腻，脉沉。

方药：熟地黄 20g　山茱萸 20g　山药 20g　茯苓 15g　牡丹皮 15g　泽泻 15g　黄芪 30g　红参 25g　白术 20g　龙骨 20g　牡蛎 20g　芡实 15g　故纸 15g　巴戟 15g　菟丝子 15g　仙灵脾 15g　鹿胶 15g　萆薢 20g　土茯苓 25g　盐黄柏 10g　甘草 10g

水煎，日 1 剂，早晚分服。

四诊　1992 年 5 月 3 日。腰痛早泄近 2 个月未出现，性欲已恢复正常，体力增加，大便日 1 ~2 次，微溏，食欲佳，脉象左右沉有力，舌润口和，继以上方主治，服 14 剂观察。

五诊　1992 年 5 月 5 日。其爱人来医院妇科检查已怀孕 2 个月，后如期生一男孩，母婴俱健壮。

按语　本病者为男性不育症，精子成活率低下 30% ~40%。本案疑难之处在于诊断明确，疗效欠佳。本案诊时症见腰酸痛，性欲淡漠，便溏，故辨证属脾肾阳虚证；遗精早泄属肾阳虚之症，肾藏精，肾虚精关不固，则出现遗泄；脾司运化，脾阳虚则运化功能减弱而出现大便溏泄，伴有不消化样便，所谓完谷不化，肾中元阳为脾之母，前人谓："肾如薪火，脾如鼎釜"，脾之运化功能须赖肾中元阳的温煦蒸化，化生精微供养全身，而肾精尤须脾之运化精微滋养才能生生不息，不致匮乏，如此各自维持着正常生理功能，保持机体充满生机活力。

本病人年方而立，正属肾气旺盛，精力充沛之年华，而呈现一系列脾肾阳虚证候，如精力不足，性欲减退，早泄，遗精，腰膝酸软，泄泻，婚后 5 年未育，脉弱，舌淡等，当以补肾阳为主，如巴戟天、仙灵脾、菟丝子、补骨脂，尤其用鹿角胶血肉有情之品。《内经》谓："精不足者补之以味"，较草木之品为佳，除补肾阳外，又辅以滋补肾阴之品，如熟地黄、山茱萸、枸杞子等，俾阴阳相济，即张景岳谓："阴中求阳，阳中求阴"之意，因肾为水火之脏，必须阴阳兼顾，保持均衡，才能完成"藏精"、"作强"之功能，方中除补肾外，再用人参、黄芪、白术、茯苓益气健脾，莲子、芡实、金樱子固涩止遗泄；三诊之时服药40剂，诸症均大减，精子成活度达80%，脾肾之阳气有明显好转，但仍未复原，同时舌苔腻，小便黄，脾肾阳虚挟有湿热之兆，"湿盛则阳微"，此时湿热之邪不祛，阳气不易恢复，故以补肾益气健脾为主，辅以清利湿热法。后服药后诸症明显改善，精子成活率上升至80%，其妻终于妊娠，如期生一男孩而取得理想之效。此类疾病，功能失调者较器质性病变效果好。

（二）补脾胃

脾为后天之本，脾主升清，胃主降浊，脾胃虚弱，健运失司，化源不足，气血亏虚，可引起各脏器失于濡养，最易引起虚弱性疾病，故张琪教授常用补脾胃之法治疗气血虚弱性疾病。

病案

谭某，男，16岁，学生，1999年3月13日初诊。

主诉：反复发热4个月余。

病史：患者从1998年10月中旬感冒发热，体温37.5~38.7℃，经用头孢菌素、环丙沙星等抗感染药无效，后用安宫牛黄丸2粒，体温一度下降，数日后又上升，经某医诊断谓误服凉药，外邪内陷，又用解表清热等药亦无效，且体温上升达到39℃，整日发热不退，又去北京某医院系统检查均无结果，回哈尔滨请邀张老会诊治疗。

初诊　发热，全身酸沉，胃脘不适，恶心，脊背酸沉，全身自汗，舌苔白，脉数。

中医诊断：发热（湿阻膜原）。

西医诊断：发热原因待查。

治法：宣化痰湿，透达膜原。

方药：柴胡25g　半夏15g　草果仁15g　川朴15g　黄芩10g　党参15g　桂枝15g　青蒿20g　常山15g　甘草15g　生姜15g　红枣5枚

水煎，日1剂，早晚分服。

二诊　1999年3月30日。服药5剂，发热不退，体温39.2℃，多汗，短气乏力，脊背酸，舌淡，脉短数。观其肥胖超重。

方药：黄芪20g　党参15g　白术15g　半夏10g　陈皮10g　茯苓10g　泽泻10g　防风7g　羌活5g　独活5g　川连15g　柴胡10g　白芍10g　甘草10g　生姜10g　红枣3枚

水煎，日1剂，早晚分服。

三诊　1999年4月13日。服上方14剂，体温有2日下降至37℃，近2日又上升至38.2℃。体温起伏，仍用上方不变，因胃脘稍不适加入砂仁10g。

四诊　1999年5月3日。服上方14剂，体温徐徐下降，自38.2℃下降至37.8℃，后5剂药后，体温下降至36.5℃，从此即平稳未上升，呕恶，全身乏力，短气诸症随之消除，脉象缓而有力，从而痊愈。

按语　本案为反复发热4个月不退，原由感冒，历经中药西药，消炎清热解毒养阴等治疗，均未奏效，且体温有逐渐上升趋向。本案疑难之处在于诊断明确，病因病机难于把握。张琪教授初诊亦考虑起于外感，兼胃脘不适，恶心，苔白等似属外邪不解，痰湿内伏之症，予《重订通俗伤寒论》柴胡达原饮治疗，连服4剂无效；二诊之时查病孩体质肥胖超重，外形颇似健康，但短气乏力，自汗，舌淡薄苔，脉象短数，一系列脾胃中气不足证候，属东垣所谓之内伤发热，初病胃脘不适，后服苦寒之安宫牛黄丸及其他清热解毒之品伤脾胃，因而胃脘不适，呕恶，体温反上升，综合辨证为脾气虚，清阳不升，挟有湿热所致。《脾胃论》谓："饮食入胃，则气上行，津液与气入于心，贯于肺，充实皮毛，散于百脉，脾禀气于胃，而浇灌四旁，荣养气血者也。今饮食损胃，劳倦伤脾，脾胃虚，则火邪乘之而生大热……"，阐明饮食不节损伤胃，劳倦过疲伤脾，脾胃虚而火邪乘之是发热之原因，因予升阳益胃汤，益脾胃补气升阳清热法治之；三诊服药，有2天体温一度降后又上升至38.2℃，考虑体温一度下降，复又上升乃脾胃气机欲复而不得复，向愈转机之佳兆，且脾胃中气耗伤旷日持久之发热，决非迅速可以恢复，效不更方；四诊服药14剂，体温徐徐下降至36.5℃，诸症亦随之消除而告痊愈。

（三）补心脾

心与脾的关系主要体现在血的统摄运行方面，如心统血，脾摄血，两脏功能协调则血运行于脉内，若功能失调则血溢脉外而见出血之证。

病案

郝某，女，28岁，2006年12月27初诊。

主诉：双下肢皮肤紫斑2年3个月。

病史：2004年9月份出现紫癜，1周后尿中有改变，以后逐渐出现尿蛋白、尿潜血，在某医院诊断为过敏性紫癜肾炎，服用泼尼松40mg/d，规律减完激素，但双下肢出血点没有消失，反复出现。

初诊 双下肢有散在出血点，小米粒大小，无关节红肿，心悸，失眠，乏力，双下肢出血点长于站立时间过长后出现，舌质红，苔白，脉细弱。化验尿常规：蛋白质 ±，红细胞 53.3×10^6/L。

中医诊断：紫斑（心脾两虚）。

西医诊断：过敏性紫癜肾炎。

治法：健脾养心，益气摄血，凉血止血。

方药：归脾汤加减：

当归20g 白术20g 太子参20g 黄芪40g 茯神15g 远志15g 酸枣仁20g 木香10g 桂圆肉15g 生姜15g 大枣5枚 甘草15g 仙鹤草30g 茜草20g 侧柏20g 乌梅15g 贯众15g 生山药20g 地榆20g 槐花20g

水煎，日1剂，早晚分服。

二诊 2007年1月10日。患者服药14剂，双下肢紫癜减少，但每天均有新出现皮肤紫癜、久立则加重，心悸，失眠，乏力好转，舌质红，苔薄白，脉细弱。2007年1月9日化验尿常规：潜血±，红细胞2～4个/HP。

方药：当归15g 白术15g 太子参20g 黄芪30g 茯神15g 远志15g 酸枣仁20g 龙眼肉15g 白芍药20g 桂枝15g 生姜15g 大枣5枚 仙鹤草30g 茜草20g 海蛸20g 侧柏叶20g 贯众20g 乌梅15g 槐花15g 地榆15g 山药20g 甘草15g 何首乌20g

水煎，日1剂，早晚分服。

三诊 2007年1月24日。患者服药14剂，双下肢仍有少量皮肤紫癜，数量较前减少，范围变小，近2日未有新鲜出血点，乏力，食少，舌淡，苔薄白，脉细弱。未化验。

方药：当归15g 白术20g 太子参15g 黄芪30g 茯神15g 远志15g 酸枣仁20g 白芍20g 桂圆肉15g 桂枝15g 生姜15g 大枣5枚 仙鹤草30g 茜草20g 小蓟20g 贯众20g 乌梅15g 槐花20g 地榆20g 侧柏叶20g 山药20g 何首乌20g 甘草15g

水煎，日1剂，早晚分服。

四诊 2007年2月7日。患者服药14剂，双下肢偶尔出现1～3个紫癜，余无明显不适，舌淡，苔薄白，脉细弱。

方药：当归15g　白术20g　太子参15g　黄芪30g　茯神15g　远志15g　酸枣仁15g　白芍药15g　桂圆肉15g　桂枝15g　生姜15g　大枣5枚　仙鹤草30g　蒲黄20g　小蓟30g　槐花30g　侧柏20g　贯众20g　地榆20g　何首乌15g　山药20g　甘草15g

水煎，日1剂，早晚分服。

此后病人间断复诊，双下肢紫癜未有复发而愈。

按语　本案为过敏性紫癜肾炎，以双下肢反复出现的紫斑为主要临床表现，中医辨证属"血证"范畴。本案的疑难之处在于诊断较易，而临证之时常觉此类疾病易于治疗而忽视，对于病机把握不同，或可致迁延不愈，而变证生，甚或终身受其所累。本证属血证范畴，从病因病机看，不外血热妄行与气虚不摄两类，而初诊此类疾病之时，常用清热解毒，凉血止血的方法，而病久虚象出现，可按气虚不摄辨证用药，而往往初诊之时清热解毒，凉血止血的方法久而用之过于寒凉伤脾，而更致脾气不摄日甚，缠绵而不愈。张琪教授据依其来诊时病程已久，耗伤正气，长期站立则紫癜反复出现，此为脾气虚弱之代表征象，而患者兼有心悸失眠，成典型心脾两虚之证。故张琪教授初诊之时拟方健脾养心，益气摄血，凉血止血为主，以归脾汤合用凉血止血之品；二诊患者心悸失眠乏力好转，双下肢皮肤紫癜减少，此为心得血养，脾气得健，固摄有力之象；三、四诊守大法不变，而使病渐愈。张琪教授治疗此类患者病程长，有久立或劳累复发，兼或不兼有心悸、失眠，而有乏力者多辨为此证，而用归脾汤加减则确有良效。此患者病程长达2年余，正气已虚，不能固摄血液在脉内运行，归脾汤气血并补，但以补气为主，使脾健气血生化有源，统血摄血有权。因生血、统血皆归脾之所主，故名为归脾汤。

归脾汤方出于严用和《济生方》，原方"治思虑过度，劳伤心脾，以致血不归经，而为健忘不寐怔忡等症"，而血证范畴最主要的病因病机即为血热妄行和气虚不摄，用归脾汤治疗血证益气健脾，固摄止血，又合用凉血止血之品，是张琪教授治疗血证兼顾这两大病因病机的用药特点之一。

（四）补肝肾

肝与肾的关系主要体现在肝肾同源，亦是精血同源。

《素问·五运行大论》云："北方生寒，寒生水，水生咸，咸生肾，肾生骨髓，髓生肝"，揭示了肝肾两脏之间相互联系、相互影响的密切关系。《素问·阴阳应象大论》曰："肾生骨髓，髓生肝。"吴崐注曰："髓生肝，即肾生肝，水生木也。"可见《内经》认为，"肾"是通过"髓"生养"肝"而体现"母子"联系的。

张琪教授重视肝与肾的关系，肝肾互补相得益彰，在治疗某些疾病方面亦体现了这一学术思想。

病案

赵某，男，45岁，某公司经理，2004年9月18日初诊。

主诉：性功能减退1年。

病史：平素体健，工作繁重，终日操劳较重，嗜酒甚重，近1年来出现性欲减退，阳事不振，经中西药治疗无效。

初诊　性欲减退，阳事不举，性交困难，腰痛，多梦，舌苔白腻，小便黄，脉象沉滑有力。

中医诊断：阳痿（肝肾阴亏，湿热下注）。

西医诊断：性功能障碍。

治法：滋补肝肾，清热利湿。

方药：熟地黄 25g 山茱萸 20g 山药 20g 茯苓 15g 牡丹皮 15g 泽泻 15g 土茯苓 30g 龙胆草 15g 焦栀子 15g 柴胡 15g 车前子 15g 甘草 10g

水煎，日 1 剂，早晚分服。

二诊 2004 年 9 月 25 日。服药 7 剂睡眠好转，全身乏力减轻，性欲稍见好转，入睡醒后阴茎能勃起，但时间不久，舌苔转好，脉沉滑。

方药：熟地黄 25g 山茱萸 20g 山药 20g 茯苓 15g 牡丹皮 15g 泽泻 15g 枸杞子 20g 女贞子 20g 洋藿叶 15g 菟丝子 15g 土茯苓 30g 龙胆草 15g 焦栀子 10g 柴胡 15g 车前子 10g 甘草 10g

水煎，日 1 剂，早晚分服。

此病人连续服上方 40 余剂，睡眠恢复正常，精力大振，阴茎勃起正常，性欲均恢复正常，舌润口和，从而痊愈。

按语 本病例属阳痿症，疑难之处在于此类疾病一般治疗多从补脾肾温阳入手，而此患为肝肾阴虚，夹有湿热之证，壮阳则未能取效。张琪教授认为此患者素体健康，工作繁重，终日操劳较重，嗜酒甚重，审因论治，实属肾阴亏耗，湿热循足厥阴肝经下注，湿热伤宗筋，故阳痿不举，治疗当从补肝肾之阴，清利湿热之法，切忌滥补之品，初诊选方用六味地黄丸合龙胆泻肝汤加减，滋补肝肾，清热利湿为主；二诊患者舌苔好转，湿热得祛，故在原方基础上加枸杞子，女贞子，以补肾阴，土茯苓、龙胆草、焦栀子、柴胡、车前子清利肝经湿热之邪，使用羊藿叶温阳辅佐之，经服药 40 剂而告痊愈，此为肝肾同治之妙。

六味地黄丸见于钱乙的《小儿药证直诀》，为补阴主要方剂，功效以滋补肝肾为主，并能补脾阴，为三阴并补之方。

从以上病例不难看出，张琪教授善于运用补益之法治疗内科疑难杂证，特别重视脾肾两脏在虚弱性疾病的重要性，或以补肾为主，或以健脾为主，或脾肾双补，而其他脏腑的虚弱性病变，又离不开脾肾的滋补，究其原因，不外肾为先天之本，为各脏腑阴阳气血滋养的源泉，脾为后天之本，运化水谷精微以温养五脏，故心肺肝等其他脏腑的虚弱性疾病在治疗的同时，不单纯是对各脏腑阴阳气血的一味纠偏，多兼有补益脾肾的方法而效果更佳。除以上方法外，张琪教授临证之时还常运用补肺肾、补心肾、补脾肺等方法，如补肺肾治疗内伤咳嗽、补肾养心化瘀治疗老年期血管性痴呆等，此不一一举列。

二、祛 邪 法

邪气在中医药治疗疾病中的地位亦是非常重要，邪气当分实邪与虚邪，虚邪常由五脏虚弱，引起脏腑功能失调所致，如阴虚引起的虚热、阳虚引起的虚寒、肝肾阴虚引起的虚风内动，而实邪则多由外邪所致，如外寒、外热、外风、外湿等，或病理产物内生，如瘀血、痰湿、浊毒、水饮等，虚邪的治疗多补其所属脏虚则虚邪自祛，而实邪的治疗则如攻城拔寨，针锋相对。张琪教授临证经验丰富，常运用祛邪方法治疗疑难杂证，收取良效。

（一）外感病

外感病证的病因为六淫病邪，或时行疫毒，一般外感病邪侵入，大多由表入里，有相应的转化或传变过程，但也有旋即转成里证者。因外感病邪的性质和作用部位的不同，引起功能失调的脏腑和证候特征就有差异，于是发生不同的外感病证。因此，外感病证的基本病机为外邪侵袭，正邪相争，脏腑功能失常。如外邪袭表则肺卫不和而病感冒，湿困中焦则脾胃不和而病湿阻，湿热滞肠则腑气不和而病痢疾，邪犯少阳则枢机不利而病疟疾，正邪相争则常有寒热表现。

病案

刘某，女，53岁，1997年3月25日初诊。

主诉：咳嗽时轻时重半年余。

病史：半年前出现咳嗽，初起以胸闷气短发病，两肺有干性啰音，西医诊断肺感染，用环丙沙星及先锋类抗生素治疗，症状无明显好转，时轻时重，反复不愈，故寻中医诊治。

初诊　气喘，胸腔干涩、满闷，气憋，舌苔白少津，脉象数有力。查体双肺听诊仍有干性啰音。

中医诊断：咳嗽（燥邪伤肺）。

西医诊断：支气管炎。

治法：清肺润燥。

方药：沙参20g　麦冬15g　生地15g　芦根30g　玄参15g　五味子15g　枳壳15g　苏子15g　枇杷叶15g　生石膏50g　杏仁15g　甘草15g

水煎，日1剂，早晚分服。

二诊　1997年4月1日。服上方7剂，气喘大减，胸部干涩好转，满闷亦明显减轻，胸觉舒畅，自述为半年来未有之象。鼻干有疖肿，仍时有气喘，呼吸喉中有轻微哮鸣音，舌苔转薄，脉滑。

方药：桑叶15g　沙参20g　杷叶15g　生石膏50g　麦冬20g　杏仁15g　甘草15g　玄参20g　生地15g　桔梗15g　川贝15g　花粉15g　苏子15g　枳壳15g　芦根30g

水煎，日1剂，早晚分服。

三诊　1997年4月10日。服上方7剂，胸满及气喘俱除，仍喉干稍有干咳，舌淡红，苔薄，脉滑。

方药：麦冬15g　知母15g　川贝15g　沙参20g　玄参15g　杏仁15g　桑叶15g　菊花15g　花粉15g　牛蒡子15g　生石膏50g　芦根30g　枳壳15g　生地15g　甘草15g

水煎，日1剂，早晚分服。

四诊　1997年4月17日。服药诸症俱除，听诊啰音消失，脉稍有缓象，舌红薄苔，继以上方调治以善后。

按语　本案中医诊断为咳嗽，西医诊断为肺感染。本案疑难之处在于诊断，咳嗽有内伤与外感之分，但多数临床医师在诊治外感咳嗽过程中大多数以风寒、风热为主，较少考虑燥邪伤肺。本案即曾用过清热解毒之中药无效，而张琪教授在诊时见病人以胸中干涩，气喘为主症，脉数有力，舌白少津，考虑《内经》有"诸气郁之属于肺者，属于肺之燥也"，故病者胸满气喘，舌干脉数当属肺燥之证，仿清燥救肺汤之意，清肺润燥治疗而愈。

（二）瘀血

凡全身血脉运行不畅，或局部血行阻滞，以及体内有离经之血未能消散排出者，均称为瘀血。瘀血主要是由于气虚、气滞、寒凝、热结等原因，使血液运行不畅，或因外伤及其他原因引起出血，不能及时消散排出所形成。瘀血致病主要表现为疼痛，即所谓"不通则痛"。其疼痛多为刺痛，且固定不移，但临证之时亦有不表现为疼痛者。

张琪教授临证治疗瘀血证之时特别重视气与血的关系，他认为气和血皆为水谷所化，两者在病理关系上也是密不可分，气病影响及血，血病也影响及气。气行则血行，气滞则血瘀，气盛则血充，气衰则血少，气虚则血失统摄，气病日久必及于血；血虚则气少，血瘀则气滞，血脱则气脱，血病日久必及于气。血瘀的因素则有气虚、气滞、因寒、因热、痰湿、水蓄、风气的不同。

张琪教授临证之时对于瘀血所致疾病治疗颇多，瘀血大多由其他原因所致，鲜有无明显原因的瘀血致病，而对于各系疾病，张琪教授运用多种方法治疗，如行气活血法、益气活血法、温阳活血法、化痰除湿活血法、泄热开窍法、凉血活血法、逐水活血法、补脾肾活血化瘀法、活血化瘀解毒法、活血化瘀通腑法、活血化瘀化浊法、活血化瘀养血生血法等诸多疗法。

病案

刘某，男，19 岁，学生，1997 年 7 月 31 日初诊。

主诉：精神异常 10 余日。

病史：该患家住黑龙江省佳木斯市，系高三毕业生，成绩优异，曾获黑龙江省高中某学科奥林匹克竞赛第二名，荣获全国竞赛三等奖。10 余日前被天津南开大学免试录取，因未获初衷（入清华大学），郁闷忧思过度，出现精神异常，经哈尔滨市专科医院诊断为神经强迫症，多处求医，服中西药均未见显效。

初诊 诊时症见患者神情呆滞，思维混乱，偏执甚重，不能自拔，沉默不语，表情淡漠，苦闷、失落感明显，对入学失去信心，舌苔白厚，脉弦滑。

中医诊断：郁证（心脾两虚，血瘀痰阻）。

西医诊断：神经强迫症。

治法：补养心脾，行气活血，化痰开窍。

方药：川芎 15g 苍术 15g 焦栀子 15g 神曲 15g 香附 20g 郁金 20g 石菖蒲 15g 半夏 15g 桃仁 30g 柴胡 20g 苏子 15g 甘草 25g 小麦 50g 红枣 10 枚 百合 30g 生地 20g

水煎，日 1 剂，早晚分服。

二诊 1997 年 8 月 6 日。服上方 7 剂，自觉症状稍有减轻，上述症状均存在，但皆稍轻，表情呆板稍好，对话条理化有明显好转，仍用前方加胆南星 15g 治之。

三诊 1997 年 8 月 13 日。继服上方 7 剂，心烦乱、偏执、悲观失落感均大见好转，面带笑容，自感 9 月 1 日可以报到上学，有信心。再以上方化裁。

方药：石菖蒲 15g 郁金 15g 桃仁 30g 赤芍 20g 半夏 20g 胆星 15g 山栀 15g 香附 20g 苏子 20g 柴胡 20g 生地 20g 百合 30g 甘草 30g 小麦 50g 大枣 10 枚

水煎，日 1 剂，早晚分服。

服上方 7 剂，病人自述诸症趋于消除，仍有轻微思维混乱，病人对入学有信心，于今年 9 月 1 日携带 1 个月药（经本院煎好密封）在学校服之，以冀根除，病人在学校曾二次来信谓上述症状基本消除，据述开始几天上课不能投入，经过几天后渐能适应正常学习进度。

1998 年 7 月 22 日暑假来哈尔滨复诊，据称学习已适应，且成绩较好，病已痊愈。

按语 本病例中医诊断为郁证，西医诊断为强迫症，得之于所欲未遂，忧虑成疾。本案疑难之处在于诊断明确，但病因病机难以掌握，张琪教授据病史，诊查舌脉，考虑病因病机为忧思过度伤心脾，心脾气阴两虚；其次肝气失于条达，气机不畅导致气滞血瘀痰阻，为虚中挟瘀之证，治疗一面疏气活血化痰，以条达肝气之郁，一面又须补养心脾，宁神益志，前者用癫狂梦醒汤、越鞠丸化裁，后者用甘麦大枣汤、百合地黄汤以益心脾气阴，胆南星、石菖蒲、郁金开窍化痰，针对病机有的放矢，药味多，配伍严谨不滥，为大方复方之特点。仅三次复诊，服药 20 余剂，强迫偏执诸症大见好转，从而树立了学习的信心，能按期入学，在学校继续服药，直至痊愈。

（三）痰饮

痰饮是水液代谢障碍产生的病理产物。痰饮形成后，能阻碍人体脏腑组织的正常生理功能，产生新的病理变化和临床症状。痰饮致病主要表现为经脉气血运行不畅，气机升降出入阻滞，水液代谢失常，神明清窍受蒙蔽等。痰饮这一病理产物在疑难病证中也起着重要作用，"久病不愈痰作祟"也是多数医家认可的，而痰饮致病也多与气滞、水停、瘀血杂合为患。

张琪教授认为痰饮产生多在于心肺肾阳虚，或肝主疏泄功能障碍，导致脾胃升降失调，于是饮食不为精微而化为痰饮，渍于肺则喘促，停于胃为满闷，溢于膈为短气，滞于咽而咳吐黏痰等，尤其是阴霾格阳外浮或上浮出现格阳之假热。此在痰饮病中屡见不鲜。医者不知，见其头晕、耳鸣、身热，误以为热而投寒凉之剂，必两寒相得，使病情恶化。

病案

郭某，男，46岁，2010年10月27日初诊。

主诉：阵发头晕，头痛，恶心1年。

病史：素体肥胖，近1年出现阵发头晕目眩，伴头痛、恶心，每次发作持续3天左右，在某医院诊断为高血压病、高脂血症，予降压、降脂药配合中药治疗，均无效，且发作逐渐频繁，故于今日来我院就诊。

初诊　症见阵发头晕目眩，伴头痛、恶心，每月发作3~5次，每次持续3天左右，察其血压150/100mmHg，形体肥胖，诊其舌质紫暗苔白腻略黄，脉沉，检阅实验室报告为：血三酰甘油3.35mmol/L，血尿酸547mmol/L。

中医诊断：眩晕（痰饮上泛，清阳痹阻）。

西医诊断：高血压病，高脂血症。

治法：燥湿化痰息风，活血祛瘀通络。

方药：半夏20g　陈皮15g　茯苓20g　甘草15g　竹茹15g　枳实15g　草决明30g　菊花25g　当归20g　生地20g　赤芍20g　川芎15g　丹皮15g　丹参20g　桃仁20g　柴胡15g　玉竹20g　首乌15g　桑椹子20g

水煎，日1剂，早晚分服。

二诊　2010年11月10日。服用上方2周后，病情明显好转，眩晕近2周只发作一次，且症状较轻，持续时间1~2小时，察其血压140/90mmHg，诊其舌质淡紫苔薄黄稍腻，脉滑，据舌脉症辨证治法同前，故继前方加生山楂20g以降脂。21剂，水煎服，每日一剂，早晚温服。

三诊　2010年12月1日。服用上方3周后，无再发作，症状皆无，察其血压130/90mmHg，诊其舌质淡红，苔薄白，脉缓，检阅实验室报告为：血三酰甘油1.67mmol/L，血尿酸482mmol/L，临床治愈，嘱其继服药1周以巩固疗效，注意忌食肥甘厚味，适当体育锻炼，随诊。

按语　本案高血压病、高脂血症，疑难之处在于易于诊断，但疗效不佳，常与西医合用治病，多与医师临证经验有关，属祖国医学眩晕、头痛等范畴。本案病机为素体肥胖，多痰多湿，痰湿壅盛阻遏，引动肝风，风痰上扰，蒙闭清窍，阻滞血络，为风痰瘀互结之标实之证，宗"祛邪方可安正"之训，治宜祛邪除实治其标为主，立燥湿化痰息风、活血祛瘀通络，佐和胃补肾之法；方用温胆汤合四物汤加减。温胆汤源自《三因极一病证方论》卷九，其功效为理气燥湿化痰，和胃利胆，恰合本案。方中半夏燥湿化痰，降逆止呕；竹茹清热化痰止呕；陈皮、枳实理气燥湿化痰；茯苓健脾渗湿，以杜绝生痰之源。四物汤出自《仙授理伤续断秘方》，其功效为补血调血，在此方基础上加丹皮、丹参、桃仁助活血祛瘀之功。在此二方基础上加草决明清肝平肝息风，清利头目；菊花疏风清热，清利头目；柴胡疏肝解郁，清肝胆之郁热，以防热极生风；玉竹、首乌、桑椹子补肾填精，以营养脑髓、清窍；全方共奏理气燥湿化痰，清热息风，活血祛瘀通络，和胃补肾之功；使痰湿热邪得去，肝风得息，瘀血得去，脉络通畅，脑髓得充，清窍得养，胃气得降，则诸症自愈。经一、二诊治疗，临床治愈。

张琪教授经验，如痰饮夹外风者，眩晕呕兼自汗，项强畏风，脉象浮，宜二陈汤加祛风之品。

常用清晕化痰汤即二陈汤加防风、羌活，川芎、细辛、白芷、天南星、黄芩。临床此类病人多痰湿体质，体肥胖，头晕项强自汗，四肢重，畏风，脉浮缓，舌苔白腻，用本方化痰湿和胃祛风颇为有效。如脾虚不能运化，痰湿内生，目胀，腹满，便溏，倦怠短气，头眩晕者，宜六君子汤益气健脾祛痰；如水饮上逆，眩晕，呕吐频繁，吐清水涎沫，舌苔薄白而腻，脉象沉或濡滑，宜小半夏汤降逆化饮和胃。

（四）湿浊

湿浊，即湿气。因湿性重浊黏腻，每于病位停留滞着，阻碍阳气的活动。湿浊亦是病理产物之一，与痰饮的产生相似，主要与脾肾两脏相关，由于脾肾阳气的不足，水液运化失职，在体内聚集而成湿邪。因湿邪有黏腻的特性，故此类疾病多为缠绵难愈，不易速去。

张琪教授对于疾病当中的湿邪较为重视，尤其在疑难病中，这类疾病往往由于病程较长，湿浊与瘀血、痰饮相互交错，而成痼疾难医。

病案

耿某，女，31岁，2005年11月7日初诊。

主诉：腰痛乏力1年，恶心呕吐10天。

病史：1年前自觉腰酸乏力，未系统检查治疗。10天前出现恶心呕吐，伴有黑粪，于黑龙江省绥化市第一医院就诊，钡餐透视检查诊断为胃及十二指肠球部溃疡，服甲氰咪呱片1周，黑粪好转，但仍恶心，呕吐，化验肾功能：BUN 34.8mmol/L，Cr 868μmol/L，血 Hb 73g/L，故来诊。贫血6年。

初诊 腰痛乏力，恶心，呕吐，便干，面色萎黄，形体消瘦，眼睑无浮肿，舌淡苔白，脉沉细。化验尿常规：PRO+，BLD+；血细胞分析：HB98g/L；肾功能：BUN 34.15mmol/L，Cr 1018.9μmol/L。

中医诊断：溺毒（湿浊化热，胃热阴亏）。

西医诊断：慢性肾盂肾炎，慢性肾衰竭（尿毒症期）。

治法：清胃热，养胃阴，化湿浊。

方药：生地黄20g　茵陈蒿20g　黄芩15g　枳壳20g　枇杷叶20g　石斛20g　麦冬20g　大黄10g　草果仁15g　砂仁15g　竹茹20g　半夏20g　黄连15g　干姜10g　芦根30g　当归20g

水煎，日1剂，早晚分服。

二诊 2005年11月21日。服药14剂后腰痛乏力减轻，恶心呕吐次数减少，睡眠欠佳。肾功能 Cr 919μmol/L，效不更方，于上方加夜交藤30g、酸枣仁20g安神。服用14剂诸症减轻，Cr 799μmol/L，继续前方加减加活血化瘀药治疗，病情好转。

按语 本案西医诊断为尿毒症，属中医"溺毒"、"虚劳"等范畴，此类疾病疑难之处在于诊断明确，治疗困难，最终结果往往肾脏替代治疗，透析或肾移植。张琪教授认为此种病证脾肾两虚，湿浊瘀血为主要病因病机，早期以脾肾两虚为主，进而湿浊瘀血内生，晚期则主要以湿浊瘀血为主，符合甘露饮"脾胃受湿，瘀热在里，……湿热相搏"的病机，胃内湿热，影响其降浊受纳之功，胃气上逆，症见恶心，呕吐，纳差，舌苔白或黄而厚腻。张琪教授多选用甘露饮以清胃热，养胃阴，化湿浊以期达急则治其标之目的。

甘露饮源于《太平惠民和剂局方·卷六》，方中生地、熟地、麦冬、石斛滋养脾胃之阴，清虚热；黄芩、茵陈、苦寒清热祛湿，以清热存阴；杷叶降逆气，枳壳行气和胃，共奏养阴降气清上蒸之湿热之效。

第八节　疑难病的药用经验

一、虫类药应用

张琪教授临证之时擅用虫类药物治疗疑难杂证，如痹证（风湿、类风湿、强直性脊柱炎）、腰痛、尿浊、虚劳等，常用药物有白花蛇、乌梢蛇、全蝎、蜈蚣、穿山甲、土鳖虫、地龙、水蛭、蝉蜕等，其中白花蛇透骨搜风，通经络，《本草经疏》谓其"性走窜，亦善行而无处不到，故能引诸风药至病所，自脏腑而达皮毛也"，即言其搜剔风邪之力；穿山甲散瘀通经络，《本草纲目》谓"除风痹强直疼痛，通经脉"；全蝎、蜈蚣驱风通络止痛；土虫活血散瘀止痛；《神农本草经》"水蛭味咸平，主逐恶血瘀血、破血瘕积聚……生池泽"；地龙则具有清热定惊、通络、平喘、利尿的功效。

病案

王某，男，21岁，学生，2001年9月29日初诊。

主诉：腰骶部疼痛4个月。

病史：患者系哈尔滨某大学在校学生，4个月前出现腰骶部痛，不能久坐，坐2小时以上即疼痛难以忍受，经某医院确诊强直性脊柱炎，来中医门诊求治。

初诊　体质消瘦，自述腰骶部痛，僵硬不能久坐，颈部亦僵硬，活动受限，舌紫少苔，脉象滑。

中医诊断：痹证（肝肾两虚，气滞血瘀）。

西医诊断：强直性脊柱炎。

治法：补肝肾，强筋骨，活络化瘀。

方药：丹参20g　当归20g　乳香10g　没药10g　全虫10g　爵床20g　桃仁15g　红花15g　乌蛇15g　山甲珠15g　苏土虫10g　蜈蚣2条　地龙15g　牛膝15g　熟地20g　狗脊20g　山茱萸20g　寄生20g　炙川乌10g

水煎，日1剂，早晚分服。

二诊　2001年10月13日。服药2周后，自觉腰骶部僵硬疼痛减轻，尚能久坐，但仍僵痛，舌紫脉滑。

方药：丹参20g　当归20g　土虫10g　甲珠15g　柴胡15g　花粉15g　乌蛇15g　地龙15g　爵床20g　全虫10g　桃仁15g　红花15g　山茱萸20g　熟地20g　枸杞20g　狗脊15g　牛膝15g　甘草15g　防风15g　羌活15g　大艽15g

水煎，日1剂，早晚分服。

三诊　2001年11月3日。服药14剂，腰骶僵痛明显减轻，颈部僵硬亦明显好转，舌有薄苔，脉象沉滑有力，继以上方化裁。

方药：当归20g　花粉15g　柴胡15g　申姜15g　土虫10g　甲珠15g　丹参20g　爵床20g　地龙15g　全虫10g　桃仁20g　红花15g　乌蛇15g　山茱萸20g　熟地20g　杜仲15g　狗脊20g　寄生20g　防风15g　羌活15g　大艽15g　川芎15g　甘草15g

水煎，日1剂，早晚分服。

四诊　2001年11月17日至12月16日又二次复诊，服药4周。服药过程中，腰骶部僵硬痛逐渐减轻，能持续久坐4～5小时，稍有疼痛，全身有力。仅颈部僵不敢后仰，脉象较前有力，继以上方化裁治疗。

方药：葛根 20g　丹参 20g　赤芍 15g　桃仁 15g　红花 15g　川芎 15g　全虫 10g　蜈蚣 2 条 姜蚕 15g　乌蛇 15g　甲珠 15g　地龙 15g　申姜 15g　柴胡 15g　花粉 15g　当归 20g　熟地 20g　山茱萸 20g　狗脊 20g　杜仲 15g　巴戟 15g　大艽 15g　防风 15g

水煎，日 1 剂，早晚分服。

五诊　2002 年 1 月 13 日至 3 月 9 日曾二次复诊，病人经服上方，腰骶部已无痛，能久坐，无不适感，颈部亦活动自如，全身有力，精神好转，能坚持上课，从而获得近期治愈。

按语　本案中医诊断痹证，西医诊断为强直性脊柱炎，疑难之处在于虽病因病机明确，但疗效往往不佳，多与病程长，正虚邪恋有关。张琪教授亦认为该病病位在于督脉与肝肾。病机属督脉不充，肝肾亏损，筋骨失于濡养，外为风寒湿邪侵袭经络痹阻所致，可以认为强直性脊柱炎是病位在于督脉及肝肾，其病机则为肝肾亏耗，督脉不充，筋骨失于濡养，外为风邪侵袭，经络痹阻，属于中医学的骨痹症，治疗必须补肝肾之精血，充督脉以扶正，活络透骨搜风以除邪，尤必须用虫类药搜剔，本病例之治疗，即宗上述病因病机辨证与辨病结合治疗而取得良好疗效。对于痹证日久，关节变形僵直，疼痛如锥刺，不能屈伸，甚则功能丧失者，常采用虫类搜剔之药治疗。此类痹证多由病邪壅滞不去，深入关节筋骨，痼结根深，难以驱除，张琪教授常采用虫类药物透骨搜风，通经络止痛，如该患兼用全虫、乌蛇、山甲珠、苏土虫、蜈蚣、地龙，数种虫类药配合，有较强的透骨搜风、通络止痛作用。然此类病证多病程长、气血亏耗、肝肾亏损，为此在搜剔风寒湿邪基础上，加当归、白芍、熟地、仙灵脾补肝肾益气血，营筋骨利关节，体现了扶正祛邪的治疗原则。

张琪教授现多用水蛭治疗慢性肾脏病，如慢性肾小球肾炎、慢性肾衰竭等。

二、重用峻剂的使用

张琪教授治疗疑难重症临证之时，对于某些药物大剂量超常规使用常起到较好疗效，现简要介绍如下。

1. 生石膏

本品辛、甘、微寒，归肺、胃经，清热泻火，除烦止渴。

病案

孔某，男，47 岁，2004 年 9 月 17 日初诊。

主诉：口渴，多饮，多尿半年。

病史：半年前病人出现口渴，多饮，多尿，曾在某大学附属医院住院，经确诊为中枢性尿崩症，治疗无效，来我院门诊中医治疗。

初诊　口狂渴，大量饮水，喜冷水，每日饮水量最多 10L，小便频多，夜间尤甚 7~8 次，不能入睡，自觉小便量大于饮水量（病人未做测量），面色无华，消瘦，体重减 3kg，全身乏力，下肢凉无力，舌质红，苔白厚腻，脉象滑数。

中医诊断：消渴（肺胃热炽，肾阳衰微）。

西医诊断：尿崩症。

治法：清肺胃热，生津止渴，温肾固尿。

方药：西洋参 15g　生石膏 150g　知母 15g　生地黄 20g　麦门冬 20g　石斛 20g　玄参 20g 沙参 20g　乌梅 20g　五味子 15g　龙骨 30g　牡蛎 20g　山药 20g　益智仁 20g　覆盆子 20g　菟丝

子 20g　桑螵蛸 20g　甘草 15g

水煎，日 1 剂，早晚分服。

二诊　2004 年 9 月 30 日。服上方 13 剂，据病人测量，昨日饮水 7L，小便 8L，仍口渴咽干痛，两下肢酸乏无力，舌苔白干厚，脉象滑数，继以前方化裁主治。上方加粳米 50g、天花粉 20g、玉竹 20g、附子 10g。

三诊　2004 年 10 月 8 日。服药 7 剂，昨日饮水 6L，小便量 5L，小便量少于饮水量，但仍口渴口黏，喜流食，两下肢畏寒乏力，舌红，苔白厚转薄，脉象滑数。

四诊　2004 年 10 月 15 日。服上方 7 剂，小便量 3L，饮水量亦明显减少，能控制不饮，但仍口干咽痛，喜进液体食物，大便秘，下肢较前明显有力，但仍觉冷感，舌苔薄白稍腻，脉象滑，病症明显好转。

方药：生石膏 100g　沙参 20g　麦门冬 20g　天花粉 20g　石斛 20g　玄参 20g　生地黄 30g　白芍 20g　金银花 30g　金荞麦 30g　牡丹皮 15g　桃仁 15g　覆盆子 20g　菟丝子 15g　山药 20g　附子 15g　甘草 15g

水煎，日 1 剂，早晚分服。

五诊　2004 年 11 月 5 日。服上方 14 剂，口渴与小便均大减，小便量 1500ml 左右，饮水量 2500ml 左右，病人主诉小便量与饮水均恢复正常，但仍有口干咽痛，咽颊周围红赤，喜进流食，自述曾吃红肠一次，艰涩难下咽，牙龈干枯，大便日一次尚可，舌苔白少津，脉象滑小有数。

方药：石斛 20g　麦门冬 20g　生地黄 30g　玄参 20g　天花粉 20g　沙参 20g　乌梅 20g　五味子 15g　生石膏 50g　西洋参 15g　枇杷叶 15g　枳壳 15g　甘草 15g

水煎，日 1 剂，早晚分服。

六诊　2004 年 11 月 22 日。服上方 14 剂，诸症均大减，饮食能进一般固体食物，饮水约 2000～3000ml，尿量 1500～1800ml，全身较有力，体重增 1.5kg，面色红润，精神亦佳，大便日一次不溏，但尿比重未做，色微黄，脉象沉。从而停药，后此人来门诊自述其病一切均恢复正常，从而痊愈。

按语　尿崩症是因下丘脑-神经垂体功能减退，抗利尿激素分泌过少所引起，以大渴引饮，多尿，尿比重低渗尿为特征，现代医学对本病主要采用激素替代疗法，患者常需终身服药，停药则反复，目前尚无较好的治疗方法。属于中医消渴病的上消和下消范畴。从中医理论分析，脏腑辨证上消则属于肺胃热炽伤津，下消则为阳气衰微，关门不固，为上热下寒之症。

张琪教授根据其大渴引饮，喜冷饮，舌苔干厚无津，舌质红，脉象滑数，辨证为肺胃热盛，消烁津液，头面及全身发热（体温不高），有火盛燎原之势；小便频多，夜间尤甚，且小便量多于饮水量，前人谓之"饮一溲二"，又属肾阳衰微，关门有开无阖，水不得化津上升，直入膀胱如象涌而下。张琪教授据此辨证初诊即用重剂生石膏 150g 以顿挫肺胃炽热，上则清肺胃之热生津止渴，以白虎加人参汤合生脉饮"壮水之主以制阳光"，下则温肾助阳固摄缩尿，如桑蛸、龙骨、覆盆子，尤须温助肾阳，如附子、益智仁、补骨脂等所谓"益火之源以消阴翳"，方中用乌梅、五味子则是取其敛阴止渴之功。全方应用后，诸症明显减轻，疗效甚佳，经 2 个月余治疗终获痊愈，生石膏用量未低于 50g，且远期追踪观察疗效巩固。

2. 黄芪

本品味甘，性微温，归肝、脾、肺、肾经，益气固表、敛汗固脱、托疮生肌、利水消肿。

病案

李某，女，41 岁，2010 年 3 月 10 日初诊。

主诉：脐上有气堵感，气短不足以息半年，加重半个月。

病史：于半年前生气后出现脐上有气堵感，气短不足以息、善叹息，乏力，曾到多家医院就诊，均诊断为自主神经功能紊乱，到处服用疏肝理气降逆除满中药汤剂治疗，但无效，且近半个月症状加重，伴心烦、不寐，故来门诊求治。

初诊 脐上有气堵感，气短不足以息，善叹息，乏力，心烦，不寐，表情痛苦，舌质淡红，苔薄黄而干，脉沉弱。

中医诊断：郁证（肝郁脾虚，气虚下陷）。

西医诊断：自主神经功能紊乱。

治法：升阳举陷，疏肝理气。

方药：黄芪50g 党参20g 柴胡15g 升麻15g 桔梗15g 知母15g 陈皮15g 花粉15g 麦冬15g 枣仁20g 茯神15g 石菖蒲15g 远志15g 五味子15g 生姜15g 大枣5枚 甘草15g

水煎，日1剂，早晚分服。嘱其调情志，防劳累，注意休息。

二诊 2010年3月24日。服用上方2周后，症状皆无，察其表情快乐，诊其舌质淡红，苔薄白，脉缓，临床治愈，嘱其停止用药，调节情志，注意休息。

按语 本案自主神经功能紊乱为现代医学功能性疑难病，多与情绪相关。张琪教授辨此患为肝郁气滞，胸中大气虚陷；因"胸中为气之所宗，肝经循行之分野"，情志不畅，肝气郁结，必致胸中气机阻滞；张锡纯谓："胸中之气，独名为大气者，诚以其能撑控全身，为诸气之纲领，包举肺外，司呼吸之枢机，故郑而重之曰大气。"又谓："是大气者，原以元气为根本，以水谷之气为养料，以胸中之气为宅窟者也。于肺气呼吸之外，别有气贮于胸中，以司肺脏之呼吸。"由此可见，胸中大气阻滞，必影响肺司呼吸之功能，而致肺气虚，亦即胸中大气虚，又肝郁则乘脾，脾虚则营卫化源不足，清阳不升而下陷，加重胸中大气虚，并下陷于脐上，郁而不宣，故见脐上有气堵感，短气不足以息、善太息；而以往医者不知病因，误认为气机不舒、气逆作喘，而升通气，降下气，则陷者益陷，故病情加重；因大气有撑持全身之功能，故此气一虚，即觉倦怠乏力；心在膈上，悬于大气之中，大气即陷，而心无所附，心失所养，故不寐；肝郁化火，火热扰心伤阴，故心烦，苔薄黄而干；脉沉弱无力为大气虚，脉推动鼓动不力之证；综上分析，本案病机为肝气郁结，胸中气机阻滞（大气阻滞），加之肝郁乘脾，脾虚水谷精微化源不足，脾不升清，致胸中大气虚而下陷于脐上，郁而不宣，同时肝郁日久化火，火热扰心伤阴所致；为本虚标实之证，以本虚为主，故治宜益气升阳举陷治本为主，佐以疏肝调气，滋阴清热除烦、养心安神，方用升陷汤加减。该方出自《医学衷中参西录》卷4："治胸中大气下陷，气短不足以息，或努力呼吸，有似乎喘；或气息将停，危在顷刻。"恰合本案。方中重用黄芪，即善补气，又善升气，加党参助其补气健脾之功；柴胡、升麻升阳举陷，助君药升提下陷之气，张锡纯谓："柴胡为少阳之药，能补大气下陷者自左上升；升麻为阳明之药，能引大气之陷者自右上升"，且柴胡还具有疏肝解郁，清肝胆之郁热之功；桔梗为药中之舟楫，能载诸药之力上达胸中，故用之为向导也；知母滋阴清热除烦，同时制黄芪之温燥；在此方基础上加陈皮行气健脾和胃，在大量升阳药中加之，意在使升中微降，使生不至于太过，且补而不滞；花粉、麦冬滋阴清热以润燥；枣仁、茯神、石菖蒲、远志、五味子养心安神；生姜、大枣益气温阳，助脾胃生化之源；全方共奏益气升阳举陷、疏肝调气，滋阴清热除烦，养心安神之功；使胸中大气得补、得升，脾气得健、化源充足，肝气得舒，气机调畅，升中微降，肝火得清，心有所养，则诸症自愈。由于辨证选方用药准确，故疗效显著，2周即愈。

张琪教授从医70余年，临证之时重用黄芪治疗疑难重症颇多，如重用黄芪治元气亏损过半偏于一侧之半身不遂、重症肌无力、治疗甲亢之属于气虚者、食饮、自汗等诸多疾病，可查阅张琪教授所著其他书籍，仅举一案，不一一列出。

3. 白芍

本品味酸苦，性微寒，养血荣筋，缓急止痛，柔肝安脾。

病案

王某，女，47岁，1997年4月19日初诊。

主诉：腹痛2年余，加重半年。

病史：2年前出现腹痛，发作时疼痛难忍，发作多在午夜12时左右，常剧痛不能入睡，曾经去北京、上海各大医院以及哈尔滨市医院系统检查均无结果，未确诊，半年前腹痛加重，曾用过中药亦未效。

初诊　腹痛如肠中牵拉样，其体瘦，面色青暗不泽，面容痛苦表情，舌润，边稍紫，脉象左右沉弦有力。胃镜检查无异常。

中医诊断：腹痛（肝郁气滞，兼挟血瘀）

西医诊断：胃肠神经功能紊乱

治法：柔肝健脾，活血止痛。

方药：桂枝20g　白芍50g　甘草25g　生姜20g　红枣5枚　当归20g　丹参20g　乳香10g　没药10g　玄胡15g　金铃子20g　白术15g　茯苓15g

水煎，日1剂，早晚分服。

二诊　1997年4月27日。服药后24日、25日两天仍腹满，但较轻，26日、27日腹未痛，夜间安稳入睡，自觉腹中气体下行，多矢气，腹中舒适觉松，大便日一行，较稀，舌脉如前。

方药：桂枝20g　白芍50g　甘草25g　金铃子15g　玄胡15g　砂仁15g　当归20g　丹参20g　乳香10g　没药10g　白术20g　茯苓20g　生姜15g　红枣5枚

水煎，日1剂，早晚分服。

三诊　1997年5月4日。服上方7剂，1周内腹基本未痛，仅有2次夜间小痛，很快即逝，腹中仍有气不通畅之感，似欲大便，但又不通畅，脉沉已无弦象，舌润苔白。继续用上方加川朴15g、枳实15g、广木香10g以行气。

四诊　5月11日。1周未腹痛，腹中宽松舒适，自述为2年来未有现象，大便日一行，脉象缓，舌正红薄苔，继以此方调治，又二次复诊腹痛已愈，未再发作，从而痊愈。

按语　本病案之腹痛，西医检查未发现有器质病变，本案疑难之处即在于此，似无下药之根据。张琪教授根据证脉全面综合分析为肝气乘脾证，用桂枝加芍药汤，重用芍药以敛阴柔肝，平肝气之亢逆，再用桂枝、生姜以温中，大枣、甘草以健脾甚为合拍，但因发病2年余，病入络，伴面色青，舌边紫，伴有血瘀淤阻，故用活络效灵丹原方加金铃子、元胡活血通络止痛，用后收效明显，同时伴有大便溏，故伍以白术、茯苓以健脾止泻，且木旺乘土，一面疏肝平木，一面又须培土健脾，术、苓尤须用之，三诊有气滞不通之感，又加川朴、枳实、木香以行气，二年余之腹痛，多方检查治疗，不仅无效，且未确诊，病人耗资甚巨，痛苦不堪，甚至丧失信心，如今几经治疗而痊愈。

刘草窗有痛泻要方（白术、白芍、陈皮、防风）治痛泻，其特征为腹痛即泻，吴鹤皋云："伤食腹痛，得泻便减，痛泻泻后痛不止，故责之土败木贼"。此方治木乘土之痛泻，其效甚佳，用此方常以重用芍药而取效，但白芍性味酸寒，于脾胃虚寒者不适宜。《伤寒论》谓："太阴为病，脉弱，其人续自便利，设当行大黄、芍药者，宜减之，以其人胃气弱，易动故也"。所以临证发现确有某些脾胃虚弱者用白芍后出现泄泻症状，故用芍药时常配以白术以健脾，则无此弊。

另张琪教授所创治痹十方，亦有重用芍药，缓急止痛，治疗筋脉拘急牵引作痛者，取得良效。

4. 柴胡

本品性味归经：性微寒、味苦、辛，归肝经、胆经，透表泄热，疏肝解郁，升举阳气。

病案

杨某，女，16岁，学生，2006年1月24日初诊。

主诉：反复发热15日。

病史：从1月9日发热，体温39℃，用退热药可暂时退热但随后即起，曾于哈尔滨医科大学某附属医院就诊，未明诊断确，应用多种抗生素无明显疗效。

初诊　发热前恶寒，现口干，唇焦紫，后背片状红斑，胸前亦有红斑，全身肌肉酸痛，舌红绛无苔，脉数。

中医诊断：温毒发斑（热毒入于营血）。

西医诊断：发热原因待查。

治法：清热凉血解毒。

方药：柴胡20g　桂枝15g　生石膏50g　水牛角30g　双花30g　连翘20g　丹皮15g　生地20g　玄参15g　大青叶15g　黄芩15g　薄荷15g　黄连10g　生草15g

水煎，日1剂，早晚分服。

二诊　2006年1月29日。服用上药5剂发热减退，体温37.3~37.8℃，昨日偶见38℃，全身起皮疹、瘙痒，全身乏力，下肢痛，舌红绛，脉数亦减。病情缓解，继续用前方化裁。

方药：生石膏50g　水牛角30g　双花30g　连翘20g　柴胡20g　荆芥15g　大青叶15g　黄芩15g　生地20g　玄参15g　麦冬15g　蝉蜕15g　薄荷15g　丹皮15g　黄连10g　生草15g　僵蚕15g

水煎，日1剂，早晚分服。

三诊　2006年2月14日。发热已经平稳，在一日之中时起时伏，起时38℃，持续1~2小时即自行热退，发热时仍出红斑，但是一经不热时即止，饮食正常，大便正常，血常规白细胞20×10^9/L下降到10.5×10^9/L，血红蛋白101g/L，脉小数，舌红润。

方药：荆芥15g　薄荷15g　双花50g　连翘20g　生地20g　玄参15g　生石膏50g　水牛角30g　麦冬15g　丹皮15g　赤芍15g　僵蚕15g　桃仁15g　黄连10g　柴胡15g　蝉蜕15g　生草15g

水煎，日1剂，早晚分服。

四诊　2006年2月19日。发热已退，从2月16日起未发热，但周身仍起皮疹成片、瘙痒，咽干有痰，口苦，大便日一次，小便因为饮水少而黄，胃脘部不适，食量多即胀，精神状态好，舌转紫润，脉滑。

方药：荆芥15g　蒺藜15g　防风15g　蝉蜕15g　苦参15g　升麻15g　白鲜皮20g　生地20g　丹皮15g　水牛角30g　赤芍15g　双花30g　连翘20g　大青叶15g　柴胡15g　麦冬15g　玄参15g　生草15g　皂刺10g

水煎，日1剂，早晚分服。

五诊　未发热，周身皮疹消退，二便正常，无不适感。

按语　发热可以发生于许多疾病的发展过程中，本案为现代医学无明显原因的发热。因发热前有恶寒症状，故中医辨证仍为外感发热，但疑难之处是否辨证准确，用药得法。本病高热半月余，口干，唇焦紫，前胸、后背片状红斑，舌红绛无苔，脉数，故张琪教授辨证为热毒入营血，方用《温病条辨》的清营汤加减以清热凉血解毒。本案为柴胡与生石膏合用之法，柴胡、桂枝解肌发汗、透邪外出，共奏清热凉血解毒透邪之功；生石膏、水牛角、丹皮、生地清热凉血；双花、连翘清热解毒、轻宣透邪，"入营由可透热转气"，临床应结合舌脉证仔细辨证，方能药中肯綮而收显效。

临床运用透邪法的关键是柴胡的使用。世人多有"柴胡性燥劫阴"之说，因此在治疗热病时常避之不用。张琪教授认为柴胡具有疏解肝胆、畅利三焦的作用，为枢机之剂。三焦气机不畅，升降出入之机始阻，伏邪不得宣泄透达，才致发热不退、热势缠绵。治疗时清热祛邪固不可无，"而伐树寻根，终必求其致病之因，以拔其本，则谓非柴胡之力不可也"。柴胡虽疏解邪气，能开气分之结，但不能清气分之热，故伍黄芩协之以清热，热甚者加用生石膏。凡临床表现发热恶寒，苔白脉浮数，恶心欲吐者，皆可用小柴胡汤加减化裁，不必局限于往来寒热者。临床上重用柴胡，剂量一般皆在20g以上，通过大量病例观察，不仅未见劫阴助热之弊，且屡用屡效，足见柴胡为退热之良药。

三、药 对 举 隅

1. 三七、阿胶

三七出自《本草纲目》，释名山漆、金不换，古时亦称昭参、血参、人参三七、田三七、三七参，性温、味甘、微苦、无毒，归肝、胃、心、肺、大肠经，功能止血、散血、定痛，主治跌仆瘀肿，胸痹绞痛，癥瘕，血瘀经闭，痛经，产后瘀阻腹痛，疮痈肿痛诸证。三七有"止血神药"之称，散瘀血，止血而不留瘀，对出血兼有瘀滞者更为适宜。《本草纲目新编》谓："三七根，止血之神药也。无论上、中、下之血，凡有外越者，一味独用亦效，加入于补气补血药中则更神。盖此药得补而无沸腾之患，补红得此而有安静之休也。"《玉楸药解》谓："和营止血，通脉行瘀，行瘀血而健新血。凡产后、经期、跌打、痈肿，一切瘀血皆破；凡吐衄、崩漏、刀伤、箭伤，一切新血皆止。"《医学衷中参西录》谓："三七，诸家多言性温，然单服其末数钱，未有觉温者。善化瘀血，又善止血妄行，为血衄要药。"

阿胶性味甘、平，入肺、肝、肾经，功能滋阴润肺，补血止血，定痛安胎，主治血虚萎黄，眩晕心悸，为治血虚的主药，对吐血、便血、崩漏、阴虚咳嗽、虚烦不眠、阴虚发热等均可应用。《本经疏证》谓："瀒血之源，洁水之流。"《药徵》谓："主治诸血证。"《本草纲目》谓："疗吐血、衄血、血淋、尿血、肠风、下痢。"

因三七能活血止血，阿胶可育阴止血，故张琪教授常用此二药配对使用治疗慢性肾小球肾炎之尿血，病程较长，证属血瘀阴虚之者。

2. 赤石脂、儿茶

赤石脂，别名赤符、红高岭、赤石土、吃油脂、红土，性甘、涩、酸、温，无毒，功能涩肠、收敛止血、收湿敛疮、生肌，主治久泻、久痢、便血、脱肛、遗精、崩漏、带下、溃疡不敛、湿疹、外伤出血诸证。《本草从新》谓："赤石脂，细腻黏舌者良，赤入血分，白入气分"。《日华子本草》谓："治泻痢，血崩带下，吐血衄血。"《本草纲目》谓："五色脂，涩而重，故能收湿止血而固下。"

儿茶，性苦、涩，微寒，归肺经，功能收湿生肌敛疮，主治溃疡不敛，湿疹，口疮，跌仆伤痛，外伤出血诸证。《医学入门》谓："消血，治一切疮毒。"《本草正》谓："止消渴，吐血，衄血，便血，尿血，湿热痢血，及妇人崩淋，经血不止。"

　　赤石脂、儿茶二药均有收涩之效用，张琪教授用此治疗肾小球肾炎血尿患者病程较长，缠绵不愈者有较好疗效。

病案 1

王某某，女，34 岁，2012 年 2 月 17 日初诊。

主诉：活动后腰背酸，尿色黄。

病史：该患 2011 年 10 月体检时化验尿常规：尿蛋白（−）；潜血 3+；红细胞：50 个以上/HP，诊断为隐匿性肾小球肾炎，于多家医院门诊诊治未见明显好转。

初诊　胸闷，气短，乏力，手心热，咽红，咽痛，困倦，活动后腰背酸，尿色黄，舌尖红，苔白，脉滑。2012 年 2 月 15 日化验尿常规：尿蛋白（−）；潜血 3+；红细胞：50 个以上/HP。

中医诊断：尿血（气阴两虚，热毒蕴结）。

西医诊断：隐匿性肾小球肾炎。

治法：滋阴凉血，清热解毒，收涩止血。

方药：生地 20g　牡丹皮 15g　水牛角 20g　蒲黄 15g　地锦 15g　荠菜 20g　金荞麦 20g　仙鹤草 20g　赤石脂 20g　儿茶 15g　侧柏叶 20g　山萸肉 20g　枸杞子 20g　三七 10g　阿胶 15g　血余炭 20g　地榆炭 20g　乌梅炭 15g　知母 15g　川柏 15g　甘草 15g

水煎，日 1 剂，早晚分服。

二诊　2012 年 4 月 13 日。病人胸闷，气短，乏力，手心热，咽红，咽痛，困倦，腰背酸等诸症缓解，尿色转清，舌尖红，苔白，脉细滑。2012 年 4 月 12 日化验尿常规：尿蛋白（−）；潜血 2+；红细胞 50 个以上/HP。

方药：生地 20g　熟地 20g　山萸肉 20g　生山药 20g　茯苓 15g　牡丹皮 15g　泽泻 15g　知母 15g　川柏 15g　三七 10g　阿胶 15g　水牛角 20g　荠菜 20g　金荞麦 20g　赤石脂 15g　侧柏叶 20g　地榆炭 20g　蒲黄 15g　乌梅炭 15g　甘草 15g　仙鹤草 20g

水煎，日 1 剂，早晚分服。

三诊　2012 年 5 月 11 日。病人偶尔腰酸，乏力好转，近日咽痛加重，咽峡红，舌红，苔厚，脉细滑。2012 年 5 月 10 日化验尿常规：尿蛋白（±）；潜血 2+；红细胞：50 个以上/HP。

方药：金荞麦 30g　山豆根 20g　重楼 30g　生地 20g　熟地 20g　山萸肉 20g　生山药 20g　茯苓 20g　牡丹皮 15g　泽泻 15g　茜草 20g　海螵蛸 20g　知母 15g　川柏 15g　三七 10g　阿胶 15g　水牛角 20g　地榆炭 20g　乌梅炭 15g　赤石脂 20g　侧柏叶 20g　白芍 20g　甘草 15g

水煎，日 1 剂，早晚分服。

四诊　2012 年 6 月 8 日。病人近期感冒，乏力，手心热，咽红，困倦，眼皮及脚浮肿，尿色深，脉数。2012 年 6 月 7 日化验尿常规：尿蛋白（−）；潜血 3+；红细胞：25～30 个/HP。

方药：金荞麦 30g　山豆根 20g　重楼 30g　生地 20g　茜草 20g　仙鹤草 30g　海螵蛸 20g　山萸肉 15g　枸杞子 20g　茯苓 20g　牡丹皮 15g　泽泻 15g　知母 15g　川柏 15g　三七 10g　阿胶 15g　地榆炭 20g　赤石脂 20g　侧柏叶 20g　白芍 20g　当归 20g　甘草 15g

水煎，日 1 剂，早晚分服。

五诊　2012 年 7 月 6 日。病人手心热，脚痛，头晕，咽红，腰痛，舌淡红，苔薄白，脉细滑。化验尿常规：潜血 3+；红细胞：10～15 个/HP。

方药：生地 20g　熟地 20g　山萸肉 20g　生山药 20g　茯苓 15g　泽泻 15g　知母 15g　川柏 15g　三七 10g　阿胶 15g　生地榆 20g　焦栀子 20g　侧柏叶 20g　海螵蛸 20g　茜草 20g　牡丹皮 15g　地榆炭 20g　赤石脂 20g　仙鹤草 30g　半枝莲 20g　麦冬 15g　炙甘草 15g　玄参 15g　重楼 30g　金荞麦 30g　山豆根 20g

水煎，日1剂，早晚分服。

六诊 2012年8月3日。病人手心热，脚痛，头晕，无咽痛，仍咽红，腰痛，舌淡红，苔薄白，脉细滑。化验尿常规：尿红细胞：5～8个/HP。

方药：生地20g 熟地20g 山萸肉20g 生山药20g 白芍20g 枸杞子20g 知母15g 川柏15g 三七10g 阿胶15g 生地榆20g 焦栀子15g 侧柏叶20g 牡丹皮15g 茜草20g 地锦20g 天花粉15g 赤石脂20g 荠菜20g 半枝莲20g 麦冬20g 甘草15g 玄参15g 重楼30g 金荞麦30g 山豆根30g 赤石脂15g 儿茶15g

水煎，日1剂，早晚分服。

病案2

李某，女，30岁，2012年8月17日初诊。

主诉：双下肢浮肿3年。

病史：3年前因双下肢浮肿，化验尿常规：尿蛋白3+；潜血3+；红细胞：40～50个/HP，血浆白蛋白<30g/L，诊断肾病综合征，曾服用骁悉、美卓乐1年半，现已经停服。

初诊 乏力，咽痛，气短，舌红，苔薄，脉滑略数。2012年8月16日化验血脂：三酰甘油：2.03μmol/L，尿酸409.6μmol/L；尿常规：尿蛋白3+；潜血3+；红细胞：20～30个/HP。

中医诊断：尿浊（气阴两虚，湿热内蕴）。

西医诊断：肾病综合征。

治法：益气养阴，清热利湿，凉血止血。

方药：黄芩15g 柴胡15g 半夏15g 杏仁15g 枳壳15g 双花30g 连翘20g 滑石15g 土茯苓30g 草薢20g 三七10g 阿胶15g 藕节20g 地榆20g 仙鹤草30g 蒲黄15g 生地20g 黄芪50g 太子参20g 石莲子15g 地骨皮15g 枸杞子20g 女贞子20g 旱莲草20g 甘草15g

水煎，日1剂，早晚分服。

二诊 2012年8月31日。病人18日发热38.4℃，出现肉眼血尿，现症周身乏力，腰疼，自汗出，舌体大，舌红紫，苔白，脉细数。2012年8月29日化验尿常规：尿蛋白3+；潜血3+；红细胞：25～40个/HP。

方药：双花30g 连翘20g 侧柏叶30g 藕节20g 小蓟30g 白茅根20g 地榆20g 贯众20g 三七10g 黄芪30g 太子参20g 石莲子20g 地骨皮15g 柴胡15g 茯苓15g 麦冬15g 车前子15g 茜草20g 天花粉15g 甘草15g

水煎，日1剂，早晚分服。

三诊 2012年9月28日。病人乏力，腰酸，易疲劳，晨起眼睑浮肿，下肢浮肿，舌紫，苔白干，脉沉无力。2012年9月27日化验血脂：三酰甘油2.03μmol/L；尿常规：尿蛋白2+；潜血3+；红细胞：20～30个/HP。

方药：山萸肉20g 熟地25g 生山药20g 茯苓20g 黄芪40g 党参20g 牡丹皮15g 泽泻15g 石莲子20g 地骨皮20g 柴胡15g 麦冬15g 车前子15g 茜草20g 海螵蛸20g 地榆20g 贯众20g 三七10g 阿胶15g 侧柏叶20g 小蓟30g 藕节20g 赤石脂20g 儿茶15g 土茯苓20g 薏苡仁20g 五加皮15g 冬瓜皮30g 连翘20g 甘草15g

水煎，日1剂，早晚分服。

按语 肾小球肾炎临床表现为肉眼血尿或镜下血尿者，现代医学无特效疗法，属疑难病种，而中医辨证属"血证"范畴，病因病机主要为气虚不摄和血热妄行，故治疗上多以益气固摄，凉血止血为主，其余加减则据医师自己经验各有不同。病例1患者病程4个月，首诊热毒蕴结之象明显，故拟方以清热解毒，凉血止血为主，佐以三七、阿胶活血化瘀，育阴止血，赤石脂、儿茶收涩止血，二诊患者尿色转清，为热毒清解之象，故拟方以滋肾阴清热解毒为主，配以三七、阿胶、赤石脂、儿茶继以前效；病例 2 患者病史 3 年，蛋白尿、血尿均有，正气已虚，故张琪教授首诊则以益气养阴，清热解毒，凉血止血以标本同治，亦加入三七、阿胶、赤石脂、儿茶发挥活血化瘀，育阴止血，收涩止血之效；此两例患者病情均因外感反复，张琪教授据此酌加清热解毒之品用以除外邪，但仍用三七、阿胶、赤石脂、儿茶之品，且疗效较好，红细胞数量均有减少，此为张琪教授大方复法临证之时的运用，可见血尿（尿血）患者病程较长者，外感之时，除清热解表之外，活血化瘀、育阴止血、收涩止血之法亦可应用，而无敛邪之弊，虽为药对，可单使用，亦可联合使用。

3. 草果仁、大黄

草果仁味辛，性温，归脾、胃经，能燥湿散寒，除痰截疟。《本草正义》：草果，辛温燥烈，善除寒湿而温燥中宫，故为脾胃寒湿主药。《饮膳正要》载草果仁：治心腹痛，止呕，补胃，下气。

大黄味苦，性寒，归脾、胃、大肠、肝、心经，能泻下攻积，清热泻火，止血，解毒，活血祛瘀。《医学衷中参西录》：大黄，味苦、气香、性凉，能入血分，破一切瘀血，为其气香，故兼入气分，少用之亦能调气，治气郁作疼。《本草正义》：大黄，迅速善走，直达下焦，深入血分，无坚不破，荡涤积垢，有犁庭扫穴之功。

病案

苏某，女，67 岁，2006 年 3 月 10 日初诊。

主诉：倦怠乏力 8 年，恶心 15 日。

病史：8 年前因倦怠乏力化验肾功能异常，虽经多方治疗，病情未得到控制。15 日前出现恶心，故来诊。

初诊 呕恶，无食欲，口干，口苦，大便 2～3 次/日，全身瘙痒，舌质红，苔黄厚而腻，脉滑数。BP：120/80mmHg。肾功能：Scr 713.6μmol/L，BUN 22.26mmol/L，Hb 83g/L，RBC 2.65×10^{12}/L。

中医诊断：湿浊化热，胃热阴亏。

西医诊断：慢性肾盂肾炎，慢性肾衰竭（尿毒症期）。

治法：清胃热，养胃阴，化湿浊。

方药：生地 20g 茵陈 15g 黄芩 15g 枳壳 15g 石斛 20g 麦门冬 15g 砂仁 15g 草果仁 15g 白豆蔻 15g 甘松 15g 黄连 10g 大黄 10g 藿香 15g 紫苏 15g 苦参 15g 地肤子 20g 白鲜皮 20g 桃仁 20g 山茱萸 20g 菟丝子 20g 枸杞 20g 白术 20g

水煎，日 1 剂，早晚分服。

二诊 2006 年 3 月 30 日。服上方 20 剂，食欲好转，呕恶，身痒俱轻，仍口苦，大便 3 次/日，头晕，睡眠差，舌质红，苔黄腻，脉弦滑小数。Scr 658μmol/L，BUN 26.15mmol/L；Hb 99g/L。辨证同前，继以上方加减治疗。

方药：生地 20g 茵陈 15g 黄芩 15g 枳壳 15g 石斛 20g 麦门冬 15g 砂仁 15g 草果仁 15g 白豆蔻 15g 紫苏 15g 白术 20g 藿香 15g 半夏 15g 陈皮 15g 竹茹 15g 菊花 20g 苦参 15g 地肤子 20g 白鲜皮 20g 川芎 20g 桃仁 20g

水煎，日 1 剂，早晚分服。

三诊 2006 年 4 月 21 日。食欲佳，未出现呕恶，身痒，仍口干口苦，头晕，大便 2 次/日，溲频。舌体胖大，质红起芒刺，苔薄白而干。肾功能：Cr 626.4μmol/L；BUN 25.3mmol/L，Hb 98g/L。继以上方加黄芪、太子参、桃仁、红花、赤芍、丹参、葛根、川芎等，清胃热，养胃阴，化湿浊，益气活血。

方药：生地20g　茵陈15g　黄芩15g　枳壳15g　石斛20g　麦门冬15g　黄连15g　藿香15g　紫苏15g　草果仁15g　半夏15g　陈皮15g　竹茹15g　大黄10g　公丁香10g　龙胆草15g　菊花15g　车前子20g　瞿麦20g　萹蓄20g　黄芪30g　太子参20g　桃仁20g　丹参20g　红花15g　葛根15g　赤芍15g

水煎，日1剂，早晚分服。

四诊　2006年5月12日。食纳佳，仍头晕头胀，乏力，夜尿频。舌苔白。上方减藿香、竹茹、菊花、瞿麦、萹蓄、车前子，因患者夜尿频，故在上方的基础上加熟地、山茱萸等补肾之品。

方药：生地20g　茵陈15g　黄芩15g　枳壳15g　石斛20g　麦门冬15g　黄连15g　紫苏15g　草果仁15g　半夏15g　陈皮15g　大黄10g　公丁香10g　龙胆草15g　桃仁20g　赤芍15g　红花15g　葛根15g　丹参20g　黄芪30g　太子参20g　熟地20g　山茱萸20g

水煎，日1剂，早晚分服。

五诊　2006年6月1日。仍觉头晕，大便1次/日，口干，口中有异味。治疗同前，上方减陈皮、龙胆草，加川芎、决明子、甘草。

方药：生地20g　茵陈15g　黄芩15g　枳壳15g　石斛20g　麦门冬15g　黄连15g　紫苏15g　草果仁15g　半夏15g　大黄10g　公丁香10g　决明子15g　黄芪30g　太子参20g　桃仁20g　赤芍15g　丹参20g　川芎15g　红花15g　葛根15g　熟地20g　山茱萸20g　甘草15g

水煎，日1剂，早晚分服。

此后，主要以补肾益气，化湿浊治疗，2006年8月25日Scr 542μmol/L，2006年11月17日Scr 584μmol/L，病情较稳定。

按语　本案西医诊断为慢性肾衰竭，属疑难病种，张琪教授创制补脾肾，化湿浊，解毒活血法治疗此病取得较好疗效。此患初诊时以恶心等湿浊瘀血证为主，故选方以甘露饮合用活血解毒之品。其中配伍当中即有草果仁、大黄这一药对。张琪教授认为草果仁辛散温通、燥烈，在辛开湿浊药中当属首选药物，善除脾胃之寒湿。大黄大苦大寒，性禀直遂，既清解血分热毒，又善泻中下二焦之湿热。慢性肾衰氮质潴留湿毒内蕴，非草果仁此辛温燥烈之品不能除，然湿瘀化热又必须伍以大黄以泄热开痞，故此药对慢性肾衰竭属湿热毒邪壅结者尤为适宜，但应注意用量不宜过大，过量则有燥烈辛散之弊。

草果仁常用量为10～15g，大黄常用量为5～10g。但需要注意的是慢性肾衰竭中晚期证情复杂，寒热夹杂，虚实并见，故脾胃寒湿者应慎用，以免加重脾阳虚衰，化源匮乏，病情加重。

4. 桃仁、大黄

桃仁味苦、甘，性平，归心、肝、大肠经，能活血祛瘀，润肠通便。《用药心法》：桃仁，苦以泄滞血，甘以生新血，故凝血须用。又去血中之热。《本经逢原》：桃仁，为血瘀血闭之专药。苦以泄滞血，甘以生新血。《本草经疏》：桃仁性善破血，散而不收，泻而无补，过用之，及用之不得其当，能使血下不止，损伤真阴。

病案

李某，女，19岁，2001年12月15日初诊。

主诉：尿血时轻时重1个月。

病史：患者系某大学学生，据述1个月前参加学校义务劳动后，感冒发热恶寒，体温38.7℃，随之出现肉眼血尿伴有全身酸痛、头痛、咽痛。因两年前曾患过血尿经我院治愈，遂来我院门诊求治。曾用青霉素治疗，肉眼血尿消失，给予清热止血之品治疗反复不效，动员其做病理检查，经某医院病理检查，结果显示 IgA 肾病。

初诊　尿检镜下红细胞 50 个以上/HP，蛋白（+），舌尖红，脉象滑数。

中医诊断：尿血（邪热内壅，损伤血络）。

西医诊断：IgA 肾病。

治法：清热解毒，活血化瘀。

方药：生地 20g　玄参 15g　焦栀 15g　黄芩 15g　银花 30g　连翘 20g　桃仁 15g　大黄 5g　白茅根 30g　小蓟 30g　侧柏叶 20g　丹皮 15g　甘草 15g

水煎，日 1 剂，早晚分服。

二诊　2001 年 12 月 22 日。服药 7 剂后咽痛、全身酸痛明显减轻，尿蛋白（±），红细胞 30～40 个/HP，潜血（3+），舌尖仍红赤，脉滑，大便尚可，小便色深黄。经 4 次复诊服药 40 余剂，有时镜下血尿明显好转，红细胞 4～5 个/HP，但不久又出现 30～40 个/HP，起伏不定，腹稍不适，大便每日 1 次不溏，原方加地锦草 30g、荠菜 20g，又经 2 个月治疗服药 30 余剂，红细胞 2～5 个/HP，嘱暂停药观察。2002 年 8 月复查尿常规红细胞阴性，疗效巩固，病情从而缓解。

按语　IgA 肾病是慢性肾脏病中较为常见的一种疾病，临床以肉眼血尿或镜下血尿为主，亦有表现为蛋白尿或慢性肾衰竭者，病属疑难病种，不易治愈。此病例辨证属邪热内壅，损伤血络，迫血妄行外溢。常症见于 IgA 肾病发热咽痛或咽部红赤，扁桃体肿大，五心烦热，大便秘结或黏滞不爽，肉眼血尿或镜下血尿，蛋白（+～++）或（-），舌尖红，苔薄少津，脉滑数有力。故治以清热凉血化瘀法。方用清热解毒饮，本病属邪热损伤血络，邪热甚则耗伤阴液，故多兼咽痛（慢性咽炎），故用生地黄、黑玄参滋阴清热利咽，清咽；银花、连翘、焦栀、黄芩清热解毒；侧柏叶、白茅根、小蓟清热凉血止血；IgA 肾病血尿的发病中瘀血是病情加重不可忽视的因素，亦是病损加重的指征。出血之症，其出血必留瘀，瘀血不除则血难止。IgA 肾病血尿病程较长，"久病入络"，奠定了血尿瘀血产生的基础理论。张琪教授多年临床经验发现，诸多止血方法无效的情况下，改用活血止血方药，可取得良好效果，并指出无论实证、虚证，有离经之血必有瘀滞，如唐容川所说："离经之血，虽清血鲜血，亦是瘀血。"在分析病机确定治则时，必须注意瘀血问题，故用大黄、桃仁活血化瘀。全方滋阴利咽，清热解毒，凉血止血，活血化瘀，四法合用相辅相成。

第三章　常见内科疑难病治验传真

第一节　痹证（类风湿关节炎）

现代医学认为类风湿关节炎（RA）是一种以慢性多关节炎症为主要表现的全身性自身免疫性疾病，病变主要侵犯关节滑膜，其次为浆膜、心、肺、动脉、神经、眼等结缔组织；除关节炎外，还可引起心包炎、心肌炎、胸膜炎、间质性肺炎、肾淀粉样变，眼部疾患（如巩膜炎、虹膜炎），并发血管炎以及周围神经损害等，是一种广泛的结缔组织病，因此又称之为类风湿病。类风湿关节炎常侵犯多个关节，从手、足、腕等小关节起病，呈对称性，具有慢性、反复发作、致残率高的特点。本病首发症状常在关节，表现为关节晨僵、肿痛，以近端指间关节、尤其中指指间关节最为多见，上肢比下肢常见，多呈对称性，持续数周，可有间歇性、游走性表现，常伴低热、疲乏、无力、周身不适，食欲不振和体重下降等。其病理变化特点为关节滑膜慢性炎症，滑膜增生，炎症细胞浸润，肉芽肿形成，软骨及骨组织侵蚀，最后关节结构破坏，关节功能丧失。类风湿关节炎的病因尚不明确，一般认为是由多种因素诱发机体的自身免疫反应而致病，如遗传因素、感染因素（包括病毒、细菌）等。

祖国医学认为类风湿性关节炎属于痹证的范畴。《素问·痹论》对痹证的病因、病机、分类做了经典的论述。认为"风寒湿三气杂至，合而为痹也"，阐明了痹证是由于风寒湿侵犯人体，留滞肌肉经络，导致气血闭阻，从而引起关节疼痛、麻木、酸楚、屈伸不利等症状的一类疾病。同时又指出"五脏皆有合，病久而不去者，内舍于其合也"，说明古人也把本病看作是一种全身性疾病。但痹证这一概念，几乎包括了现代医学所指的各种关节疾病，如风湿性关节炎、类风湿关节炎、强直性脊柱炎、骨性关节病、痛风等，而这些疾病的病因、病理、临床表现及预后相差很大。因类风湿关节炎的不良预后故应与一般的痹证相区别，又归属于痹证之"顽痹"、"白虎历节"、"骨痹"、"历节风"等病范畴。

张琪教授认为此病多虚多瘀，肝肾、气血亏虚为本，风寒湿邪或分或合而为病，日久必合有血脉经络不通之证。治疗多以培补脾肾为基础酌加活血祛湿，通络搜剔之品。

张琪教授诊治痹证特点可概括为以下几点。

一、驱邪不忘扶正

张琪教授常于独活寄生汤、黄芪桂枝五物汤等基础上适当加用参、芪、归、芍或熟地、狗脊、续断、牛膝等益气养血，调补肝肾之品以扶正。

病案

徐某，女，32岁，2010年6月12日初诊。
主诉：关节冷痛反复发作3年余。

病史：类风湿关节炎病史 3 年。患者每年春天出现腕关节僵硬，屈伸不利，影响正常生活。

初诊 手指关节变形，晨僵明显，关节部位发凉，关节疼痛、活动不利，舌质淡红，苔润，脉沉。

中医诊断：骨痹（风寒外袭，血络痹阻）。

西医诊断：类风湿关节炎。

治法：驱风散寒，和血通络。

方药：独活寄生汤合黄芪桂枝五物汤加减：

牛膝 15g 地龙 15g 防己 15g 川芎 15g 秦艽 15g 羌活 10g 当归 20g 黄芪 30g 知母 15g 赤芍 15g 青风藤 30g 全虫 10g 牛膝 25g 五加皮 15g 桂枝 10g 制川乌 10g 甘草 15g

水煎，日 1 剂，早晚分服。

二诊 2010 年 6 月 19 日。服药 7 剂后，症状减轻，腕关节疼痛减轻，手指关节改善不明显，仍节红、微肿，舌脉无明显变化。通过祛除风寒、和血通络已初步收效，继以上方加狗脊、续断以补肝肾、强筋骨，加附子增强其走窜之性。

方药：牛膝 15g 地龙 15g 防己 15g 川芎 15g 秦艽 15g 羌活 10g 当归 10g 黄芪 30g 知母 15g 赤芍 15g 青风藤 30g 全虫 10g 牛膝 25g 五加皮 15g 桂枝 10g 制川乌 10g 甘草 15g 狗脊 15g 续断 20g 附子 5g

水煎，日 1 剂，早晚分服。

三诊 2010 年 7 月 4 日。连续服上方 14 剂后，诸关节疼痛显著减轻，汗出，关节冷凉症状大减，手指关节屈伸灵活，手足不温。此邪气大除，关节血络通畅，宜加强补气血、益肝肾、强筋骨扶正之品，以扶正祛邪兼顾治疗。

方药：牛膝 15g 地龙 15g 防己 15g 川芎 15g 秦艽 15g 羌活 10g 当归 10g 黄芪 30g 知母 15g 赤芍 15g 青风藤 30g 全虫 10g 牛膝 25g 五加皮 15g 桂枝 10g 制川乌 10g 狗脊 15g 续断 20g 附子 5g 千年健 15g 鸡血藤 20g 甘草 15g

水煎，日 1 剂，早晚分服。

四诊 2010 年 7 月 24 日。患者症状缓解明显，偶有轻微麻木感，可做正常家务，但接触常温水症状加重。因水乃阴寒之性，此病因寒湿而起引邪发病，嘱患者近期勿近水寒。此方再服 7 剂巩固疗效。

按语 此病人西医诊断类风湿关节炎。腕指关节受限为主，关节屈伸僵痛、变形，晨僵，关节屈伸不利，畏寒、无红肿、病势缠绵 3 年不愈，舌质淡红，苔润，脉象沉。中医诊断属于痹证中之骨痹，辨证为风寒湿邪侵袭，深入骨骼，血络痹阻所致，以驱风寒湿邪、和血通络法治疗。初服 7 剂，关节痛减肿消，活动功能均明显好转，乃探路之法。效则续二诊之方，加入狗脊、续断、附子。连同前方中黄芪、当归补肝肾、强筋骨、益气血之品主治，正邪兼顾，附子走窜之性最强，引药而达四末继而收到明显效果。之后续用前方巩固疗效并嘱患者起居注意，病情从而获得缓解。

二、注重祛湿通络

湿性黏滞缠绵，酸痛重着，湿留关节则肿胀，苔白腻，脉濡。张琪教授重视除湿通络，如用防风、羌活、桂枝、麻黄等祛风胜湿；用萆薢、薏苡仁、防己、茯苓轻宣淡渗除湿，使经气宣通；用泽泻、茯苓、茵陈、猪苓、苦参、黄柏清利湿热；用白术、茯苓健脾除湿。

病案

张某，女，38 岁，2001 年 8 月 1 日初诊。

主诉：关节热痛反复 6 年余，近 1 周加重。

病史：患者类风湿关节炎病程 6 年，曾用免疫抑制剂治疗效果不显，近 1 周复发，欲求治于中医，今日来诊。

初诊 周身关节热痛、以膝关节为著，身微热，舌紫暗，苔白腻，脉弦数。

中医诊断：痹证（湿热内蕴，痰瘀互结）。

西医诊断：类风湿关节炎。

治法：清热利湿，活血化瘀。

方药：上中下通用痛风方加减：

苍术 15g　黄柏 15g　桂枝 15g　防己 20g　威灵仙 15g　桃仁 15g　红花 15g　胆草 10g　羌活 15g　白芷 15g　川芎 15g　神曲 15g　青风藤 30g　地龙 15g　知母 15g　牛膝 15g　丹参 20g　甘草 15g

水煎，日 1 剂，早晚分服。

以此方调治半年，调治期间患者关节疼痛加重，屈伸不利时，曾加蜈蚣 2 条、土虫 10g、乌蛇 15g、山龙 30g、甲珠 10g、全虫 10g、白芍 20g、炙川乌 10～15g，关节痛好转明显，患者伴有乏力倦怠，加用黄芪 30g、党参 20g、枸杞子 20g 等。

至半年后，病人关节疼痛已不明显，屈伸自如，已上班工作。

按语 此类痹证，关节肌肉疼痛肿胀，缠绵不愈，反复发作，甚则变形，或见皮下结节红斑，颜色紫暗或肢节疼痛如锥刺，此乃湿、痰、瘀、热交织壅滞经络关节，气血流行不畅所致。治疗非单一祛风寒湿所能奏效，必须清化痰瘀，逐湿祛痰，使痰瘀得去、湿热得清、气血周流、经络宣通。张琪教授常用上中下通用痛风方治疗，以黄柏、苍术、胆草清热除湿，桃仁、红花活血化瘀，天南星、威灵仙逐痰通痹，防己、羌活、白芷疏风胜湿。酌加青风藤、地龙通络止痛，川芎、神曲行气舒郁祛瘀。诸药配伍，疏散风湿、化痰通络、清利湿热、活血祛瘀，上中下通用，疗效颇佳。尤以加用诸虫类药后，关节痛及屈伸不利明显大减，连续服药而获痊愈。

三、热痹多见，常用清热通络之法

张琪教授常用大秦艽汤加用清热除湿之品如防己、苡仁、萆薢、黄柏、苍术、山龙、地龙、知母等。

病案

冷某，男，28 岁，2012 年 9 月 23 日就诊。

主诉：左侧下肢不遂 2 年余。

病史：患病 2 年余，左侧臀部连及下肢拘急疼痛，酸软乏力，沉重难支，步履艰难。

初诊 左侧臀部连及下肢拘急疼痛，酸软乏力，尿色黄如浓茶，舌苔厚腻，脉滑有力。

中医诊断：热痹（湿热伤筋）。

西医诊断：坐骨神经痛。

治法：清热利湿，舒筋活络。

方药：大秦艽汤加减：

秦艽 15g　独活 15g　羌活 15g　当归 20g　赤芍 20g　川芎 10g　生地 20g　防风 10g　白芷 10g　玄参 15g　葛根 25g　甘草 7g

水煎，日 1 剂，早晚分服。

服药 4 剂时，左下肢拘急疼痛大减，轻便有力，尿色转淡。舌苔厚腻见化，湿热已有渐退之佳兆；继续服至 10 剂时左下肢疼痛及沉重感已基本消失，但不耐劳累，走路多时仍感酸痛，继以前方加枸杞子 20g、菟丝子 20g、熟地 20g 以补益肝肾。服药 14 剂，患肢已恢复如常，走路多亦无酸软乏力之感，遂停药观察，随访已痊愈。

四、久病多瘀，常用活血通络之品

张琪教授推崇王清任瘀血致病说和叶天士"久病入络"说，常用身痛逐瘀汤加减。

> 张老曾治一李姓女患，该患双下肢疼痛 2 个月余，步履艰难，两膝关节疼痛尤甚。初诊时双下肢疼痛，肤色正常，无红肿，但有冷感，脉象左右沉滑，舌边紫暗，薄苔。西医诊断为"风湿性关节炎"，中医辨证为"痹证、血脉痹阻证"，当治以活血化瘀，通络止痛。方用身痛逐瘀汤加减：
>
> 牛膝 15g　地龙 15g　羌活 15g　秦艽 15g　香附 15g　当归 15g　川芎 10g　苍术 15g　黄柏 15g　灵脂 15g　红花 15g　黄芪 20g　桃仁 15g
>
> 水煎，日 1 剂，早晚分服。
>
> 服药 4 剂，两下肢疼痛明显减轻，但仍不能下地活动。此为邪渐去瘀血初通，病有转机，继服 4 剂，疼痛继续减轻，已能下地走百步左右，继以前方加鸡血藤 30g，又服 4 剂，两下肢痛基本消失，能步行较远路程。后以调理气血之剂而愈。

五、顽　痹

"顽痹"为病，湿、痰、瘀、热交织壅滞经络关节，气血流行不畅所致。治疗非单一祛风寒湿所能奏效，必须清化痰瘀，逐湿祛痰综合以治，使痰瘀去、湿热清、气血周流，经络则宣通。

病案

曲某，女，35 岁，1998 年 4 月 17 日初诊。

主诉：关节肿痛变形 1 年余。

病史：患者 1 年前出现足关节痛，未在意，逐渐加重，手指关节肿痛，无名指变形呈梭状，两下肢膝关节肿痛、踝关节及脚底肿痛，行走吃力，手指晨僵，活动受限。经某医院检查：类风湿因子+，抗 O>500，血沉 1∶20。诊断：类风湿关节炎。

初诊　该患形体消瘦，关节疼痛，变形，面色苍白，舌瘦红，苔薄，脉象细数无力。

中医诊断：痹证（肝肾阴虚，外邪侵袭，痰瘀互结）。

西医诊断：类风湿关节炎。

治法：补益肝肾，祛风清热，活血通络。

方药：川乌 10g　苍术 15g　黄柏 15g　南星 15g　桂枝 15g　防己 20g　桃仁 10g　红花 15g　威灵仙 15g　青风藤 30g　全蝎 10g　地鳖虫 10g　穿山甲 10g　乌梢蛇 15g　仙灵脾 10g　白芍 20g　党参 15g　牛膝 10g　狗脊 15g　甘草 15g

水煎，日 1 剂，早晚分服。

二诊　1998 年 4 月 24 日。服上方 7 剂，两膝关节肿痛减轻，手指关节仍无明显改变，服药后略有腹泻，食欲较差，舌脉同前，此方已对症，但病人素体弱，脾胃虚，提示当注意。

方药：川乌 10g　苍术 15g　地龙 15g　南星 10g　桂枝 15g　防己 15g　青风藤 30g　薏苡仁 25g　全蝎 10g　地鳖虫 10g　穿山甲 10g　乌梢蛇 15g　陈皮 15g　砂仁 15g　牛膝 15g　木瓜 15g　当归 15g　甘草 15g

水煎，日 1 剂，早晚分服。

三诊　1998 年 5 月 4 日。服上方 7 剂，膝关节肿胀疼痛明显减轻，尤以右侧肢体缓解更明显，踝关节肿亦消，两手指肿消，晨僵减轻。唯独服药后仍有恶心，上方加竹茹 15g、麦冬 15g、白芍 15g。

四诊　1998 年 5 月 28 日。又继续服上方 14 剂。自述踝关节肿全消，指关节肿痛亦明显减轻，晨僵大好，双膝关节痛肿均减轻，但仍活动受限，不能下蹲，上下肢关节游走性疼痛，胃脘仍不适，有恶心泛酸感，脉转缓，舌质淡红，病已初步缓解，继遵前法施治。

方药：牛膝 15g　地龙 15g　秦艽 15g　羌活 10g　香附 15g　川芎 15g　当归 20g　黄芪 30g　苍术 15g　黄柏 15g　桃仁 15g　红花 15g　青风藤 30g　全蝎 10g　穿山甲 10g　乌梢蛇 15g　白芍 15g　知母 15g　石斛 20g　川牛膝 15g　木瓜 15g　狗脊 15g　山茱萸 15g　陈皮 15g

水煎，日 1 剂，早晚分服。

五诊　1998 年 6 月 12 日。继续服上方 15 剂，膝、踝关节肿痛进一步大消，晨僵亦大好，唯逢阴雨天气及过劳即加重，但均较服药前大减，脉象沉细无力。前方去知母、白芍、枳壳，加炙川乌 10g、穿山甲 10g、穿山龙 20g。

六诊　1998 年 6 月 26 日。诸关节肿痛虽未痊愈，但已基本消失，唯独右膝关节活动仍受限，但已能下蹲，嘱咐继续服上方。

后随访此病人已经恢复工作，病情获得基本缓解。

按语　本案以肝肾亏损、气血不足为内因，风寒湿邪侵袭为外因。日久则形成湿热、痰浊、血瘀，关节受损，故治疗此病以祛风寒、燥湿、化痰、活血、通络法祛除外邪，补肝肾、壮筋骨、益气血以扶正，正邪兼顾，方能恰中病机。张琪教授在祛邪方面尤以虫类药物能深入骨骼、透骨搜风为主要药物，如乌梢蛇、地鳖虫、穿山甲、全蝎、地龙等活血通络镇痛之疗效，远非草木之品可比拟；补肝肾、益气血之品，如杜仲、山茱萸、续断、仙灵脾、狗脊、黄芪、当归、白芍、木瓜、石斛等。

六、善用虫类药，透骨通络疗变形

痹证日久，关节变形，张琪教授善用虫类药物透骨搜风，通经络止痛。常用白花蛇、全蝎、蜈蚣、穿山甲、土虫等。

病案

姚某，女，55 岁，1991 年 1 月 6 日初诊。

主诉：小关节肿痛变形 2 年余。

病史：患者 2 年前手指足趾关节肿痛变形，某西医院诊断为：类风湿关节炎。

初诊　左腕、踝关节肿胀疼痛，周身如火燎样灼热窜痛，筋拘急痛，至夜间则疼痛难忍，难以转侧，不能入睡，脉滑有力，舌质紫红，苔白少津。

中医诊断：痹证（风湿热痹阻）。

西医诊断：类风湿关节炎。

治法：清热养血，搜风活血定痛。

方药：乌蛇 20g　甲珠 15g　全虫 10g　土虫 10g　地龙 15g　僵虫 15g　生地 20g　白芍 20g　当归 15g　生石膏 50g　大黄 5g　秦艽 15g　防风 10g　桂枝 15g　丹参 20g　片姜黄 15g　甘草 10g

水煎，日 1 剂，早晚分服。

服前方6剂，周身窜痛稍减轻，灼热感明显减轻，脉象略呈缓象，舌质红稍润。继服前方12剂，指趾关节肿胀减轻，腕踝关节积液亦减轻。夜间已能入睡。继以前方加温经通络及除痰湿消肿之品，以达透骨搜风、清热除湿、温经通络、养血润燥之功。前方减大黄、秦艽、防风、片姜黄，加黄柏10g、苍术15g、防己20g。连服上方40余剂，关节肿胀消失，疼痛不明显，仅值气候转阴雨时稍有疼痛感，脉缓，舌润。病人已能料理家务。随访半年未复发。

按语 本案类风湿关节炎，病程较长，气血亏耗，肝肾亏损，临床表现以热象表现为主，如周身疼痛有火燎样灼热感、脉滑、舌红等，故在应用虫类药同时加清热通络之品而收效。可见，虫类药应用时也应结合临床辨证而加减用药，方能切合病机，取得疗效。

第二节　骨痹（强直性脊柱炎）

强直性脊柱炎（AS）是一种以中轴关节和肌腱韧带骨附着点的慢性炎症为主的全身性疾病，以炎性腰痛、肌腱端炎、外周关节炎和关节外表现为特点。主要累及骶髂关节、脊柱及四肢关节，表现为关节和关节周围组织、韧带、椎间盘的钙化，椎间关节和四肢关节滑膜的增生，最终发展为骨性强直。因其类风湿因子（RF）阴性，故归于血清阴性脊柱关节病。

祖国医学的《黄帝内经》中对痹病的概念、病机、病位、症状及鉴别、预后等均有较详尽的记载，是后世医家论痹、治痹之渊源。其中有关"肾痹"、"骨痹"的论述，颇多与现代医学之强直性脊柱炎相似之处，可以看作是祖国医学对本病认识的先驱。《素问·痹论》说："五脏皆有所合，病久而不去者，内舍于其合也。故骨痹不已，复感于邪，内舍于肾……肾痹者，善胀，尻以代踵，脊以代头。""善胀"是"易强直僵紧"之义，腰下为"尻"，指骶尾骨，即骶髂关节部位；"踵"，指足跟；"脊"，这里特别指上部胸椎。"尻以代踵，脊以代头"是描述痹证日久不愈，反复发作，深入筋骨所出现的弓背弯曲畸形，与强直性脊柱炎晚期特征性临床表现极为相符。病机属督脉不充，肝肾亏损，筋骨失于濡养，外为风寒湿邪侵袭经络痹阻所致。《难经·二十八难》谓："督脉起于下极之俞，并于脊里，上至风府，入属于脑。"下极为人体躯干最下部，下极之俞即前后阴之间的会阴穴。也即督脉的循行部位，从会阴部上行至于脑部，可见人体脊柱属于督脉。又谓："督脉之为病，脊强而厥。"督脉行身之背，任脉行身之前，任、督二脉又统于肾之部位，《素问·宣明五气》谓："肾主骨"，主藏精，精生于髓，髓居属于骨中，赖精髓以充养，肾精充则骨骼得到滋养而强健有力，反之则出现骨骼脆弱，而肾之经脉循行……沿内踝后……直上股内侧后缘，贯通脊内（长强穴），穿过脊柱，属于肾络膀胱。此外，《素问·宣明五气》谓："肝主筋"，肝藏血濡筋，筋之所以能司身之运动，主要赖于肝血的濡养。可以认为强直性脊柱炎是病位在于督脉及肝肾，其病机则为肝肾亏耗，督脉不充，筋骨失于濡养，外为风邪侵袭，经络痹阻，属于中医学的骨痹证。

张琪教授亦认为该病病位在于督脉与肝肾，治疗必须补肝肾之精血，充督脉以扶正，活络透骨搜风以除邪，尤必须用虫类药搜剔，本病之治疗，病因病机辨证与辨病结合治疗而取得良好疗效。

病案1

叶某，女，28岁，2002年10月9日初诊。

主诉：腰背疼痛反复1年。

病史：该患平素体质较差，半年前出现腰痛、身痛，曾被诊断为风湿病，以肾上腺皮质激素及青霉素治疗而缓解。2001年8月症状明显加重，在哈尔滨医科大学附属医院诊断为强直性脊柱炎。

初诊 自述肌肉痛、脊柱痛，自骶椎向上窜痛，腰痛、夜间痛甚，无浮肿，低热，月经有血块、久坐则腰痛、腿胀、咽干痛，舌质淡红，舌上有红点，苔白厚，脉滑数。

中医诊断：痹证（风寒湿邪外束，顽痰湿热痹阻）。

西医诊断：强直性脊柱炎。

治法：祛风除湿，透骨搜风，活血通络。

方药：上中下通用痛风方加减：

黄柏15g 苍术15g 南星15g 防己15g 桂枝15g 威灵仙15g 秦艽15g 独活15g 桃仁15g 红花15g 青风藤15g 穿山龙30g 地龙15g 乌梢蛇15g 全蝎10g 土虫10g 狗脊15g 地枫15g 千年健15g 双花20g 连翘20g 制川乌15g 薏苡仁15g 甘草15g

水煎，日1剂，早晚分服。

二诊 2002年10月16日。患者身痛减轻、咽仍痛，近日外感，咽痒、咳嗽、下肢酸痛，足凉，手心微有汗出，身痛、腰痛、骶椎痛均已减轻。但仍时患感冒，症见咳嗽、咽痒痛、舌苔白、脉滑数等候，故在前方中加入杏仁、桔梗、双花、连翘、花粉、麦冬清肺止咳。

方药：双花30g 连翘20g 杏仁15g 桔梗15g 花粉15g 麦冬15g 青风藤30g 穿山龙30g 秦艽15g 羌活15g 南星15g 苍术15g 黄柏15g 乌梢蛇15g 全蝎10g 地龙15g 土虫10g 制川乌10g 薏苡仁30g 牛膝15g 地枫15g 狗脊15g 生地20g

水煎，日1剂，早晚分服。

三诊 2002年10月23日。患者脊柱痛、腰痛均减轻，足凉好转，活动受限症状有明显好转，西药止痛剂均已停用。症见胸闷，恶心，咽部充血，舌质正红、苔白、脉滑已无数象，但咽部仍有充血，仍以上方加减治疗。

方药：双花30g 重楼30g 连翘20g 花粉20g 麦冬15g 玄参15g 杏仁15g 桔梗15g 黄芩15g 秦艽15g 南星15g 黄柏15g 乌梢蛇15g 全蝎15g 地龙15g 土虫10g 蜈蚣2条 制川乌10g 薏苡仁30g 牛膝15g 千年健15g 地龙15g 狗脊15g 生地20g 青风藤30g

水煎，日1剂，早晚分服。

四诊 2002年10月30日。患者腰、脊柱、腿疼痛消失，久坐则腰酸，近日胃痛，呕吐、反酸、喜冷饮，咳嗽，咽痛。此属风寒湿邪痰浊已除，血络痹阻已通畅，肝肾筋骨亦有恢复，病已初步获得缓解。但此病人始终有咽痛咳嗽，故方中辅以清咽止咳之品。

方药：山豆根20g 杏仁15g 川贝15g 连翘20g 双花30g 重楼30g 花粉20g 砂仁15g 陈皮15g 半夏15g 黄连10g 石斛20g 麦冬15g 白芍20g 秦艽15g 羌活15g 黄柏10g 乌梢蛇15g 全蝎10g 地龙10g 土虫10g 蜈蚣2条 千年健15g 地风15g 狗脊20g 杜仲20g 青风藤30g 生地20g

水煎，日1剂，早晚分服。

按语 该病人原为腰痛、身痛，经某医院诊断为风湿病。曾用青霉素及激素治疗，症状缓解。现又全身痛、腰痛，尤其脊柱痛，自骶椎向上窜痛、夜间痛甚不能入睡，不能久坐，久坐则腰痛甚，腿胀，有低热咽痛，月经有血块，经某医院X线摄影诊断为强直性脊柱炎，经治无效来门诊求治。如上述症状，病人体消瘦、舌淡红，苔白厚，脉象滑数。中医诊断痹证，属于骨痹，为风湿热邪入侵经络痹阻，终致痰浊湿热壅阻血络，深入骨骼，不通则强直疼痛。治疗以丹溪之上中下通用方祛风除湿热痰浊活血，更用乌蛇、全蝎、土虫、地龙虫类药搜风开窍通络，增强其透骨搜风之作用。然此病日久，肝肾亏损、督脉失养，又加入补肝肾、强筋骨、充督脉药以扶正，如杜仲、狗脊、千年健、地风等，正邪兼顾以取效。此病人复诊，全身均不痛，腰及脊柱均无痛，精神大好，几如常人，唯月经来潮时腹痛，另以活血开瘀调经治之。

病案 2

王某，女，41 岁，2011 年 6 月 12 日初诊。

主诉：腰骶部疼痛半年。

病史：患者半年前腰骶部痛，久坐痛甚，经某医院确诊为强直性脊柱炎，今来我门诊求治。

初诊　病者消瘦，自述腰骶部痛，平素麻木感强，僵硬不能久坐，活动受限，现有头晕、耳鸣、有胀症状，舌紫少苔，脉象滑。

中医诊断：痹证（肝肾不足，血脉痹阻）。

西医诊断：强直性脊柱炎。

治法：补肝肾，强筋骨，活络化瘀。

方药：茯苓 20g　桂枝 15g　白术 15g　甘草 15g　秦艽 15g　牛膝 15g　穿山龙 30g　薏苡仁 30g　苍术 15g　黄柏 15g　青风藤 30g　地龙 15g　独活 15g　羌活 15g　土茯苓 30g　萆薢 20g　木瓜 15g　寄生 20g　红花 15g　桃仁 15g

水煎，日 1 剂，早晚分服。

二诊　2011 年 6 月 26 日。服药 14 剂后，自觉腰骶部僵硬疼痛减轻，但仍不能久坐，麻木感明显，舌淡紫，脉弦滑。

方药：茯苓 20g　桂枝 15g　白术 15g　甘草 15g　秦艽 15g　牛膝 15g　穿山龙 30g　薏苡仁 30g　苍术 15g　黄柏 15g　青风藤 30g　地龙 15g　独活 15g　羌活 15g　土茯苓 30g　萆薢 20g　木瓜 15g　寄生 20g　红花 15g　桃仁 15g　乌蛇 15g　僵蚕 15g　熟地 20g　枸杞 20g　狗脊 15g

水煎，日 1 剂，早晚分服。

三诊　2011 年 7 月 10 日。再服 14 剂，腰骶僵痛症状明显好转，自诉感觉腰部有力量，舌苔薄，脉象沉滑有力，继服上方。

四诊　2011 年 7 月 24 日。服药过程中，腰骶部僵硬痛症状逐渐减轻，可较以前坐姿明显延长，病情好转达到临床缓解，续用上方调服。

按语　对于痹证日久，关节僵直，疼痛如锥刺，屈伸不利，甚则功能丧失者，常采用虫类搜剔之药治疗。此类痹证多由病邪壅滞不去，深入关节筋骨，痼结根深，难以驱除。张琪教授善用祛风药，虫类药物透骨搜风，通经络止痛。本方使用大量的祛风利湿之品，茯苓、白术、薏米健脾利湿，黄柏、秦艽、土茯苓、萆薢解毒清热利湿，羌活、独活、青风藤祛风胜湿；地龙、僵蚕、乌蛇祛风通络胜湿。其中青风藤祛风舒筋活络，现代药理研究具有免疫抑制功能；乌梢蛇透骨搜风，通经络，《本草经疏》谓其"性走窜，亦善行而无处不到，故能引诸风药至病所，自脏腑而达皮毛也"，即言其搜剔风邪之力；本方祛风胜湿作用全面，然此类病证多病程长，气血亏耗、肝肾亏损，为此在搜剔风寒湿邪基础上，加熟地、枸杞、狗脊补肝肾益气血，营筋骨利关节，体现了扶正祛邪的治疗原则。

第三节　痹证（痛风）

痛风，现代医学亦称代谢综合征，其发病原因有以下三种：①由于嘌呤代谢紊乱所引起体内尿酸积聚；②由于肾脏排泄尿酸减少而引起高尿酸血症；③因食入过量富含嘌呤的食物（动物内脏、鱼、瘦肉、豆类等）。近代医家多认为该病属于我国传统医学痹证范畴。因该病症多发，多反复，迁延不愈，严重可引起关节变形，甚至心肾损害，西医治疗药物副作用较大，不能根除，目前该病症已成为疑难顽证。

现代医学认为对本病的治疗，首应注意尿酸的排出，人体产生的尿酸的排出，1/3 由肠黏膜细胞分泌入肠腔，经细菌分解破坏而生成氨，随粪便排出，每天由肠道排出的尿酸量约 200mg，另外 2/3 经肾脏随尿排出。由于现在人们生活水平提高，饮食结构发生了很大变化，所以此病发病率逐年上升，该病变特点是高发，易缓解，易反复。

古代医家数朱丹溪所论之痛风较为确切。考痛风之病名始于丹溪，他在《格致余论》论述本病多因血热感寒、湿痰浊血、流注为病，所举三病案："一老人，性急作劳两腿痛甚；一妇，性急味厚病痛风数月；一少年，患痢，服涩药效，致痛风"。性急则生热，味厚则多生痰湿，应引起注意的是，饮食厚味致病与当代医学多食嘌呤、高蛋白食物为致病原因不谋而合，可见丹溪所论之痛风已概括痛风肾病在内，所用代表方如二妙散、上中下痛风方治疗亦较符合病情。

张琪教授认为本病病机为饮食厚味，外感寒邪，湿热痰浊壅滞，气血为之痹阻。故治疗针对上述病机以苦寒清热，淡渗利湿，活血舒筋通络为大法。辨证按湿热痰浊瘀血痹阻，治疗似着眼于局部趾踝关节肿痛，但经清热利湿活血通络治疗，局部肿痛消除，检测血尿酸下降至正常，而且远其疗效巩固，可见中医辨证论治结合辨病论治从整体出发，标本兼治之优越性，是中医治疗本病的一大特色。根据多年来治疗本病经验，以淡渗利湿、苦寒清热、活血通络三法合用组方，相互协同，切合病机，具有良好疗效。

用药方面：淡渗利湿之药，首推土茯苓，该药淡渗利湿解毒为治疗湿痹要药，湿邪着于筋骨，筋脉拘急不柔，疼痛拘挛不能舒展，该药淡渗利湿，湿邪除则筋骨舒，《本草纲目》谓其"强筋骨、利关节、治拘挛骨痛"。张琪教授体会非直接能强筋骨，以湿邪除则筋骨不复拘挛而随之强健。但需重用，张琪教授常用 30～50g 以收效。萆薢除分清化浊外，又有除湿利关节治疗湿痹之作用，《本草正义》谓其"能流通脉络而利筋骨"。张琪教授用以治痛风湿邪着于筋骨拘急沉重、疼痛者有良效；泽泻、猪苓均为利水湿之有效药物，通过利水以利尿酸之排出。苦寒清热之药，首选为黄柏，清热燥湿善除下焦湿热，与苍术合用为二妙散，一温一寒，清热燥湿，消肿止痛；其次为苦参、防己，苦参燥湿清热利尿消肿，张仲景之当归贝母苦参丸、李东垣之当归拈痛汤皆用以清除湿热，张琪教授用之治痛风取其清热除湿消肿止痛之功，其效甚佳；防己，苦寒利水，清热止痛，《本草求真》谓其"泻下焦湿热及疗风水要药"，张琪教授经验凡肾病风水及湿热水肿，此药具祛风清热利湿三种功能，故谓治疗本病有效药物。活血舒筋通络之品，首选桃仁、红花、川芎，以活血行血，若顽痹麻木僵硬又必须用虫类药搜邪通络如全蝎、地鳖虫、蜈蚣、甲珠等皆可选用，张琪教授经验加用小量炙川乌反佐之，止痛效果尤佳，此外舒筋通络之品如青风藤、秦艽、伸筋草亦可酌情选用。对于关节红肿热痛者治疗用黄柏、苍术、防己、苦参等清利湿热，尤必须使用淡渗利湿之品如土茯苓、泽泻、萆薢、猪苓等，二者合用可加强湿浊从小便排出之功，湿邪减去，增加嘌呤代谢产物从尿中的排除。活血通络、舒筋止痛，佐以小量炙川乌辛温镇痛更为有效。亦有疼痛顽固不除，可用虫类药搜剔活络止痛。

病案

赵某，男，50 岁，2011 年 11 月 11 日来诊。

主诉：脚趾肿痛反复 10 余年，近 5 天加重。

病史：患者平素尿酸高，患有高尿酸血症 10 余年，此因 5 日前吃烧烤后，突然右脚踇指小关节红赤肿痛剧烈，不能走路，经医院检查血尿酸 824.1mmol/L，伴发热，诊断为痛风，给予秋水仙碱，痛减轻，但血尿酸不降，来门诊治疗。病人平素嗜酒，喜食肉鱼肥甘之物。

初诊　观其双侧踇趾稍红肿，现疼痛已缓解，可以走路但不可过度屈伸，活动稍多即痛，局部稍红肿，舌苔腻，脉象滑有力。

中医诊断：痹证（风痰湿热，瘀血内停）。

西医诊断：痛风。

治法：清热除湿，活络止痛。

方药：上中下通用痛风方加减：

黄柏15g 苍术15g 南星15g 桂枝15g 防己20g 威灵仙15g 萆薢20g 红花15g 桃仁15g 龙胆草10g 羌活10g 白芷10g 川芎15g 神曲15g 全蝎10g 双花30g 土虫10g 桂枝15g 土茯苓30g 炙川乌10g 车前子30g 瞿麦30g 草决明20g 甘草15g

水煎，日1剂，早晚分服。

患者服用上方7剂后，疼痛明显缓解，续服此方21剂脚趾关节痛逐渐消失，以至活动自如。复查血尿酸400mmol/L左右，已经恢复正常。后因患者生活习惯不良，应酬较多，病情复发2次，在此方基础上稍作加减亦有效缓解。嘱其戒酒，少食动物内脏及含嘌呤食物，迄今生活习惯改善病情未再复发。

按语 此案表现急性痛风发作，以发热，关节肿痛为主症，舌脉一派湿热之象。方中黄柏、苍术、防己、威灵仙、萆薢等清利湿热治疗关节红肿热痛；土茯苓、车前子、瞿麦淡渗清利湿热，助尿素的排泄清除；桃仁、红花、川芎，以活血行血，舒筋通络；全蝎、地鳖虫搜邪通络，缓解关节僵直；佐以小量炙川乌辛温镇痛。

第四节　臌胀（肝硬化、慢性肝炎）

肝硬化，现代医学定义为由不同原因引起的肝慢性、进行性、弥散性病变，是在肝细胞广泛变性和坏死基础上产生肝纤维组织弥漫性增生，并形成再生结节和假小叶，导致正常肝小叶结构和血管解剖的破坏。晚期可出现肝衰竭、门静脉高压和多种并发症，死亡率为112/10万。常见的病因有病毒性肝炎、慢性酒精中毒、非酒精性脂肪性肝炎、化学毒素或药物、长期胆汁淤积、免疫和代谢性疾病、肝淤血、免疫紊乱等。一般认为由上述各种病因引起广泛肝细胞坏死，导致正常肝小叶结构破坏。肝内星状细胞激活，细胞因子生成增加，胶原合成增加，降解减少，细胞外间质成分变化，肝窦毛细血管化、纤维组织弥漫性增生、纤维间隔血管交通吻合支产生及再生结节压迫，使肝内血液循环进一步障碍，肝逐渐变形，变硬，功能进一步退化，形成肝硬化。常见并发症有门静脉高压症、侧支循环的建立与扩大形成静脉曲张、腹水形成、内分泌紊乱、脾功亢进及凝血功能障碍、肝性脑病。

祖国医学中提及的"臌胀"一病基本符合现代医学的肝硬化晚期出现腹水阶段，因本病病情较为严重，所以古代曾将本病列为风、痨、臌、嗝四大难证之一。黄疸病相当于各种原因引起的黄疸病情。祖国医学认为，常因嗜酒成性，饮食饥饱失常，复加七情劳欲所伤，发病初期多为肝失疏泄，脾失健运，久而累及于肾，因此本病与肝脾肾关系较为密切。其中与肝脾关系尤为密切，脾为后天之本，主运化，为气血生化之源，若肝脾两脏功能失调，势必克土伤脾，脾运失职，谷气不能化生精气，反为水停湿阻，而致腹胀如鼓。臌胀初起，湿阻中焦，气机升降失调，清气不升，浊气不降，出现湿阻气滞，水道不利和小便短少。浊气充塞，故腹胀大，按之不坚。气滞中满，故食少易胀，嗳气不适。肝气失于疏泄，故胁下胀满疼痛。若素体阳虚，脾阳不振，湿从寒化，寒湿停聚，出现寒湿困脾，水蓄不行，小便量少，故腹大胀满，按之如囊裹水，得热则舒。阳气失于舒展，故形寒肢软乏力。若湿从热化，出现湿热蕴积，浊水内蓄，小便不行，腹大坚满，脘腹撑急。湿热久蒸故烦热口苦。湿热阻于胃肠则大便秘结。湿热熏蒸皮肤则面目皮肤发黄。肝脾失调，气病及血，瘀血阻于肝脾脉络，隧道壅塞，血不行则为水，水血互结，故腹胀如鼓，青筋显露，胁腹刺痛，面颈胸臂出现血痣，手掌赤痕，唇色紫褐，面色黧黑，舌有紫斑。阴络伤而血外溢，则大便色黑。肝脾失调，久而及肾，出现脾肾阳虚，肾不化气，水寒之气不行，小便量少，故腹胀如鼓，下肢浮肿，朝轻暮重。阳气不布，则神倦怯寒肢冷。中阳不运则纳呆便溏。张琪教授治疗肝炎肝硬化有其独到的见解。

一、"见肝之病，当先实脾"的思想

张琪教授认为，肝硬化就其疾病演变过程分析，与肝脾二脏功能失调密切相关。肝主疏泄，调畅气机，若肝气郁结，气机不畅则出现胸胁胀满或疼痛诸症。脾主运化，人体消化系统功能主要与脾关系密切，脾的运化功能有赖于肝之疏泄助其运化，若肝气不畅则脾运不健，肝郁日久，横逆乘脾，可导致脾气虚而致消化系统功能紊乱出现腹胀便溏，食少呕恶等。因此，张琪教授认为肝郁脾虚，日久而成实为肝硬化脾大的主要病机，疏肝健脾消癥法为肝硬化脾大的主要治疗大法。

张琪教授十分重视健脾益气药物的应用，善重用白术、茯苓、山药、黄芪、太子参（或党参）以培土抑木，体现了"见肝之病，当先实脾"的思想，但慢性肝炎临床除见肝郁脾虚症状外，常兼挟湿热中阻证，故须伍以清热利湿之品；代表方剂为张琪教授自拟经验方护肝汤：

柴胡20g　白芍20～30g　枳实15g　甘草15g　白术20g　茯苓20g　黄芪30g　五味子15g　败酱草30g　茵陈20g　蓝根20g　虎杖20g　公英30g　连翘20g

功效：疏肝理脾，清热解毒，用于症见胁肋胀满疼痛，五心烦热，肝掌，舌赤，脉弦或弦数等。

本方乃以四逆散加茯苓、白术、黄芪及诸清热解毒之品而成。其中柴胡为疏肝之圣药，用之以条达肝气，芍药养血柔肝缓中止痛，柴芍合用，一疏一柔，疏而不燥，柔而不滞，枳实行气，甘草和中缓中，诸药配合，药力专而奏效捷。肝以阴为体，以阳为用，内藏相火最忌香燥戕伐以耗伤肝阴，但养肝又切忌甘寒滋腻如生熟地、玉竹等，易助湿有碍脾胃之运化，故重用芍药敛阴养血以益肝之体，一般用量在30～50g。加茯苓、白术、黄芪者，以益气健脾，加板蓝根、公英、败酱草等清热解毒之品，脾大者，加入制鳖甲、地鳖虫、桃仁等软坚散结。

病案

吴某，男，46岁，2012年2月18日初诊。

主诉：腹胀腹痛3个月。

病史：患乙肝大三阳10余年，2011年12月份因腹胀肝区隐痛前往中国人民解放军总医院，彩超示肝硬化、脾大、门脉高压。

初诊　患者全身乏力，食欲不佳，腹胀满，大便日二次，但不爽，稍黏滞，右胁肋痛，五心烦热，肝掌，有蜘蛛痣，面色青，舌红，脉弦。

中医诊断：臌胀（肝郁脾虚、肾阴不足、气血瘀滞）。

西医诊断：肝硬化。

治法：健脾疏肝，养阴益肾，消坚散结。

方药：护肝汤加减：

柴胡20g　白芍20g　枳壳15g　甘草15g　白术20g　茯苓15g　黄芪30g　炙鳖甲20g　丹皮15g　桃仁15g　山萸肉20g　枸杞20g　女贞子20g　虎杖20g　茵陈15g　郁金10g　大青叶15g　板蓝根15g　香附15g

水煎，日1剂，早晚分服。

二诊　2012年3月18日。服用上方28剂后复查彩超示：肝回声弥漫性改变，脾厚正常，胁下 4.2cm，门静脉未增宽。现偶有胁下胀，胃胀，偶有便溏，舌苔白略厚，口苦。

方药：柴胡 20g　白芍 30g　枳壳 15g　甘草 15g　白术 25g　茯苓 25g　黄芪 30g　太子参 20g　炙鳖甲 20g　山萸肉 20g　枸杞 20g　女贞子 20g　虎杖 15g　茵陈 15g　大青叶 15g　板蓝根 15g　香附 15g　郁金 15g　丹皮 15g　桃仁 15g　焦栀子 10g　双花 20g　生姜 15g　大枣 5 枚

水煎，日 1 剂，早晚分服。

三诊　2012 年 4 月 18 日。上方服用 4 周，患者复诊诉说右胁肋部胀痛减轻，头晕亦减轻，现眼花，乏力明显，尿黄，耳鸣，食欲尚可，偶有大便不成形，舌苔白厚，脉弦。在上方基础上去双花加龙胆草 10g。又用 1 个月诸症状明显改善，从而病情缓解。

按语　从患者症状及舌脉可辨为肝郁脾虚兼夹有湿热之证，故以护肝汤为基础方，加用鳖甲、桃仁以软坚散结治疗脾大，加丹皮、山萸肉、女贞子补肾阴养肝阴，取"乙癸同源"之意。二方主要针对患者肝郁脾虚病症好转，以湿热内蕴病症突出，故加重清热解毒之力，加用双花，焦栀子。因患者久病体虚，上两味药其性大寒恐其伤正，故酌加生姜，大枣顾护胃气。三方因患者诸症缓解，唯眼花、耳鸣等肝经症状明显，故在原方基础上替换一味清肝经之热要药——龙胆草，可见张老用药之精到。

肝硬化从脏腑辨证涉及肝、脾、肾三脏，初病在肝脾，故以柔肝疏肝，以利肝气疏泄条达；肝旺脾虚，出现肝区痛，腹泻，脘腹胀满及倦怠乏力，故用参、芪、术、苓、山药以益气健脾，由于肝脾失调，湿热内蕴与外邪化热互相影响，故用茵陈、败酱草、白花蛇舌草、虎杖清热利湿解毒以除邪，鳖甲、桃仁、郁金软坚活血，五味子降酶，益气健脾与清热解毒合用，扶正除邪，正邪兼顾，故服药后，症状明显改善，肝功能亦随之恢复，从而获得良好疗效。

二、脾大者以疏肝健脾，清热散结为治则

张琪教授总结其病理机制乃正虚邪实，正虚即肝虚、脾虚、肾虚，邪实即气滞、瘀血、痰浊、蓄水、湿热毒邪内蕴，正与邪相互交织，错综复杂。

自拟"软肝化癥煎"，药物组成：柴胡、白芍、青皮、郁金、人参、白术、茯苓、黄芪、山茱萸、枸杞子、炙鳖甲、茵陈、虎杖、黄连、公英。方中补药用参芪益气，苓术健脾，白芍养肝，山茱萸肉、枸杞子补肾；消法中重用炙鳖甲软坚散结，辅以青皮、郁金、丹皮、柴胡疏气活血化瘀。《金匮要略》鳖甲煎丸，君用鳖甲治疗久疟、疟母，疟母乃指久疟不愈胁下结成痞块，实即脾肿大，鳖甲既有软坚散结之功，又有滋阴清热之作用，脾大型肝硬化多出现五心烦热、舌红、脉细数等阴虚证候，故以鳖甲为首选药，辅以柴胡、青皮等行气活血之品，再与益气健脾柔肝补肾为伍合用，消补兼施，以达到"补而勿壅、消而勿伤"之作用。除此之外，在肝硬化辨证时又多见其有邪热内蕴证候，如口苦咽干、五心烦热、尿黄赤、巩膜黄染等，故在拟方中加用一些清热解毒之品，如茵陈、虎杖、黄连、栀子、公英、大青叶、丹皮等。

张老曾治一位 51 岁男患，该患近 3 年来出现腹胀，气短，乏力症状，曾于外院诊治，诊断为肝硬化，于 3 天前腹胀明显来我门诊，患者脾大平脐，面色黧黑，体质瘠瘦，虚羸，气短乏力，手足心热，齿龈出血，鼻衄，食纳少，脘腹胀，无腹水，大便日一行，小便色黄，肝掌，蜘蛛痣，脾大，肝功能明显改变，血小板 30×10^9/L，白细胞 1.2×10^9/L，红细胞 2.5×10^{12}/L。西医诊断肝硬化中医诊断为臌胀（肝郁脾虚，气滞血瘀），治法当以疏肝健脾，行气活血消坚为主，方用软肝化癥煎：

红参 15g　黄芪 30g　炙鳖甲 30g　白芍 25g　柴胡 15g　郁金 10g　佛手 15g　白术 20g　茯苓 20g　砂仁 10g　枳实 15g　山茱萸肉 15g　枸杞子 15g　女贞子 20g　虎杖 15g　黄连 10g　丹皮 15g　焦栀 15g　茵陈 30g　甘草 10g

水煎，日 1 剂，早晚分服。

以上方化裁连续服药 80 余剂，脾已回缩至正常，B 超脾厚 3.8cm，血小板 130×10^9/L，红细胞 3.5×10^{12}/L，白细胞 3×10^9/L。肝功能除黄疸指数稍高外，余皆恢复正常，已上班年余，远期观察疗效巩固。本案益气柔肝补肾，与消坚疏肝，清热利湿等多种治法熔于一炉，刚柔相济，相互拮抗又相互协同，故能久服无弊，取得良好疗效。

三、黄疸者以利湿退黄、疏肝柔肝为治则

张琪教授认为肝旺乘脾，肝脾不和，终致胆汁外溢，而发黄疸。病始于肝，湿热之邪侵于肝胆，致使肝失疏泄，胆汁外溢，加之湿热内阻中焦，郁而不达，使脾胃运化失常，则见黄疸。因此黄疸的治疗原则：一方面清热利湿退黄，以茵陈五苓散、热胀中满分消丸、甘露消毒丹等方加减化裁；一方面疏肝柔肝，益气健脾，以四逆散加参芪苓术等方。

病案 1

李某，女，60 岁，1998 年 4 月 17 日初诊。

主诉：目睛，皮肤发黄 1 年。

病史：患者发病一年余，曾在某院住院，用中西药治疗效果不显，来门诊就诊，诊断慢性乙型肝炎、肝炎后肝硬化。

初诊　病人神疲乏力，巩膜黄染，面色晦暗无光泽，体质消瘦，胃脘及腹胀满，恶心不欲食，大便溏、日 2~3 次，低热，体温 37.8℃左右，小便深黄，舌质红，苔滑，脉象濡数。彩超：脾厚 4.8cm，有小量腹水，肝弥漫性改变。肝功能：谷丙转氨酶 445U/L，谷草转氨酶 378U/L，总胆红素 251μmol/L，直接胆红素 173μmol/L。

中医诊断：黄疸（肝胆湿热）。

西医诊断：肝硬化。

治法：化湿利湿，清热解毒。

方药：苍术 15g　砂仁 15g　白蔻 15g　石菖蒲 15g　藿香 15g　紫苏 15g　腹皮 15g　陈皮 15g　茵陈 20g　五味子 15g　板蓝根 20g　公英 20g　双花 30g　川连 10g　芦根 30g　甘草 15g

水煎，日 1 剂，早晚分服。

二诊　1998 年 4 月 24 日。服上方 7 剂，食纳好转，乏力稍轻，但仍腹胀满（有少量腹水），大便溏、日 3~4 次，小便少、色黄，口干苦，低热不退，治以清热利湿，温脾法。

方药：白术 20g　茯苓 20g　泽泻 15g　猪苓 15g　桂枝 15g　炮姜 10g　白蔻 15g　砂仁 15g　大腹皮 15g　川朴 15g　茵陈 25g　大青叶 20g　板蓝根 20g　公英 20g　双花 30g　虎杖 20g　黄芪 20g　川连 10g

水煎，日 1 剂，早晚分服。

三诊　1998 年 5 月 24 日。共服中药 28 剂，腹胀大减（B 超检查已无腹水），大便日 2 次、成形不溏，食欲好转，全身较前有力，面色及巩膜黄染亦明显减退，舌苔转薄，脉象缓，下午仍有低热，37.5℃左右。肝功能：谷丙转氨酶 104U/L，谷草转氨酶 112U/L，总胆红素 154μmol/L，直接胆红素 87μmol/L，总蛋白 57g/L，B 超：脾厚 4.71cm，经前一段治疗，诸症皆明显好转，肝功能亦有明显恢复。中医辨证仍属湿热中阻，脾胃升降失调，肝气郁而不疏，木郁土壅，宜疏肝健脾，清热利湿解毒法治疗。

方药：柴胡 20g　白芍 20g　枳实 15g　陈皮 15g　青皮 15g　黄芩 15g　川连 10g　砂仁 15g　川朴 15g　泽泻 15g　猪苓 15g　茵陈 50g　白花蛇舌草 30g　大青叶 30g　虎杖 20g　板蓝根 20g　五味子 15g　苍术 15g　甘草 15g

水煎，日 1 剂，早晚分服。

四诊　1998 年 6 月 7 日。服上方 14 剂，诸症皆除，精神大好，全身有力，黄染已退，面色晦暗但有光泽，腹稍不适，脉象缓而有力，舌红苔薄。肝功能除胆红素稍高外，其余均正常值，腹中不适稍痛，考虑为清热解毒药有伤脾阳，上方去白花蛇舌草、枳实、大青叶，加公丁香 10g、干姜 10g、草蔻 15g 以温脾，继续服之。

五诊　1998 年 6 月 21 日。服上方 14 剂，腹未痛，但口苦，时有恶心，纳差，大便稍干，此胃中化热之兆。前方去干姜、公丁香、草蔻，加入大黄 10g。

六诊　1998 年 6 月 28 日。服上方 7 剂，大便下行 2 次，口苦恶心及腹胀俱除，食纳转好。

继服上方 14 剂，大便通畅，日行 2~3 次，胃脘腹胀均除，食纳增，脉弦滑，舌红，苔白润，生化检查：总胆红素 34 μmol/L，其余均正常值。上方去大黄，加赤芍 40g 继续服用。

七诊　1998 年 7 月 26 日。继服上方 28 剂，诸症均除，黄疸消退，面色红润有光泽，脉滑舌润，肝功能检查，总胆红素 17μmol/L。

按语　本病例按辨证与辨病相结合治疗原则，辨证在于湿热困脾，脾失运化，升降失调，湿热中阻，辨病为邪热侵肝，肝失调达，郁而不疏，形成肝脾不和，土壅木郁之证。凡来中医就诊者，大多用过各种西药效果不明显，如本病人曾经用过较长时间的保肝药物治疗，无明显疗效。在治疗病程中，曾针对病情变化有所增减药物，如病人一度泄泻明显，考虑脾阳不振，于方中加入温脾之炮姜、白蔻、砂仁、桂枝，药后泄泻即愈，继服上方一段时间又出现腹胀、大便不爽、口苦、纳差，除去以上温燥之品，加入大黄，服后大便下行通畅，腹胀等症随之消除，经治疗肝功能均恢复正常，但胆红素仍高于正常值，于原方加入赤芍 40g，活血开郁以改善胆细胞微循环，服药后总胆红素由 34μmol/L 降至 17μmol/L，趋于正常值。

病案 2

杨某，男，50 岁，2001 年 6 月 30 日初诊。

主诉：周身黄染，困倦乏力 1 个月。

病史：该患者去外地公出，途中感全身疲倦沉重难支，经人帮助勉强挣扎上车返哈尔滨，去哈尔滨某医院经检查诊断：戊型病毒性肝炎。此病人在某医院住院，经用西药保肝等一系列药物治疗，病人临床症状及肝功能好转均不明显，经医院同意来中医就诊，肝功能：谷丙转氨酶 1200U/L，谷草转氨酶 800 U/L，胆红素 97μmol/L。

初诊　患者面黄身黄，巩膜黄染，色泽晦暗不鲜明，全身倦怠，沉重难支，胸闷脘腹胀满，恶心不欲食，尿少色黄，口干苦，苔白腻，脉象弦缓。

中医诊断：黄疸（湿热困脾，湿盛于热）。

西医诊断：戊型病毒性肝炎。

治法：清热解毒，利湿退黄，疏肝醒脾。

方药：茵陈五苓散加减：

茵陈 50g（后下）　白术 20g　泽泻 20g　猪苓 20g　茯苓 20g　桂枝 15g　白蔻 15g　砂仁 15g　川连 15g　柴胡 20g　陈皮 15g　川朴 15g　黄芩 15g　紫苏 15g　白花蛇舌草 30g（后下）　板蓝根 20g　虎杖 20g　大青叶 20g（后下）　甘草 15g

水煎，日 1 剂，早晚分服。

二诊　2001 年 7 月 7 日。服上方 7 剂，身目黄俱减，尤以身黄消退明显，尿量增多，色黄，仍食纳不佳，大便溏、日 3 次，舌苔见薄，脉弦缓，宜上方加温脾之药。

方药：茵陈 50g　白术 20g　茯苓 20g　泽泻 20g　猪苓 20g　桂枝 15g　砂仁 15g　白蔻 15g　干姜 15g　紫苏 15g　赤芍 30g　柴胡 20g　白花蛇舌草 30g　大青叶 20g　板蓝根 20g　虎杖 20g　败酱草 30g　川连 10g　石菖蒲 15g

水煎，日 1 剂，早晚分服。

三诊　2001 年 7 月 14 日。检查谷丙转氨酶 79U/L，谷草转氨酶 58U/L，总胆红素 104.2μmol/L，疲劳减轻，体力有好转，精神稍好，食纳仍不佳，脘腹胀满，大便秘，脉象缓，舌润，黄疸转淡。此属脾胃湿热阻滞，气滞不通，宜清热利湿，辅以通降法。

方药：黄芩 15g　川连 15g　砂仁 15g　川朴 15g　枳实 15g　半夏 15g　陈皮 15g　泽泻 20g　干姜 10g　茯苓 15g　猪苓 20g　茵陈 50g　姜黄 15g　山栀 15g　赤芍 30g　柴胡 15g　大黄 5g　甘草 15g

水煎，日 1 剂，早晚分服。

四诊　2001 年 7 月 21 日。服药胀满大减，大便日一行通畅，食欲好转，黄疸基本消退，体力精神均有所恢复。检查血清谷丙转氨酶 47U/L，谷草转氨酶 36U/L，总胆红素 40μmol/L，胀满大好，食欲好，巩膜小有黄染，脉缓有力，舌润。

方药：黄芩 15g　川连 15g　砂仁 15g　川朴 15g　枳实 15g　半夏 15g　陈皮 15g　茵陈 50g　干姜 10g　茯苓 20g　泽泻 20g　姜黄 15g　山栀 15g　赤芍 30g　柴胡 20g　大黄 5g　大青叶 15g　板蓝根 15g　甘草 15g

水煎，日 1 剂，早晚分服。

五诊　2001 年 8 月 7 日。服上方 14 剂，食欲好，脘舒畅，乏力倦怠均进一步好转，脉缓舌润，薄苔，右胁肋（肝区）稍不适，黄疸已退，面色转润，检查总胆红素 34μmol/L，余皆正常值。

方药：柴胡 20g　白芍 20g　枳壳 15g　甘草 20g　赤芍 30g　茵陈 30g　板蓝根 20g　大青叶 15g　干姜 10g　山栀 15g　川连 10g　砂仁 15g　白术 20g　茯苓 15g　川朴 15g　泽泻 15g　黄芪 30g　文军 5g　枸杞 20g　女贞子 20g

水煎，日 1 剂，早晚分服。

六诊　2001 年 8 月 14 日。服上方 7 剂，诸症皆除，食欲增进，面色红润，舌润薄苔，脉缓，检查血清转氨酶等均恢复正常值，嘱继服上方 7 剂以巩固疗效。

七诊　症状俱除，检查胆红素 18μmol/L，已正常，脉象舌苔如前，至此病已痊愈。

按语　本病例属于时疫黄疸，病机为湿热之邪伤脾，脾为湿困，湿盛于热，肝气失于条达，肝郁脾湿土壅木郁。初诊小便少，湿热不得下行，故以茵陈五苓散以利湿热下行，辅以醒脾之白蔻、砂仁、紫苏，更用黄连、黄芩苦寒清热除湿，柴胡疏肝气，厚朴、陈皮以平满，干姜温脾，板蓝根、白花蛇舌草、大青叶、虎杖清热解毒以利肝损伤之恢复。

此案在治疗过程中前几诊共服前方 21 剂，诸症明显减轻，谷丙、谷草转氨酶明显下降，精神转佳，疲劳好转，面色稍黄转润泽，但脘腹胀满，大便秘，食纳不佳，舌润，脉象缓，属脾胃湿热壅滞，气滞不通，胃失和降，继用茵陈五苓汤不完全适合，故改用中满分消汤加大黄分消佐利湿热，尤以加大黄以开郁，通腑泻浊。

后复诊服上方 14 剂，脘腹胀满大减，食欲好转，全身乏力倦怠进一步改善，大便通畅，检查肝功能谷丙转氨酶、谷草转氨酶均正常。唯胆红素 34μmol/L，仍稍高，张琪教授认为初期治疗此病以除邪为主，辅以扶正，中期则正邪兼顾，后期邪除大半，当以扶正为主治疗，改用四逆散以柔肝养肝，加用枸杞子、女贞子滋补肾阴，黄芪、白术、茯苓益气健脾，扶正为主，辅以清热解毒利湿之品以除邪。继续调治，又服药 20 剂，诸症俱除，全身有力，精神及食欲均恢复正常，血清胆红素 18 μmol/L，已正常，从而痊愈。

四、肝硬化腹水辨治四方

（一）温热中阻，中满分消丸加减

张琪教授认为，肝炎后肝硬化系急慢性肝炎演变的结果，湿热之邪蕴蓄不除，伤及脏腑气血，而脾为湿热困扰，日久则水湿运化失健，水气不能下行，导致水液内停而形成腹水。因此，肝郁脾虚，湿热中阻，是形成肝硬化腹水的主要原因。临床湿热阻于中焦，主要表现为腹部胀满，恶心不欲食，口苦口干，尿少色黄，大便溏而黏秽，五心烦热，头昏，舌质红，苔黄腻，脉滑数等。张琪教授常用东垣中满分消丸加减，药物组成：

黄芩15g 黄连15g 砂仁10g 枳实15g 厚朴15g 半夏15g 陈皮15g 知母15g 泽泻15g 干姜10g 姜黄15g 党参15g 白术15g 茯苓15g 猪苓15g 甘草15g

此方集辛散、苦泻、淡渗利水之法于一方，黄芩、黄连苦寒清热，加干姜、厚朴、砂仁，乃辛开苦降；半夏、陈皮和胃化湿，利脾胃之枢机，茯苓、白术、党参健脾，诸药合用，健脾和胃，清化湿热，利水行气，使湿热得除，升降和调，则腹水胀满诸症蠲除。

病案

王某，男，42岁，2000年12月8日初诊。

主诉：脘腹胀满。

病史：患者于某西医院诊断为慢性乙型病毒性肝炎、肝炎后肝硬化，失代偿期。

初诊 就诊时高度腹水，腹部膨隆，肝脏缩小，脾大，肋下三横指，脘腹胀满不能食，大便不爽，尿少黄赤，巩膜黄染，消瘦无力，口干，舌质红，苔白，脉滑数，ALT、AST轻度升高，白蛋白18g/L，球蛋白35g/L，血小板 36×10^9/L，白细胞 4.0×10^9/L。

中医诊断：臌胀（肝郁脾湿，水蓄热结）。

西医诊断：慢性乙型病毒性肝炎，肝炎后肝硬化（失代偿期）。

治法：疏肝醒脾，清利湿热。

方药：中满分消丸加减：

黄芩15g 黄连15g 砂仁10g 枳实15g 厚朴15g 半夏15g 陈皮15g 知母15g 泽泻15g 干姜10g 姜黄15g 党参15g 白术15g 茯苓15g 猪苓15g 甘草15g 茵陈30g

水煎，日1剂，早晚分服。

初服5剂，尿量稍多，再诊时加二丑各20g、槟榔20g。服24剂，尿量明显增多至 2000 ~ 2500ml/d。

三诊时继以上方加软坚化瘀之品，服药50余剂，腹水全消，脾脏回缩，肝功能恢复正常，除仍有时乏力外，余无不适。至今状态尚可，可上班工作，远期疗效亦令人满意。

按语 张琪教授临床以此方分消法，治愈多例肝硬化腹水的患者，大多表现有湿热中阻的证候，病位在中焦，辨证为肝郁脾虚胃热，每投此方，有较好疗效。对大量腹水者，在此方基础上，酌加逐水之峻剂，如二丑、醋炙甘遂，其消肿利水效果甚佳。张老用甘遂须醋炙，以小量开始，初用5g，及效后逐渐加量，常用至10g，大便泻下如水样，小便亦随之增多。

（二）脾虚气滞水蓄，加味茯苓导水汤

肝硬化肝功能失代偿期，小量或中等量腹水时，若病人表现面色萎黄，腹部胀满，大便次数

多，量少或便溏，尿少，手不温，舌苔白腻或舌质淡，脉弦细等，多按脾虚气滞水蓄辨证，治疗用加味茯苓导水汤，健脾行气利水。药物组成：

　　白术 25g　茯苓 30g　猪苓 20g　泽泻 20g　广木香 10g　木瓜 15g　槟榔 20g　砂仁 10g　紫苏 15g　陈皮 15g　枳壳 15g　党参 20g　甘草 10g

　　本方以四苓利水，槟榔、紫苏、枳壳等利气，气行则水行，尤以重用参、术、苓益气健脾，助其运化，对脾虚气滞水蓄，此方甚效，如见手足寒或畏寒肢冷，可加附子、桂枝以助脾肾阳气。

病案

迟某，女，76 岁，2011 年 10 月 13 日初诊。

主诉：腹胀乏力 5 年余。

病史：患丙型肝炎 13 年，肝硬化腹水 5 年。

初诊　症见腹胀满，尿少，大便时干时稀，食纳差，舌紫苔白，脉弱。彩超示：肝硬化，肝内胆管结石，腹水（少量）左肝叶再生结节，脾厚 3.5cm。

中医诊断：臌胀（肝郁脾虚，水饮内停）。

西医诊断：肝硬化。

治法：健脾利水，疏肝理气。

方药：加味茯苓导水汤

柴胡 20g　白芍 20g　枳实 10g　甘草 15g　黄连 10g　黄芩 10g　砂仁 15g　厚朴 15g　半夏 10g　陈皮 15g　知母 10g　泽泻 15g　姜黄 10g　茯苓 15g　猪苓 15g　太子参 15g　白术 15g　干姜 10g　五味子 15g　虎杖 15g　茵陈 15g　公英 15g　山药 15g

水煎，日 1 剂，早晚分服。

服此方 5 剂，尿量增多，一昼夜 2500～3000ml，腹水全消，腹胀满消除。后继以软肝消坚，益气血，健脾之剂调治。

按语　肝硬化腹水，临床虽以湿热中阻偏多，但在腹水量小或中等量时，亦有因脾虚气滞水停者，因此临证中，张老审视病情，明辨寒证及热证，抓住病证的主要矛盾，在虚实夹杂的复杂病情中，果敢用药，药中病机，故能取得佳效。

（三）峻下逐水，加味舟车丸

　　肝硬化肝功能失代偿期，大量腹水，肿势较重，一般健脾行气利水毫无效果。只要辨证病人尚未出现形脱、便血、昏迷，尚在可攻之时，可果敢用峻下攻水以消除其腹水，缓解其胀满。张琪教授临床常用舟车丸改为汤剂，甘遂、大戟、芫花用醋炙为佳，量各 5g，大黄 10～15g，牵牛子 20～30g，用量可根据病人体质强弱及蓄水轻重而定。临证中用峻下逐水剂后，待二便通利增多后，继用茯苓导水汤之类，健脾行气利水，尿量继续增多，腹水遂而消除。

（四）行气逐水消肿，健脾益气养阴，自拟藻朴合剂

　　张琪教授自拟"藻朴合剂"乃治肝硬化腹水攻补兼施之方，药物组成：

　　海藻 40g　厚朴 30g　黑白丑各 30g　木香 15g　槟榔 20g　生姜 25g　人参 15g　白术 20g　茯苓 30g　知母 20g　花粉 20g

　　方中海藻为治疗腹水的有效药物，《本草纲目》记载其治大腹水肿，有软坚散结之作用，但治疗本症用量宜大，一般用 25～50g 为佳。黑白丑苦寒有毒，有泻下作用，逐水消肿，为治肝硬

化腹水有效药物，配合厚朴、槟榔、木香行气利水，诸药合用，相辅相成。但肝硬化腹水病人体质日耗，气血不足，一味攻下则正气不支，故须掌握消补兼施之大法，正邪兼顾方能取效，于方中加人参、茯苓、白术益气健脾。此外，肝硬化腹水多出现肝阴亏耗、阴虚内热证候，如舌红绛、五心烦热等，故方中加知母、花粉，亦可加白芍以敛阴，防止燥热耗伤阴液。诸药合用，共成逐水行气，益气养阴之剂。

第五节　咳嗽（慢性阻塞性肺疾病）

疾病在临床上主要表现为咳、痰、喘、炎四大主症。在这四大主症中，咳嗽不仅是最先出现，而且也是最突出的临床表现。此病迁延不愈，如失治误治则可变相丛生，甚至危及生命。

肺为娇脏，多种因素均可致肺的功能失常，病情往往反复迁延，严重影响人们的生产生活质量。《内经》谓："五脏六腑皆令人咳"。外感咳嗽以清肺驱邪为主，内伤咳嗽以脏腑辨证为主，治内伤咳嗽应遵循以脏腑辨证为纲，虚实寒热为目。张琪教授认为，治咳当本着"急则治其标，缓则治其本"原则。

一、治急常用法

（一）宣肺解表法

本法用于外邪袭表，肺失肃降所引起的病症。风寒外感表现为脉浮紧、苔白滑、恶寒身痛、咳嗽喘促；风温外感特点为脉浮数、舌尖红、苔薄少津、微恶寒发热甚、咽痛等；两者皆宜宣肺解表法。张琪教授常用《医学衷中参西录》所载清解汤并配合麻黄、石膏，特别指出必须注意麻黄与石膏的配伍比例，一般石膏用量要大于麻黄5～10倍，方能达到宣肺清热之目的。

病案

李某，女，15岁。

主诉：咳嗽，发热5天。

病史：因高热不退入院，检查确诊为大叶肺炎，经用抗生素效果不明显。

初诊　发热，体温39.8℃，无汗，胸闷气短，喘促，咳嗽痰稠呈铁锈色，乏力倦怠，口苦，舌苔黄燥，脉洪数。

中医诊断：咳嗽（温热伤肺、肺失宣降）。

西医诊断：大叶性肺炎。

治法：清宣肺热：

方药：麻杏石甘汤加减：

麻黄10g　薄荷15g　生石膏75g　甘草10g　麦冬15g　玄参15g　黄芩15g　杏仁15g

水煎，日1剂，早晚分服。

二诊　服上方2剂，周身汗出，体温降至36.8℃，咳喘减轻，痰较少，铁锈色变浅，舌苔黄润，脉滑。

方药：寸冬15g　玄参25g　沙参20g　生地25g　桔梗15g　甘草15g

水煎，日1剂，早晚分服。

三诊　又服药 3 剂，咳嗽渐止，痰液渐无，舌润，脉滑，后依法调治而愈。

（二）清肺化痰法

本法治疗肺为热邪所扰，失于清肃下行，津液凝聚为痰，热炼液成热痰之证。症见：咳喘胸满，痰声辘辘，痰黄而黏稠，舌红苔垢腻，脉右寸滑数。张琪教授常用自拟方清肺化痰饮治疗。

病案

陈某，男，50 岁。

主诉：反复咳嗽，咳痰 10 余年。

病史：该患素有慢性支气管炎，近来因天气变化而咳嗽加重，经用抗生素及镇咳去痰药，疗效不显。

初诊　晨起咳甚，痰多色白黏，胸脘胀闷，便秘，苔白厚腻，脉滑有力。素嗜甘肥，形体肥胖。

中医诊断：咳嗽（脾胃湿热，肺失清肃）。

西医诊断：慢性支气管炎。

治法：清肺和胃，化痰止咳。

方药：清肺化痰饮：

黄芩 15g　麦冬 15g　瓜蒌 15g　大黄 10g　莱菔子 10g　胆星 15g　山楂 15g　杏仁 15g　五爪红 15g　半夏 15g　甘草 10g

水煎，日 1 剂，早晚分服。

连服 8 剂，大便通利，咳嗽大减，痰少为安。此系脾胃湿热生痰，湿热痰浊影响到肺，肺失肃降，故咳嗽痰多，治以泻热和胃，消食化痰法。所谓源清则流自洁，不治咳而咳自愈。

（三）泻肺逐饮法

本法用于肺失宣降，水道失调，水湿泛滥之证。《金匮要略》谓之风水，由外感风寒，肺气失宣，通调失职而水溢高原，出现水肿以头面肿甚，身体疼重或酸沉，胸满气促咳嗽，小便不利，舌苔白腻，脉滑等。张琪教授常用仿《金匮要略》越婢加术汤之意自拟宣肺利水汤治疗。

病案

5 岁患儿。

主诉：家人代述其咳喘。

病史：患肾病综合征半年余，全身高度浮肿，尿蛋白 4+，颗粒管型+，血浆总蛋白 35g/L，血浆白蛋白 20g/L 以下，胆固醇 9.62mmol/L，曾用泼尼松等效不显，遂入本院求治于中医。

初诊　面色㿠白，高度浮肿，胸满咳喘，病儿哭啼不让诊脉，以手触其上下肢则哭啼益甚，舌苔白滑。

中医诊断：风水（肺肾不足，水湿内停）。

西医诊断：肾病综合征。

治法：疏风宣肺，解表利水。

方药：宣肺利水汤：

麻黄 7g　桂枝 5g　生石膏 20g　杏仁 7g　桔梗 5g　川贝 5g　苍术 7g　玉米须 20g　翠衣 20g　木通 5g　滑石 10g　泽泻 5g　甘草 5g

水煎，频饮之。

服上方 3 剂，尿量增至 1000ml，咳喘浮肿皆减轻，继用上方化裁服至 15 剂，尿量增至 2500ml，浮肿基本消退，尿蛋白 2+，其余皆阴，继以益气清热利湿法治之，尿蛋白+而出院。此案在原方基础上加桂枝，由触诊患儿哭闹可知身体酸痛，以全身酸痛为水湿在表，用桂枝通阳除湿，加川贝、桔梗协助杏仁开肺利气，以加强其宣发通调之功能。

（四）通腑泻肺法

本法用于腑气不通，肺失肃降而气逆之证。症见大便秘结与咳喘并作，舌苔燥，脉滑实。

病案

王某，男，57 岁。

主诉：咳痰，咳喘反复 10 余年。

病史：患者肺气肿并发感染，喘咳不得卧，痰稠不易咯出，端坐呼吸，在某医院住院治疗，用抗生素静脉滴注及给氧等病情未能缓解。

初诊 咳痰，咳喘，痰稠不易咯出，午后发热，体温 38.5℃，大便秘结，数日不行，舌苔燥，脉滑实有力。

中医诊断：喘证（腹气不通，郁热内结）。

西医诊断：肺气肿并发感染。

治法：通腑泄热，化痰平喘。

方药：大承气汤加味：

大黄 15g 芒硝 15g（冲） 枳实 15g 川厚朴 15g 败酱草 50g 葶苈子 15g（布包） 杏仁 15g 黄芩 15g

水煎，日 1 剂，早晚分服。

服药 2 剂，大便通利，泻下燥屎，继则黏稠样便，泻后咳喘大减，发热已退，病人夜间已能平卧入睡，舌苔白稍润，脉象滑，继以清金肃肺化痰之剂调治而安。

按语 本案为腑气不通、肺失肃降而发气逆之证。肺与大肠相表里，凡气管炎、肺气肿及肺感染之咳喘病人，大便秘结与咳喘并作，舌苔燥，脉滑实。系由大肠燥热，腑气不通，肺失肃降而不得下行、肺气上逆所致。必须用通腑泻肺法，釜底抽薪则肺气得以肃降。张琪教授用此法治疗咳喘气逆诸症属腑气不通致病者，确有佳效。

二、治缓常用法

（一）补肺益气法

本法用于肺气不足所引起的病症。症见全身无力，倦怠，懒言，自汗，咳嗽无力，痰清稀，易于感冒，舌淡，脉弱。张琪教授常用玉屏风散、保元汤、补中益气汤等。

病案

美籍华人。

主诉：终年感冒不愈。

病史：应某工厂之邀由旧金山来哈市工作。自述终年感冒不愈，经常鼻流清涕，喷嚏频作，全身倦怠，但尚能坚持工作，总觉周身不舒，在美国曾屡服西药无效。

初诊 气短，微咳，鼻流清涕，舌苔白，脉微弱。

中医诊断：感冒（肺气不足，外邪侵袭，肺气失宣）。

西医诊断：上呼吸道感染。

治法：补气宣肺。

方药：黄芪 25g　人参 15g　柴胡 15g　桔梗 15g　紫苏 10g　杏仁 10g　陈皮 10g　甘草 10g　生姜 10g　红枣 3 个　半夏 15g

水煎，日 1 剂，早晚分服。

服药 3 剂，感冒痊愈。又投予玉屏风散加红参：

黄芪 30g　防风 10g　白术 15g　红参 15g

嘱其连服 10 余剂。此人回旧金山后，1 年后来信，言其服上方后，1 年来从未感冒，十分感激。

（二）润肺化痰法

本法用于肺阴不足，肺络失养，痰黏难咯之证。临床表现为口干咽燥、干咳无痰、或痰少黏稠、或痰中带血、手足心热、或潮热盗汗、颧红、舌红少津、脉细数或虚数等。治以清燥救肺汤、百合固金汤之类。

病案

王某，男，16 岁，学生。

主诉：咳嗽，咯血半年。

病史：患者半年前突然出现咳嗽，连续咳血，色鲜红，时大咳血，时痰中带血。伴有发热、体温 39.5℃，应用多种抗生素，但仍有发热（约 37.8℃），上午较轻，午后较重，持续 20 余天咳痰带血，经某医院胸透，见右肺下野片状阴影，诊断为大叶肺炎。经治疗阴影不消退。后又发热，咳痰带血加重。经进一步检查，诊断为：①支气管扩张；②肺内感染。用抗生素及止血药效果不显，特来门诊求治。

初诊　形体消瘦，精神不振，倦怠乏力，食纳减少，胸闷痛，咳痰带血，有时大口咳血鲜红，舌红艳，苔薄少津，脉弦中带滑象。

中医诊断：咳嗽（肺阴亏耗，肝火亢盛）。

西医诊断：支气管扩张并发感染。

治法：滋阴润肺，平肝凉血。

方药：百合固金汤加减：

生地 20g　寸冬 20g　沙参 20g　玄参 15g　茅根 50g　百合 20g　藕节 20g　桔梗 15g　甘草 10g　制香附 15g　橘红 15g

水煎，日 1 剂，早晚分服。

复诊　服上方 7 剂，胸部舒畅，未见咯血，咳痰减少，精神转佳，体温 37.5℃，舌尖赤，苔薄稍润，脉象浮滑有力。药已见效，再以滋阴肃肺，平肝化痰宁络法。

方药：生地 20g　芦根 50g　麦冬 15g　沙参 20g　玄参 20g　甘草 10g　桑皮 15g　茅根 50g　藕节 20g　花粉 20g　香附 15g　桔梗 15g　瓜蒌 20g

水煎，日 1 剂，早晚分服。

三诊　服用上方 8 剂，发热已退（体温 36.5℃），咳嗽大减，痰减少，未咯血，食纳增，力气增加，舌转润，脉滑。继上方略有化裁调治。服药 10 剂后，诸症基本消失，X 线胸透：右肺下阴影较前缩小 2/3，嘱其以上方去香附再服观察，后追踪随访，药后病已痊愈。

（三）温肺化饮法

本法用治脾肺阳虚，痰湿犯肺之证。症见咳痰清稀量多，面色萎黄，胸闷脘痞，舌苔白腻，脉象濡。治以温肺化痰法。张琪教授常用自拟化痰饮方。

> 曾治一翁，67岁，素有咳喘病，每于冬季发作。虽至夏季亦畏寒肢冷，冬季则更甚，咳嗽痰多清稀、呈泡沫状，甚则痰黏稠不易咳出，舌苍老，脉沉。感染频发，用抗生素可获暂效，旋又复发，病人十分痛苦。西医诊断：慢性阻塞性肺疾病；中医诊断当属脾肺阳虚，痰热互结之喘证，治以补肺健脾，清热化痰法，以化痰饮治之，药物组成：
>
> 清半夏10g　茅苍术10g　川厚朴10g　白茯苓15g　薏苡仁15g　杏仁5g　莱菔子10g　生姜10g　鱼腥草50g　麦冬20g　沙参15g　黄芩15g　桔梗15g　甘草10g
>
> 服药6剂，咳喘大减，发热退，常年之畏寒亦减轻。连续服10余剂，咳喘基本消失，全身有力，自觉手足及胸背皆有热感，畏寒消失。1年后随访，病人仅轻度感冒一次，咳喘未作，体力增强，精神饮食皆佳。

第六节　慢肾风（慢性肾小球肾炎）

慢性肾小球肾炎，也称慢性肾炎，是以双侧肾小球弥漫性或局灶性炎症改变为主的疾病，可由多种病因引起，起病多隐匿，病程较长，病情发展缓慢，多见于成人，是临床较常见的一种疾病。其共同特点是几乎所有肾小球都发生病变，但最终多引起所有肾小球毛细血管逐渐闭塞。慢性肾小球肾炎晚期由于肾小球炎症不断发展，"健存"的肾单位越来越少，纤维组织不断增多，肾脏萎缩，而致肾衰竭。临床表现为病程较长，短者1年，长者可达数十年，有不同程度的蛋白尿、血尿、管形尿、水肿、高血压、肾功能损害等。现在多认为其发病与免疫机制有关。2012年国家中医药管理局制定的肾病诊疗规范中将慢性肾小球肾炎中医定名为慢肾风。

中医学认为慢性肾小球肾炎与风寒湿热之邪等有关，是由风寒湿热之邪在各种原因导致的肾脏亏虚的基础上，乘虚侵入所致；或因急性肾小球肾炎调治失当，迁延伤肾发展而来。本病病位在肾，病变为肾体受损，肾用失司，主水、封藏等功能减退，出现腰痛、水肿、眩晕、尿浊、尿血等诸症，并按虚损劳衰的进程发展。病性主要是本虚标实。本病涉及脏腑广泛，易兼挟他邪而为病，证候复杂，变化多端。

张琪教授从中医学术理论体系入手，总结大量临床经验，认为肾病之水肿、蛋白尿、血尿与脾肾相关，其病机关键为脾、肾功能失调，三焦气化失司，脾肾阴阳失调贯穿疾病的始终。

脾主运化水液，肾者水藏，主津液。《素问·经脉别论》谓："饮入于胃，游溢精气，上输于脾，脾气散精，上归于肺，通调水道，下输膀胱，水精四布，五精并行。"津液的生成与输布，主要由于脾的运化输布，肺的通调水道，肾的气化蒸腾和三焦的疏泄决渎，其中尤以脾的运化功能为人体气机升降的枢纽。如脾虚运化失调则精微不能输布，水湿不得运行而停蓄；肾司开阖，其开阖之功能端赖肾中阴阳之互济保持相对之平衡，若肾阳虚开阖失司则小便不利。水液代谢障碍，势必耗伤肾气，精微遗泄日久，更耗肾之阴阳。肾虚温煦滋养失职，脾气匮乏，脾虚化生不足，无力充养先天，二者相互为患，导致水肿发生。蛋白尿的生成，与脾肾两藏虚损密切相关。脾虚不能升清，谷气下流；脾失固涩，精微下注，所谓"中气不足，溲便为之变"；肾主封藏，受五脏六腑之精而藏之，若肾气亏虚，肾失封藏，肾气不固，精微下泄；另外湿毒内蕴，郁而生热，亦可使肾气不固而精气外泄，热为阳邪，性主开泄，肾受湿热熏灼而统摄功能失职，致精关开多合少，蛋白等精微物质随尿而下。血液化生于脾，化精于肾，脉为血府。血液全赖五脏共同作用，才能循行于脉中，布散于全身。任何导致脏腑功能失调，血不循常道，均可致尿血。正如李用粹云："脾经湿热之邪，乘所胜而下传水府……或肾虚火动……或劳力伤脾……俱使乘热下焦，血随火溢。"

张琪教授常从脾肾入手论治慢性肾炎所表现的水肿、蛋白尿、血尿三大主症，主要分为：①脾肾阳虚，温肾健脾，常用真武汤加减。②湿热中阻，和中分消，方用东垣中满分消丸衍化之和中消胀饮。③肺热肾寒，清肺健脾温肾，方用花粉瞿麦汤清肺健脾温肾。④脾胃虚弱，升阳益胃，方用升阳益胃汤加减。⑤肾气不固，方用参芪地黄汤加味。⑥肾阴虚内热，补肾益气清热，方用知柏地黄汤加参芪等补肾益气清热，凉血止血。⑦肾虚热瘀，滋阴收敛止血，方用加味理血汤。⑧肾阴虚气虚，补肾益气固摄，方用益气补肾固摄合剂。⑨脾虚失统，健脾益气，方用归脾汤加减。

蛋白尿是肾脏实质损伤标志，是慢性肾脏疾病的主要临床表现之一，而且临床症状改善后多迁延不消失，是治疗当中的难题。临证中，张琪教授治疗以蛋白尿为主的肾病，常根据辨证选用不同的方法，如温肾健脾、益气活血、清热利湿解毒等，而益气养阴、清利湿热法是治疗蛋白尿最常用的方法之一。尤其是对某些临床症状不明显的隐匿性肾小球肾炎，此法疗效甚佳。张琪教授认为脾肾不足，气化不利，固摄无权，精微外溢是导致尿中蛋白的主要病机。然蛋白丢失日久，势必耗损阴液，形成气阴两虚之候；且水谷精微不能化生气血而酿成湿浊，湿浊蕴蓄化热，渐致湿热搏结，而表现气阴两虚、湿热内停之虚实夹杂证候。针对这种病机，其气虚为本，尤以脾气亏虚为甚。所以用药时加大参芪的用量健脾益气；以麦冬、地骨皮益阴而退虚热，又可制参芪之温燥；以茯苓、车前子、白花蛇舌草利湿清热解毒；配柴胡升阳而调畅气机，使补而不滞；常伍芡实、莲子以固摄缩泉。此病患者，若身无水肿，也不可忽视利湿药的应用，因人体之精微行于经脉而滋养机体，溢于脉外则酿成湿浊，故单纯固摄很难奏效，只有在益气养阴的基础上，通利收敛并举，方可取效。

血尿为肾炎常见表现，张琪教授认为血尿属于本虚标实、虚实夹杂的病症。病位在肾，亦与肺、脾有关。气阴两虚为本，邪热瘀毒为标。内外合邪致病使血尿具有病机复杂、症候多变、病程延长、缠绵难愈的特点。初发者或慢性迁延的急性发作者以邪实为主，多因感受外邪，热迫下焦伤及血络或湿热毒邪蕴结下焦或瘀热结滞壅于下焦所致。治宜清利驱邪为主，"急则先治标"；血尿慢性迁延不愈或症状轻微，只表现尿检异常者多虚实夹杂，以肾阴虚，虚火内扰或气阴两虚，湿热内蕴为主，也兼有湿热瘀毒之邪，缓以治本，"扶正祛邪"。辨治谨守病机，但尚需注意到症候、虚实、标本间的转化。临床常用清热养阴，益气固摄，凉血解毒等功效药物，如知母、黄柏、熟地、女贞子、旱莲草、龟板、黄芪、党参、侧柏叶、茜草、白茅根、白花蛇舌草、连翘、仙鹤草、蒲黄、藕节、血余炭、赤石脂、儿茶和五倍子等。

浮肿为肾炎常见症状，也为患者发病就诊的常见症状。水肿病情责之于肺、脾、肾三脏失调，水液代谢失常，运化失司不寻常道泛溢肌肤所致。此症状为标邪，病情初期，正气未虚可用解表利水之剂，如越婢汤、越婢加术汤等；若病程日久，则需健脾温肾基础上使用利水消肿之品，如五苓散、猪苓汤、真武汤等；若病程日久，浮肿势危而正气尚足，可用活血破气行水的决水汤加减。常用药物有茯苓、猪苓、泽泻、车前子、二丑、牡蛎、海藻、槟榔、王不留行等。

病案 1

聂某，男，24 岁，2004 年 1 月初诊。

主诉：腰酸，乏力 2 年。

病史：患者 2 年前感冒后出现肉眼血尿，经抗感染治疗后肉眼血尿消失，尿常规：镜下红细胞满视野，当地医院诊断为慢性肾小球肾炎。抗感染、激素治疗效果不显，镜下红细胞持续存在，一般在 20～30 个/HP，尿潜血 3+，每因外感后病情加重。

初诊 现患者腰酸，乏力，舌红无苔，脉细弱。

中医诊断：腰痛（脾肾两虚，阴虚血热）。

西医诊断：慢性肾小球肾炎。

治法：补益脾肾，固涩止血。

方药：理血汤合二至丸加减：

生山药 25g 阿胶 15g 龙骨 20g 牡蛎 20g 白术 20g 茯苓 20g 莲子 20g 女贞子 20g 旱莲草 20g 五味子 15g 乌梅 15g 刘寄奴 20g 贯众 20g 白茅根 30g 甘草 15g

水煎，日 1 剂，早晚分服。

患者服用 1 周后尿红细胞 8～10 个/HP，尿潜血 2+，连服 4 周后，腰酸乏力症状明显好转，尿化验蛋白+、潜血+、红细胞消失，脉象沉而有力，舌淡红薄苔，病情缓解。至今 3 年患者复查尿正常，现已痊愈，远期疗效明显。

按语 本病例诊为慢性肾小球肾炎（隐匿型），镜下血尿迁延不除，尿潜血 3+，经中西医治疗两年余未愈，因患者不同意病理检查不能确定病理类型。根据其病程久特点，外感后易反复，主症乏力，腰瘘痛，舌红无苔，脉弱，辨证为脾肾两虚，夹有热邪伤阴，治宜补脾肾、清热育阴、固涩止血法治疗。方以张锡纯之理血汤合二至丸，重用山药、白术、茯苓健脾；阿胶合山药补肾育阴，五味子、乌梅敛阴宁血。理血汤之海螵蛸、茜草、龙骨、牡蛎收敛固涩止血，刘寄奴活血、白茅根、贯众清热止血，有补与清、散与敛结合，相辅相成，故能取得良好效果。

理血汤出自《医学衷中参西录》上册。张锡纯谓其"治血淋，及溺血、大便下血证之由于热者"，并认为："血淋之症，大抵出自精道也，其人或纵欲过度，而失于调摄，则肾脏阴虚生热；或欲盛强制而妄言采补，则相火动无所泻，亦能生热，以至血室（男女皆有，男以化精，女以系胞）中血热妄动……"原方生山药一两，生龙骨六钱捣细，生牡蛎六钱捣细，海螵蛸四钱捣细，茜草二钱，生杭芍三钱，白头翁三钱，真阿胶三钱不用炒。溺血者，加龙胆草三钱。大便下血者，去阿胶，加龙眼肉五钱。血淋之症，大抵出之精道也。其人或纵欲太过而失于调摄，则肾脏因虚生热。或欲盛强制而妄言采补，则相火动无所泄，亦能生热。以致血室（男女皆有，男以化精，女以系胞）中血热妄动，与败精混合化为腐浊之物，或红、或白、成丝、成块，溺时堵塞牵引作疼。故用山药、阿胶以补肾脏之虚，白头翁其性寒凉，其味苦而兼涩，凉血之中大有固脱之力，故以清肾脏之热，茜草、海螵蛸以化其凝滞而兼能固其滑脱，龙骨、牡蛎以固其滑脱而兼能化其凝滞，芍药以利小便而兼能滋阴清热，所以投之无不效也。张琪教授治疗顽固性血尿喜用此方，对症加减应用往往取得良效。

病案 2

赵某，男，35 岁，2011 年 8 月初诊。

主诉：腰痛反复 5 年，加重 1 个月。

病史：患者 5 年前无明显诱因发现尿中泡沫，当地医院化验尿蛋白 3+，同时发现血压升高 180/100mmHg，诊断为慢性肾小球肾炎，曾用激素，雷公藤多苷片治疗无明显效果，尿蛋白始终存在。

初诊 近 1 个月自觉腰痛，乏力，四肢瘘软，偶有晨起颜面浮肿，口干，咽干，大便干 1～2 次/日。查其舌质红，苔薄白，诊其脉数。尿液分析：蛋白 2+、潜血+、红细胞 10～15 个/HP，尿蛋白定量 4.25g/24h。

中医诊断：腰痛（脾肾两虚，湿热内蕴）。

西医诊断：慢性肾小球肾炎。

治法：补肾健脾，清热利湿，凉血止血。

方药：参芪地黄汤加味：

熟地25g 山茱萸20g 山药20g 茯苓15g 牡丹皮15g 泽泻15g 黄芪30g 太子参20g 女贞子15g 枸杞20g 旱莲草20g 仙鹤草30g 白茅根30g 小蓟30g 焦栀子15g 金樱子15g 石莲子15g 地骨皮15g 金银花30g 蒲公英30g 甘草15g 白花蛇舌草30g

水煎，日1剂，早晚分服。

服上方14剂，腰酸乏力症状改善，舌淡，苔白，脉沉。尿液分析：蛋白+，潜血+，红细胞2~4个/HP，尿蛋白定量3.8g/24h。效不更方，仍以上方加减治疗。前后服药百余剂，患者自觉乏力腰酸症状好转，并诉说有一意外之喜，患者得病之前有较多白发，现白发明显减少。尿化验蛋白阴转，隐血±，红细胞3~5个/HP，尿蛋白定量逐渐减少，现0.86g/24h，疗效明显。

按语 该患者临床症状以脾肾两虚之腰痛、乏力、四肢酸软较为明显，同时还伴有湿热之浮肿、口咽干及舌红脉数之症。患者病久，损伤脾肾，腰者肾之府，脾主四肢，脾肾亏虚，而见腰痛、乏力、四肢痿软；脾肾两虚，水液代谢失常而见眼睑颜面时有浮肿；湿浊之邪，停聚体内，日久化热，而见口、咽干；湿热迫血妄行则发血尿，脾肾虚，精微不固，下渗而为蛋白尿。此病以脾肾两虚为本，湿热内停为标，选用补脾肾为主的参芪地黄汤加味治疗。参芪地黄汤原出于《沈氏尊生书》，方中以六味地黄汤以补肾，加参芪以健脾益气。结合病情加减，以白茅根、小蓟、仙鹤草、焦栀子、地骨皮、金银花、蒲公英、白花蛇舌草清热利湿解毒，凉血止血；湿热日久必伤阴津，故女贞子、枸杞、旱莲草补肾滋阴扶正；同时加入金樱子、石莲子以加强健脾补肾之力。

病案3

金某，男，18岁，2000年5月8日初诊。

主诉：腹部胀满，尿少，双下肢浮肿1周。

病史：诊断肾病综合征1周。

初诊 腹部胀满，尿少，双下肢浮肿，伴纳差，胃脘部不适，舌尖红、苔白腻，脉滑，腹部膨隆，腹水征+，尿蛋白3+，血浆总蛋白57g/L，白蛋白19g/L，总胆固醇11.50mmol/L，三酰甘油3.90mmol/L。

中医诊断：脾虚不运，气滞水蓄。

西医诊断：原发性肾病综合征。

治法：健脾利水。

方药：茯苓利水汤：

木香10g 槟榔25g 青皮10g 陈皮15g 紫苏15g 白术30g 茯苓40g 党参20g 海藻30g 川朴15g 干姜10g 砂仁15g 泽泻20g 猪苓20g 益母草30g 黄芪30g

水煎，日1剂，早晚分服。

二诊 2000年5月22日。服用上方14剂后腹水、浮肿均消，尿蛋白+，食欲好，尿量正常，无明显不适，舌红，咽赤。继以原方加减：

陈皮15g 白花蛇舌草30g 银花30g 连翘30g 紫苏15g 白术30g 茯苓40g 党参20g 海藻30g 川朴15g 干姜10g 砂仁15g 泽泻20g 猪苓20g 益母草30g 黄芪30g

水煎，日1剂，分2次服。

三诊 2000年6月5日。尿蛋白转阴，连续2次复查尿常规正常，血脂降至正常，血浆白蛋白31g/L，病情缓解。

按语　本案症见腹部胀满，尿少，双下肢浮肿，伴纳差，胃脘部不适，辨证属脾虚不运，气滞水蓄之水肿，治以健脾行气利水，以茯苓利水汤加减治疗。本方出自《医宗金鉴》，方中茯苓、猪苓、泽泻利水，槟榔、木香、海藻、紫苏理气，水与气同出一源，气顺则水行，气滞则水停，本方在用党参、白术、茯苓益气健脾扶助脾胃的基础上，用理气利水之剂，消补合用，故奏效甚佳。如兼肾阳虚，畏寒肢冷便溏，可于方中加入附子、肉桂以扶助肾阳。适用于脾虚不运，气滞水蓄之腹水证。临床以腹胀腹满，周身浮肿，小便不利，神疲面㿠，食少纳呆，腰痛乏力，大便溏泄，舌质淡，苔白滑或白腻，脉沉缓或沉弱为主要表现者。二诊肿全消，故去行气利水之木香、槟榔、青皮；舌红，咽赤，乃热毒上扰咽部之征，故加白花蛇舌草、银花、连翘以清热解毒。

张琪教授治病遣方用药不拘泥于一家一方，多年行医加之博览群书，故多数情况下多为合方随证化裁，自成一家，特别对于慢性肾脏病迁延反复的特点，张琪教授根据经验自拟一系列行之有效的方剂。

第七节　慢性肾衰竭

慢性肾衰竭（CRF）是指各种慢性肾脏疾病（CKD）进行性进展，引起肾脏结构和功能不可逆的丧失，导致以代谢产物和毒物潴留、水电解质和酸碱平衡紊乱以及肾脏内分泌功能失调为特征的临床综合征。绝大多数是由各种慢性原发和继发性肾脏病引起，少数是由于急性肾衰竭治疗未愈转变而成。无论病因如何，本病一般呈不可逆的进展，肾小球滤过率逐渐下降，最终导致终末期肾衰竭（ESRD）。

在中医古代文献中未见专门的论述，但中医学认为，慢性肾衰竭乃是肺、脾、肾功能由虚损而至衰败的过程。由于气化功能衰惫，气机不得升降，而致水湿潴留，浊邪壅塞三焦，损及五脏六腑、气血阴阳，变证从生。肺脾肾调节水液代谢及泌别清浊的功能发生障碍，浊毒不能排出体外，而引起全身代谢紊乱，脏腑功能失司所致之严重病证。其临床表现多种多样，但从其临床表现特征及发生发展过程来看，可归于中医学中的"水肿"、"癃闭"、"关格"、"溺毒"、"虚劳"、"哕逆"等范畴。

慢性肾衰竭由多种慢性肾脏疾病日久发展而来，其病机特点是以虚为主，虚实夹杂；病机的核心是脾肾两虚为本，湿浊瘀血内停为标；脾肾两虚贯穿其始终。诸如慢性肾衰竭病人临床上所出现的腰痛膝软、乏力贫血等均由脾虚肾虚日久所致，此为慢性肾衰竭之本虚。而脾虚运化失司，水湿内停，肾虚气化不利，浊不得泄，升清降浊之功能紊乱，湿浊内蕴，日久必化为浊毒，湿浊毒邪内蕴日久致血络瘀阻为患，临床出现脘闷纳呆、食少呕恶、少寐烦热、舌苔垢腻或舌紫瘀斑等症，此为本病之标实。

张琪教授根据"急则治其标，缓则治其本"的治疗法则治疗慢性肾衰竭，并总结出自己的经验。

一、慢性肾衰竭初期治则治法

张琪教授认为慢性肾衰竭病情初期表现为：恶心呕吐、胃脘胀满、五心烦热、躁扰不宁、大便秘结或不爽，舌或紫或红，苔或厚或腻，脉沉、弦等症，此为湿热、瘀血蕴久化为浊毒浸淫脏腑所致。治疗当以清热利湿，化浊解毒为要务。

（一）芳香化浊法

慢性肾衰竭临床表现为恶心呕吐、胃脘胀满、口气秽臭、头昏沉、烦闷、舌苔白腻、脉缓等一系列消化道症状，此乃"脾为湿困"症候，以化湿醒脾，芳香化浊为主治疗，方用平胃化湿汤：

草果仁 15g　苍术 15g　半夏 15g　川朴 15g　紫苏 15g　砂仁 15g　陈皮 15g　甘草 15g　芦根 15g　竹茹 15g　生姜 15g　茯苓 15g

平胃化湿汤即在温胆汤的基础上和胃化痰湿，加草果仁、砂仁、生姜、苍术燥湿温脾，辛开痰浊，醒脾除湿；藿香、紫苏、川朴芳化湿邪，消除痞满，复用芦根、竹茹以降逆止呕，共为散湿除满、降逆止呕之剂，适用于肾功不全辨证属湿邪中阻、脾阳不振，而呈现胃脘胀满、呕吐、恶心、头昏身重、倦怠乏力、舌苔白腻、脉缓等症候者。

（二）清热利湿化浊法

临床见呕恶，脘腹胀满不欲饮食，口气秽有氨味，大便秘结或不爽，或兼肢体虚肿，舌苔厚腻稍黄少津，脉弦滑等，方用化浊饮：

醋炙大黄 10g　黄芩 10g　黄连 10g　草果仁 15g　藿香 15g　苍术 10g　紫苏 10g　陈皮 10g　半夏 15g　生姜 15g　茵陈 15g　甘草 10g

方用醋炙大黄、黄连、黄芩苦寒泄热，砂仁、藿香、草果仁、苍术等芳香辛开，驱除湿邪，两类药熔于一炉相互调济，既不致苦寒伤胃，又无辛燥耗阴之弊，使湿浊毒热之邪得以蠲除。辨证应注意湿热之邪孰轻孰重，如便秘、口臭、舌苔厚腻应重用茵陈、黄连、黄芩、大黄，芩连合用除心下痞满，有利于脾胃之运化。但如湿邪偏重，则重用化湿浊之草果仁、半夏、苍术、藿香等。

病案

李某，男，52 岁，2012 年 6 月 11 日初诊。

主诉：周身乏力 7 年余，加重 3 个月。

病史：慢性肾小球肾炎病史 7 年余，近 3 个月出现纳差，时恶心呕吐，口干口苦，腹胀便秘。

初诊　患者周身困倦乏力，食纳差，恶心，时有呕吐，胃脘胀满，大便秘结，舌苔黄厚，脉弦滑。实验室检查：尿蛋白+2、潜血+、肾功能：尿素氮 23.75mmol/L，肌酐 469.0μmol/L，二氧化碳结合力：18.6mmol/L。

中医诊断：虚劳（湿浊内停，蕴热犯胃）。

西医诊断：慢性肾小球肾炎，慢性肾衰竭。

治法：芳化湿浊，清热和胃。

方药：化浊饮：

陈皮 15g　半夏 15g　生姜 15g　紫苏 10g　大黄 10g　黄芩 10g　黄连 10g　草果仁 15g　藿香 15g　苍术 10g　茵陈 15g　甘草 10g

水煎，日 1 剂，早晚分服。

二诊　2012 年 6 月 25 日。服上方 14 剂，呕恶、脘胀等均除，大便日行 3 次，便溏，继以此方化裁减大黄用量，加入健脾肾固本扶正之品。

方药：陈皮 15g　半夏 15g　生姜 15g　紫苏 10g　大黄 7g　黄芩 10g　黄连 10g　草果仁 15g　藿香 15g　苍术 10g　茵陈 15g　甘草 10g　熟地黄 20g　山萸肉 20g　山药 20g　丹皮 15g

水煎，日 1 剂，早晚分服。

三诊　2012 年 7 月 9 日。续服 14 剂后，乏力改善，腹满、呕恶症状消失，食纳转佳，大便日行 2 次，软便；复查肾功能：尿素氮 18.6mmol/L，肌酐 401.6μmol/L，二氧化碳结合力：21.2mmol/L；疗效显著，嘱患者续用此方稳定病情。

（三）活血解毒法

临床有头痛少寐、五心烦热、搅闹不宁、恶心呕吐、舌紫少苔或舌有瘀斑，舌下静脉紫暗、面色青晦不泽、脉弦或弦数等见症，宜清热解毒活血化瘀治疗，用加味活血解毒汤：

连翘20g 桃仁15g 红花15g 当归15g 枳壳15g 葛根20g 赤芍15g 生地20g 丹皮15g 丹参20g 柴胡20g 甘草15g 大黄7g

本方以桃仁、红花、赤芍、生地活血散瘀、凉血清热，大黄、丹参、葛根，活血解毒，中医有"久病致瘀"之说，瘀血既是肾衰病理产物，同时又是致病因素，长期作用于机体，使病机复杂化，迁延难愈，因此活血化瘀药物在治疗肾衰过程中应用广泛。

病案

于某某，女，44岁，2005年9月9日初诊。

主诉：乏力、腰痛2年。

病史：2003年出现乏力肢软，时有腰痛，于当地医院就治，诊断：慢性肾功能不全（具体化验不详）。于当地多次治疗，症状未见好转。

初诊 乏力肢软，时有腰痛，双下肢浮肿，手足心热，月经量少，食纳尚佳，大便1次/日，舌红少苔，脉细数。尿常规：尿蛋白+，WBC 30～40个/HP；肾功能：血肌酐213μmol/L，尿素氮13.37mmol/L，UA 619.9μmol/L，CO_2-CP 17.1mmol/L。

中医诊断：虚劳（浊毒内蕴，血络瘀阻）。

西医诊断：慢性肾盂肾炎，慢性肾衰竭。

治法：活血，化浊，补肾。

方药：活血解毒汤加味：

桃仁15g 生地15g 当归20g 赤芍20g 葛根15g 柴胡15g 连翘15g 川芎15g 丹参20g 坤草30g 大黄10g 草果仁15g 砂仁15g 公丁香10g 香附20g 熟地20g 山茱萸15g 丹皮15g 菟丝子15g 女贞子20g 首乌20g 枸杞20g 白术20g 山楂15g 甘草15g

水煎，日1剂，早晚分服。

二诊 2005年9月23日。服药14剂，自觉症状减轻，唯双下肢无力，舌红少苔，脉细数。血压：145/100mmHg。尿常规：尿蛋白2+，WBC 25～30个/HP，RBC 0～2个/HP；肾功能：血肌酐160.13μmol/L，尿素氮14.18mmol/L，CO_2-CP 21.84mmol/L。正气渐复，仍以活血解毒汤为主：

桃仁15g 生地15g 当归20g 赤芍15g 葛根15g 柴胡15g 连翘20g 川芎15g 丹参20g 大黄10g 草果仁15g 砂仁15g 公丁香10g 香附15g 熟地20g 山萸20g 菟丝子15g 女贞子20g 首乌15g 枸杞20g 白术20g 山楂15g 麦芽30g 神曲15g 败酱草30g 舌草20g 双花30g 甘草15g

水煎，日1剂，早晚分服。

三诊 2005年11月4日。下肢无力，咽赤不适，无腰痛，舌红少苔，脉沉。血压120/80mmHg。尿常规：尿蛋白+，WBC 25～30个/HP，RBC5～8个/HP；肾功能：血肌酐121.34μmol/L，尿素氮13.35mmol/L，CO_2-CP 21.89mmol/L。咽赤不适，乃肾阴亏虚，虚火上炎，治以补肾养阴，清热解毒，知柏地黄丸加味：

熟地25g 山芋20g 山药20g 茯苓20g 丹皮15g 泽泻15g 知母15g 川柏15g 龟板20g 五味子15g 小蓟30g 白茅根30g 侧柏叶20g 焦栀15g 蒲黄15g 地榆20g 双花30g 连翘20g 公英30g 地丁20g 大黄10g 野菊花20g 败酱草30g 舌草30g

水煎，日1剂，早晚分服。

四诊　2005年11月25日。双下肢较前有力，精力转佳，仍咽部不适，舌红苔薄白，脉沉细。血压125/85mmHg。尿常规：尿蛋白+，WBC 3～4个/HP，RBC 0～1个/HP，肾功能：血肌酐140.42μmol/L，尿素氮16.63mmol/L，CO_2-CP 22.99mmol/L。辨证治法方药同前。

五诊　2005年12月23日。时颜面、眼睑轻度浮肿，仍时咽部不适，舌红、苔薄白，脉沉细。尿常规：尿蛋白+，WBC 15～20个/HP，RBC 0～1个/HP；肾功能：血肌酐152.76μmol/L，尿素氮16.38 mmol/L，CO_2-CP 23.22 mmol/L。仍以前法前方治疗，随访病情稳定。

（四）清胃养阴、清利湿热法

临床表现为口干舌光不欲饮，恶心厌食，饥不欲食，胃脘灼热隐痛，嘈杂，五心烦热，脉细数，口臭有氨味，鼻衄或齿衄，方用加味甘露饮：

生地15g　熟地15g　茵陈15g　黄芩10g　枳壳15g　枇杷叶15g　石斛15g　天冬15g　麦冬15g　沙参15g　天花粉15g　芦根20g　瞿麦20g　萹蓄20g　麦芽20g　佛手10g

二地、石斛、二冬滋养脾胃之阴，阴亏又由热耗，用黄芩、茵陈清热，所谓清热存阴，枇杷叶降逆气，枳壳行气和胃，天花粉润肺生津，麦芽、佛手开胃醒脾，与甘寒药合用防其滋腻有碍脾之运化。

病案

宋某，女，58岁，2010年8月13日来诊。

主诉：乏力伴浮肿症状5年。

病史：2005年感冒后出现肉眼血尿，眼睑及双下肢浮肿伴有周身乏力症状，当地医院检查尿Pr 3+，BLD 3+，被当地诊为急性肾小球肾炎，予抗生素治疗后，血尿减少，仍有尿蛋白+～2+；后中成药治疗，病情无明显好转，2010年3月病人自感乏力，检查发现Cr 263μmol/L，遂来我门诊治疗。

初诊　乏力，腰酸痛，口苦时有恶心，纳差，便干，舌质淡紫，苔白腻。实验室检查：尿Pr 3+，RBC：10～20个/HP，WBC：4～6个/HP，Scr：232.9μmol/L，BUN：7.8mmol/L。

中医诊断：虚劳（湿浊化热，胃热阴亏）。

西医诊断：慢性肾小球肾炎，慢性肾衰竭。

治法：清胃热，养胃阴，化湿浊。

方药：甘露饮加减：

生地黄20g　茵陈蒿20g　黄芩15g　枳壳20g　枇杷叶20g　石斛20g　麦冬20g　大黄10g　草果仁15g　紫苏20g　砂仁15g　土茯苓50g　何首乌20g　葫芦巴25g　桃仁20g　赤芍20g

水煎，日1剂，早晚分服。

二诊　2010年8月27日。服上方14剂后，仍有周身乏力，口苦，恶心，纳差，舌淡紫，舌苔白腻，滑脉。辨证为浊毒内蕴，胃纳失和，瘀血内阻。上方基础上加健脾消食，活血化瘀之品。

方药：生地黄20g　茵陈蒿20g　黄芩15g　枳壳20g　枇杷叶20g　石斛20g　麦冬20g　大黄10g　草果仁15g　紫苏20g　砂仁15g　土茯苓50g　何首乌20g　葫芦巴25g　桃仁20g　赤芍20g　陈皮15g　麦芽15g　神曲15g　山楂15g　桃仁20g　赤芍20g　丹参20g　红花15g　葛根20g

水煎，日1剂，早晚分服。

三诊　2010年9月12日。患者乏力、口苦、恶心均好转，仍有纳差。舌淡紫，苔白稍腻，脉滑。实验室检查：尿Pr 2+，RBC 8～10个/HP，血常规：Hb 108g/L，Scr 186.3μmol/L。辨证同前，继以甘露饮加减，加大益气扶正之力。

方药：生地黄20g　茵陈蒿15g　黄芩15g　枳壳15g　枇杷叶15g　石斛20g　麦门冬20g　甘草15g　草果仁15g　紫苏15g　葛根20g　大黄10g　麦芽30g　神曲15g　山楂15g　砂仁15g　半夏20g　当归20g　黄芪30g　太子参15g

水煎，日1剂，早晚分服。

服14剂药后，化验：Scr 143.5μmol/L，尿Pr 2+，Hb 111g/L。病情好转，继续中药治疗。

（五）清热利湿分消法

临床表现浮肿胀满，小便少，五心烦热，恶心呕吐，口干，口中氨味，舌质红苔腻，舌体胖大，脉弦滑。方用中满分消饮：

白术15g　人参15g　炙甘草10g　猪苓15g　姜黄15g　茯苓15g　干姜10g　砂仁15g　泽泻15g　橘皮15g　知母15g　黄芩10g　黄连10g　半夏15g　枳实15g　川朴15g

黄连、黄芩苦寒清热除痞，干姜、砂仁温脾胃，助运化除湿，白术、人参、甘草、茯苓益气健脾，厚朴、枳实、姜黄开郁理气散满，半夏、陈皮和胃降逆，猪苓、泽泻、茯苓利水，知母清肺以利水之上源。本方依据《内经》中满者泻之于内，辛热散之，以苦泻之，淡渗利之，使上、下分消其湿。合泻心、平胃、四苓、姜朴于一方，分消疏利脾胃之枢机，湿热除，升降和调，则胀满自可蠲除。

病案

宋某，女，52岁，2009年10月3日初诊。

主诉：乏力伴浮肿症状2年。

病史：患者2年前无明显诱因出现周身乏力伴眼睑及双下肢浮肿，前往当地医院化验发现血肌酐202μmol/L，诊为慢性肾衰竭，经多方治疗病情无明显好转，浮肿时轻时重，10余天前外感后浮肿加重，恶心呕吐，为求系统治疗而来就诊。

初诊　患者腹胀满膨隆，下肢及颜面俱浮肿，尿少，恶心呕吐，手足心热，口干苦，舌赤苔厚腻，脉象滑。化验：尿常规：蛋白3+，颗粒管型+；肾功能：肌酐386μmol/L，尿素氮19.2mmol/L。血压160/105mmHg，彩超示：双肾血供减少。

中医诊断：虚劳（湿热壅遏。）

西医诊断：慢性肾衰竭。

治法：清热利湿。

方药：中满分消饮：

厚朴15g　枳实15g　黄连10g　黄芩15g　半夏15g　陈皮15g　姜黄15g　白术15g　人参15g　砂仁15g　茯苓15g　泽泻20g　干姜10g　猪苓15g　甘草10g　槟榔20g

水煎，日1剂，早晚分服。

二诊　2009年10月17日。服用上方14剂后乏力，浮肿症状减轻，恶心呕吐症状消失，舌赤苔厚腻，脉象滑。续用1周。

三诊　2009年10月24日。水肿全消，饮食正常，乏力症状好转，大便日行一次。尿检蛋白+，血肌酐186μmol/L，尿素氮7.2mmol/L，舌苔白，脉滑。

按语　中满分消丸是李东垣《兰室秘藏》中所载，是治疗湿热壅遏的中满热胀、二便不利之有效方剂。辨证为脾胃湿热，水与热互结于中焦，健运失司。宜清热利湿分消法，方用中满分消饮，本方依据《内经》中满者泻之于内，以辛热散之，以苦泻之，淡渗利水，使上、下分消其湿，溶泻心、平胃、行水、化湿于一方，分消疏利脾胃之枢机，湿热除，升降和调，则胀满自可蠲除。此法治慢性肾小球肾炎表现水肿腹胀满，口干苦、恶心、小便不利，血肌酐及尿素氮明显升高，肾功能不全者有较好的疗效。

二、慢性肾衰竭终末期治法

慢性肾衰竭终末期，脏腑机能衰退，表现为乏力倦怠，不思饮食，腰膝酸痛，颜面及四肢浮肿，面色晦暗无华，舌淡或淡紫，苔白，脉沉或沉弦。此为病程日久，正气虚衰，脏腑功能受损，治疗当以扶正祛邪并重。

（一）益气血、补脾肾法

临床常见有面色无华，唇淡舌淡，乏力倦怠，不思饮食，脘腹胀满，泛恶作呕，便秘或腹泻，脉象沉弱，舌苔白腻等，多兼见贫血，从中医学角度认为乃脾胃功能虚弱所致。常用六君子汤加当归、白芍，名为归芍六君子汤，药物组成：

人参 15g　白术 20g　茯苓 15g　甘草 10g　半夏 15g　陈皮 10g　白芍 15g　当归 15g

此方人参甘温，白术苦温，半夏性偏于燥，虽配以茯苓之淡渗、陈皮及甘草甘平，仍嫌其燥，且重于补气，略于补血，故加入当归、白芍二药，当归为补血要药，且能润燥，白芍酸苦微寒，敛阴养血，柔肝理脾，二药一则可以调济六君子汤偏温燥，二则柔肝助脾胃之运化，三则补血与补气并重，用于肾性贫血颇为有效。

病案

商某，男，63 岁，2011 年 11 月 13 日初诊。

主诉：乏力 3 年余，加重 1 个月。

病史：患者慢性肾炎病史 7 年余，3 年前因乏力症状明显检查发现肾功能改变，近 1 个月乏力症状明显，食纳差，伴有心慌气短，活动后加重，今来门诊求治。

初诊　倦怠乏力，纳差，便溏，唇甲苍白，舌淡滑润，苔白，脉沉。实验室检查：尿常规：尿蛋白（+3），肾功能：血肌酐 506.2 μmol/L，尿素氮 23.6 mmol/L，二氧化碳结合力 20.4 mmol/L，血红蛋白 78g/L。

中医诊断：虚劳（脾肾虚衰，气血俱虚）。

西医诊断：慢性肾小球肾炎，慢性肾衰竭。

治法：健脾益肾，养血填精。

方药：归芍六君子汤：

红参 20g　白术 15g　茯苓 15g　半夏 20g　陈皮 15g　白芍 20g　当归 15g　首乌 30g　玉竹 20g　女贞子 20g

水煎，日 1 剂，早晚分服。

二诊　2011 年 11 月 27 日。服上方 14 剂，纳差，便溏，心慌气短症状改善，仍腰酸乏力，继以益气健脾补肾之剂扶正固本。

方药：红参 20g　白术 15g　茯苓 15g　半夏 20g　陈皮 15g　白芍 20g　当归 15g　首乌 30g　玉竹 20g　熟地黄 20g　枸杞 20g　菟丝子 15g　女贞子 15g

水煎，日 1 剂，早晚分服。

三诊　2011 年 12 月 17 日。服用上方 30 剂，症状明显改善，病情稳定，复查肾功能：血肌酐 430.5 μmol/L，尿素氮 18.6mmol/L，二氧化碳结合力 22.6mmol/L，血红蛋白 89g/L，续用此方服之。

慢性肾衰能竭病机主要因素之一为脾胃虚弱，水谷精微不能正常运化，气血化生乏源，而呈现贫血乏力等一系列脾胃虚弱症状，脾胃功能之强弱与慢性肾衰竭的预后关系极为密切，因此，补脾胃以益气血生化之源在治疗中占有十分重要位置。常用六君子汤加当归、白芍，名为归芍六君子汤健脾养血和中。

（二）脾肾双补法

表现为面色苍白，腰膝酸痛，小腹冷痛，腹泻不止，畏寒肢冷，夜尿频多，余沥不尽，呕吐，腹胀，颜面及四肢浮肿，舌淡胖而有齿痕，苔白滑，脉沉细迟弱，多由脾阳虚损及肾阳虚酿成。常用方剂为脾肾双补方或加味参芪地黄汤：

黄芪 30g　党参 20g　白术 20g　当归 20g　远志 15g　首乌 20g　五味子 15g　熟地 20g　菟丝子 20g　女贞子 20g　山萸肉 20g　羊藿叶 15g　仙茅 15g　枸杞子 20g　丹参 15g　山楂 15g　益母草 30g　山药 20g　甘草 15g

方中参、芪、术、山药健脾益气，洋藿叶、仙茅、菟丝子温补肾阳而不燥，枸杞子、首乌、山萸肉、熟地、五味子滋助肾阴与参术合用既不妨碍脾之运化功能，且与温补肾阳相伍，使阴阳调济以助肾气，而恢复肾之功能，助化源益气补血。慢性肾衰竭其病本在于脾肾两虚，此方为固本三药，妙在又加入丹参、当归、益母草、山楂活血之品，使其改善肾之血流量，补与消合用。

病案

赵某，男，38 岁，2008 年 12 月 3 日就诊。

主诉：乏力 5 年，加重半年。

病史：病人于 5 年前因乏力，检查发现尿蛋白 2+，无浮肿，血压升高 150/90mmHg，未系统治疗。半年前出现双下肢浮肿，查尿蛋白 3+，血压 180/120mmHg，血肌酐 252μmol/L，为求进一步治疗而来就诊。

初诊　患者周身乏力，肢体轻度浮肿、沉重感明显，脘腹胀，不思饮食，大便日 4～5 次，舌淡胖，腰痛膝软，畏寒，夜尿频多，脉沉弱。实验室检查：尿常规：尿蛋白 3+，潜血+；肾功能：血肌酐 572μmol/L，尿素氮 27.9mmol/L，血红蛋白 81g/L，血压 180/110mmHg。

中医诊断：虚劳（脾肾两虚，湿浊内停）。

西医诊断：慢性肾小球肾炎，慢性肾衰竭。

治法：益气健脾，补肾活血。

方药：加味参芪地黄汤：

黄芪 30g　党参 20g　山药 20g　山茱萸 20g　白术 20g　当归 20g　何首乌 20g　菟丝子 20g　补骨脂 15g　女贞子 20g　淫羊藿 15g　炮姜 20g　白豆蔻 15g　肉桂 7g　丹参 15g　红花 15g　益母草 30g

水煎，日 1 剂，早晚分服。

二诊　2008 年 12 月 17 日。服上药 14 剂，乏力，肢体浮肿好转，食纳状况好转，大便日 2～3次，舌淡胖，仍有腰痛膝软，畏寒，夜尿多，脉沉弱。续上方加减：

黄芪 30g　党参 20g　山药 20g　山茱萸 20g　白术 20g　当归 20g　何首乌 20g　菟丝子 20g　补骨脂 15g　女贞子 20g　淫羊藿 15g　炮姜 20g　白豆蔻 15g　丹参 15g　红花 15g　草果仁 15g

水煎，日 1 剂，早晚分服。

三诊　2009 年 2 月 1 日。以上方加减治疗 40 余剂，乏力改善，食欲增进，脘腹腔胀满俱除，大便日 2 次，腰酸，但较治疗前大减，脉沉滑舌润，尿蛋白+2，血肌酐 281μmol/L，尿素氮 8.5mmol/L。

按语 本病例辨证为脾肾阳虚，湿邪不化，耗伤气血，治宜温补脾肾以助化源，少佐活血化湿浊之品。张琪教授认为本病例属肾功能不全代偿期，临床上无明显慢性肾衰竭湿浊毒邪留滞的症状，仅表现为腰酸腰痛、乏力倦怠、夜尿频多、畏寒肢冷，此期一般是以扶正治本为其原则，以补脾益肾为主，再结合他证兼以利湿消肿、活血化瘀等。此期重在恢复正气，扶正祛邪，使肾功能得以恢复，常用脾肾双补方治疗，使阴阳调济以助肾气，而恢复肾之功能，助化源益气补血。慢性肾衰竭其病本在于脾肾两虚，此方为固本之药，妙在又加入丹参、当归、益母草、活血之品，使其改善肾之血流量，补消合用，其效颇佳。

肾为先天之本，脾为后天之本，"肾如薪火，脾如鼎釜"，脾肾相互资生。慢性肾衰竭临床有一部分患者多由脾肾虚损出现倦怠乏力，腰膝酸痛，夜尿频多，腹胀，舌淡胖而有齿痕，苔白滑，脉沉细迟弱等证候，张琪教授常用脾肾双补方或加味参芪地黄汤脾肾双补。肾虚的本质是阴阳俱虚，故于补阳之时，需辅补阴之品，阳根于阴，使阳有所依附，并可借补阴药的滋润制补阳药的温燥以防伤阴；滋阴之时，需辅补阳之品，以阴根于阳，使阴有所化，并且借补阳药的温运制补阴药的凝滞，使之滋而不腻，补而不伤阳。

此方亦适于慢性肾功能不全失代偿期，患者正气已虚而无明显湿浊、瘀血、毒邪等表现者，应用该方从调整机体阴阳平衡入手，增强机体抗病能力，从而使残存的肾脏功能得到保护，以延缓慢性肾衰竭病情的进展。

（三）补脾肾，泻湿浊，解毒活血法

临床呈现面色苍白，头眩，倦怠乏力，气短懒言，唇淡舌淡，腰膝酸软，腹胀呕恶，口中秽味，或舌淡紫苔黄，脉沉滑或沉缓等。方用补脾肾泄浊汤：

人参15g 白术15g 茯苓15g 菟丝子20g 熟地20g 羊藿叶15g 黄连10g 大黄7g 草果仁10g 半夏15g 桃仁15g 红花15g 丹参20g 赤芍15g 甘草15g

本方以益气健脾补肾之品与大黄、黄连、草果仁泄热化浊，桃仁、红花、丹参、赤芍活血之品共融一方，扶正祛邪，消补兼施。补得消则补而不滞，消得补则泄浊作用益彰，临床屡用此方取效明显。

病案

孙某，女，48岁，2003年2月5日初诊。

主诉：乏力3年。

病史：既往有尿路感染病史10余年，3年前出现乏力症状，查血肌酐386μmol/L，血红蛋白100g/L，诊断为慢性肾衰竭，对证治疗后症状缓解。1个月前病人出现恶心症状，复查血肌酐786μmol/L，而来就诊。

初诊 头昏，心烦恶心，倦怠乏力，腰酸膝软，大便秘结，口中氨味，舌淡，苔厚腻，脉沉滑。肾功能：血肌酐786μmol/L，尿素氮32.4mmol/L；血红蛋白80g/L；尿常规：蛋白2+，潜血+。

中医诊断：虚劳（脾肾两虚，浊瘀内停）。

西医诊断：慢性肾盂肾炎，慢性肾衰竭（尿毒症期）。

治法：补脾肾，化湿浊，解瘀毒。

方药：补脾肾泄浊汤：

红参15g 白术15g 茯苓15g 草果仁15g 菟丝子20g 熟地20g 黄连10g 大黄7g 草果仁10g 半夏15g 桃仁15g 红花15g 丹参20g 赤芍15g

水煎，日1剂，早晚分服。

二诊　2003 年 2 月 19 日。服上药后渐有力，大便日一行，仍然干燥，心烦恶心，口中异味，舌淡，苔厚腻，脉沉滑。肾功能：血肌酐 679μmol/L，尿素氮 29.4mmol/L。

方药：红参 15g　白术 15g　茯苓 15g　草果仁 15g　菟丝子 20g　熟地 20g　黄连 10g　大黄 10g　草果仁 10g　半夏 15g　桃仁 15g　红花 15g　丹参 20g　赤芍 15g　枳实 15g　厚朴 15g　紫苏 15g

水煎，日 1 剂，早晚分服。

三诊　2003 年 3 月 5 日。服上药后病人大便通畅、日 1～2 行，无恶心，渐有力，纳佳，舌淡红，苔白，脉沉滑。肾功能：血肌酐 579μmol/L，尿素氮 19.4mmol/L。

病情好转，以上方加减治疗 3 个月，复查血肌酐 438μmol/L。症状较前明显好转，继续服药巩固治疗。

按语　慢性肾衰竭后期切忌大黄苦寒泻下伤脾，若一见肾衰竭，认为大黄为降肌酐、尿素氮之要药，不知苦寒伤脾，愈用愈促使病情恶化，愤事者甚多，宜引起重视。此患者大黄由 7g 改为 10g，清解血分热毒，使血中氮质潴留得以改善，《神农本草经》谓："大黄味苦寒，主下瘀血血闭，可治癥瘕积聚，留饮宿食，荡涤肠胃，推陈致新，通利水谷，调中化食，安和五脏"。可以理解大黄具有调解新陈代谢作用，即能促进营养物质的消化吸收，又能促进体内代谢废物的排泄。慢性肾衰竭，由于肺脾肾功能失调，膀胱气化失司，湿浊不得下泄通利，酝酿成痰，血瘀化热，使原有痰瘀水湿更加严重，因此本病中晚期症情复杂，寒热夹杂，虚实并见，若能正确掌握大黄的剂量和用药方法及合理的配伍，可达到祛瘀安正的目的。

第八节　神志病（神经精神疾病）

祖国医学神志病包括现代医学的抑郁症、精神分裂症、强迫症等精神疾病。此类疾病多因强烈刺激或者情志不遂而引起，中医分为郁证、狂证、癫证等，临床表现或沉默不言，或打人毁物，不避亲疏，日久形消神离而成废人。此病因情志所起，故极易反复，给家庭社会带来极大负担及隐患。

张琪教授认为神志病病位在心，与肝胆疏泄失常关系密切，心主神志，肝胆藏魂，故治疗多从心肝论治。神志病可分为虚实两大类，虚实寒热亦多相互错杂出现。

一、虚证多见心胆气虚

心主神志，胆主决断，《素问·灵兰秘典论》谓"心者，君主之官，神明出焉"，又谓"胆者，中正之官，决断出焉"，精神、意识、思维活动总属于心，判断事务，做出决断又取决于胆，说明心和胆在精神情志活动上的密切关系。若心胆气虚，则神志出现异常，如不寐，噩梦纷纭，惊惕不安，气短倦怠，舌质淡，脉沉细等，以补心气为主，辅以益肝胆，宁神益志之品，多能取效和治愈。张琪教授常用加味珍珠母汤治疗此类病症，方药组成：

人参 15g　珍珠母 20g　当归 15g　白芍 15g　生龙骨 20g　酸枣仁 20g　柏子仁 15g　五味子 15g　茯神 15g　生赭石 20g

张琪教授用此方治疗此病症颇效。原方谓治肝虚邪袭，卧则魂不安而惊悸，实际是心气虚，肝血亏耗，卧则血不能归肝而惊悸，本方人参益心气，当归、白芍补血柔肝，珍珠母、生赭石、生龙骨镇潜摄纳，酸枣仁、柏子仁、茯神养心安神，心与肝胆同治，其效甚佳。

病案

徐某，男，31 岁，2010 年 5 月就诊。

主诉：头晕，情绪不稳定。

病史：患者因情志不遂，精神抑郁，曾自杀未遂。

初诊 头晕，眼睛疼，多梦易醒，乏力，胸闷，心悸，善太息。

中医诊断：郁证（心虚胆怯，肝不藏魂）。

西医诊断：抑郁证。

治法：疏肝解郁，养心安神。

方药：加味珍珠母汤

珍珠母 30g 龙骨 20g 石菖蒲 15g 酸枣仁 20g 远志 15g 白芍 20g 生赭石 30g 柏子仁 20g 太子参 20g 茯苓 20g 柴胡 20g 黄芩 20g 半夏 20g 桂枝 15g 牡蛎 20g 大黄 7g 陈皮 15g 五味子 15g 夜交藤 30g 甘草 15g

水煎，日 1 剂，早晚分服。

上方连服 30 余剂后患者睡眠踏实，噩梦减少，胸闷不舒症状改善，后于前方加入合欢花 30g、白芍 20g，续服 40 余剂症状悉除。

二、虚实夹杂

（一）心气虚肝郁证

心藏神，主血脉，肝喜条达，主疏泄。肝的疏泄条达正常，则气血和顺，血脉通调，运行无阻，心神舒畅，说明心与肝之功能相互关联，反之肝的疏泄功能失常，则气机失调而郁滞，临床表现抑郁不乐，多疑善怒，心烦不宁，心悸怔忡，胸闷胁胀，或胁肋痛等。病机为肝气郁，心气虚，以肝主疏泄，在志为怒，肝气郁而不达，则心烦易怒，胸满胁肋痛，善太息，抑郁不乐。肝以阴为体，阳为用，肝郁则易化火伤阴，出现口苦，咽干，心烦不宁。心藏神，心气虚，则神气浮越，重则不守舍，出现惊悸不寐等证。二脏一是肝气郁，一是心气虚，虚与实夹杂，为神志病多见之证，张琪教授以柴胡龙骨牡蛎汤化裁，治疗此类病，常随手奏效。

该方用柴胡、黄芩、大黄以疏泄肝胆郁热，又用人参、大枣、龙骨、牡蛎以补心气敛神、镇惊，复用桂枝、半夏、生姜以温阳化痰利湿，虚实寒热兼顾，配伍严谨，切中病机。

病案

王某，男，44 岁，1998 年 8 月 27 日初诊。

主诉：心悸不宁，常有恐惧感。

病史：患者在公司担任领导，终日操劳不得休息，日久遂罹此病，心悸怔忡不宁，自感心似在胸中悬荡，曾经在各医院做系统检查，心脏无异常，经治疗不效，来门诊治疗。

初诊 烦乱难忍，恐惧感，睡眠不实，多梦，胸满气短，自汗出，舌苔白干，舌质紫，脉象数有力，心率 120 次/分。

中医诊断：郁证（肝气郁滞，心气亏虚）。

西医诊断：焦虑证。

治法：疏肝解郁，补气养心。

方药：柴胡龙骨牡蛎汤加减：

柴胡 15g　半夏 15g　黄芩 15g　龙骨 20g　牡蛎 20g　大黄 7.5g　桂枝 15g　人参 15g　生地 15g　寸冬 15g　五味子 15g　茯神 20g　石菖蒲 15g　远志 15g　珍珠母 30g　生赭石 30g　炒枣仁 20g　甘草 15g

水煎，日 1 剂，早晚分服。

二诊　1998 年 9 月 4 日。服上方 7 剂，心悬荡大好，心悸亦减，精神稍好，仍睡眠不实多梦，头额出汗、稍遇事紧张则加重，脉象数而渐缓，上方加龟板 20g，继服 7 剂。

三诊　1998 年 9 月 12 日。前症基本消除，唯仍怕事纷扰，每日晚 6～7 时出现心悸怔忡，约数分钟即逝，"心为君主之官"，考虑此乃心气虚未全复之故，当在原方基础上加重补心气之品。

方药：甘草 30g　小麦 30g　红枣 5 枚　龙骨 20g　牡蛎 20g　珍珠母 30g　赭石 30g　茯神 20g　远志 15g　石菖蒲 15g　炒枣仁 20g　柏子仁 20g　夜交藤 30g　五味子 15g　人参 15g　桂枝 15g　柴胡 15g　文军 7.5g　川连 10g

水煎，日 1 剂，早晚分服。

四诊　1998 年 9 月 27 日。又服上方 15 剂，诸症皆未出现，精神好，全身有力，睡眠 7 小时，梦已减少，恐惧感已无，能适应一般事务，已上班 1 个月余，脉象缓，舌转淡红，遂痊愈。

按语　本案以心悸怔忡，心悬心荡，惊悸不寐为主症 1 年余，不能工作，曾经在某医院住院系统检查无结果，诊为自主神经功能紊乱，经治无效，来中医治疗，辨证病位在心肝二经，心之气阴亏耗，则心悸怔忡，神无所依，肝气郁而不达，失于疏泄，则魂不得藏，卧则不寐，多梦纷纭，心肝俱为牡脏，营阴亏耗，阳气浮越，不得潜藏，故呈现胸中悬荡，惊悸不宁，神无所主等候。辨证舌质红，苔白少津，脉象数，结合上述症状，乃属心气阴亏耗，肝郁化热上亢之证，二者一虚一实交织，故曾用多种中西药皆未对症，治疗以疏泄肝气之亢逆，益心气养阴，镇摄以宁神，补与泄、散与敛相反相成，经过治疗而痊愈。

二方加入甘麦大枣汤以增补心气之功，原方治"妇人脏躁，悲伤欲哭，数欠伸"。张琪教授用于治疗心气虚之失眠颇效，功能养心安神，和中缓急，药虽平淡而确有卓效。

（二）心气阴两虚、痰瘀互结证

心气阴两虚，肝气血郁滞，痰浊郁火内扰心神，则神明受阻，气血不能通调，出现神志异常，前人分为癫、狂、痫三病，又谓"重阳则狂，重阴则癫"，阴阳乃相对而言，癫证绝非阴证，如《灵枢·癫狂》论"癫始生，先不乐，头重痛，貌举目赤，甚作极，已而烦心"。目赤烦心，头重痛，皆非阴证。癫症特征为精神抑郁，表情淡漠，沉默痴呆，语无伦次，静而少动，乃针对狂症躁扰不宁，打骂，动而多怒，精神亢奋而言。故癫证并非阴证，张琪教授临床观察癫证多见心气虚，肝气实，痰浊瘀血，火热扰于心神所致。

病案 1

王某，女，25 岁，职员，2010 年 7 月 5 日初诊。

主诉：心情不畅，情绪低落。

病史：患者因感情不遂，不得排遣，情志骤变，喜笑不休。曾于专科医院诊断为精神分裂症，使用过镇静安神药品，初期可以控制病情，但日久已效果不显，症状逐渐加重，药物加量也无济于事，家属带其来诊。

初诊　神情木呆，沉默不语，舌体胖大，质暗有瘀斑，苔腻，脉弦滑。

中医诊断：癫证（肝郁血瘀，痰浊扰心）。

西医诊断：精神分裂症。

治法：养心疏肝，活血化痰。

方药：甘麦大枣汤加减：

小麦 20g　甘草 25g　大枣 5 枚　百合 20g　生地 20g　酸枣仁 30g　香附 20g　青皮 15g　柴胡 15g　半夏 20g　苏子 25g　赤芍 20g　胆南星 15g　竹茹 15g　郁金 15g　石菖蒲 15g　大黄 10g

水煎，日 1 剂，早晚分服。

二诊　2010 年 8 月 5 日。共服上方 30 余剂，睡眠好转，中间觉醒频率明显减少，但有多梦症状，心烦不宁，精神状态较前好转，现头昏，舌苔薄，舌质淡紫，瘀斑消失，嘱继服用上方进一步巩固疗效。

三诊　2010 年 8 月 25 日。继服上方 20 剂，睡觉正常，情绪稳定，独自来就诊，述一切症状均消失。

按语　本例西医诊断为精神分裂症，中医属于癫证，如思维障碍，情感淡漠，无端自笑与愤怒不能控制，伴失眠多梦，烦躁不宁等，用西药氯丙嗪、卡马西平初服有效，继则无效，据其证脉分析为心肝二经，心气阴两虚，肝气血郁滞，痰热内扰，治疗双补气阴以宁心，疏气活血，清泄痰热，以调达肝气之郁，旨则使痰热除，气血调畅，心气复，肝气疏，则神自归舍而安。

《内经》谓"心藏神"、"神有余则笑不休"，张琪教授体会，神有余，系指邪气盛，即痰浊瘀血类，扰于神明，非生理之正常有余。本病例之阵笑不休，乃为痰浊扰于心神，阵愤怒不能自控，为肝郁气血不能调畅。二者内涵相互影响，脏腑相关，不能孤立看待。

病案 2

姜某，女，28 岁，2010 年 7 月 12 日初诊。

病史：家属诉说该患平素内向，因工作时与单位同事吵架后，终日抑郁，遂得此病。

初诊　患者神情呆滞，思维混乱，偏执甚重，不能自拔，沉默不语，表情淡漠，舌苔白厚，脉弦滑。

中医诊断：郁证（心脾气虚，肝失条达，气滞血瘀）。

西医诊断：强迫症

治法：疏气活血，化痰开窍，补益心脾。

方药：癫狂梦醒汤合越鞠丸加减：

川芎 15g　苍术 15g　焦栀子 15g　神曲 15g　香附 20g　郁金 20g　石菖蒲 15g　半夏 15g　桃仁 30g　柴胡 20g　紫苏 15g　甘草 25g　小麦 50g　大枣 10 枚　百合 30g　生地 20g

水煎，日 1 剂，早晚分服。

二诊　2010 年 7 月 26 日。服上方 14 剂，自觉症状稍有减轻，上述症状均存在，可以正常对话，续用前方。

三诊　2010 年 8 月 9 日。继服上方 14 剂，偏执、心烦乱均大见好转，再以上方化裁：

石菖蒲 15g　郁金 15g　桃仁 30g　赤芍 20g　半夏 20g　胆南星 15g　山栀 15g　香附 20g　苏子 20g　柴胡 20g　生地 20g　百合 30g　甘草 30g　小麦 50g　大枣 10 枚

水煎，日 1 剂，早晚分服。

服上方 7 剂，病人自述诸症趋于消除，仍有轻微思维混乱，续用 20 余剂后诸症悉除。

按语　本病例中医诊断为郁证，西医诊断为强迫症，得之于所欲未遂，忧虑成疾。病因病机为忧思过度伤心脾，心脾气阴两虚；其次肝气失于条达，气机不畅导致气滞痰郁血瘀，为虚中挟瘀之证，治疗一面疏气活血化痰，以条达肝气之郁，一面又须补养心脾，宁神益志，前者用癫狂梦醒汤、越鞠丸化裁，后者用甘麦大枣汤、百合地黄汤以益心脾气阴，胆南星、石菖蒲、郁金开窍化痰，药味组成，针对病机有的放矢，药味多，配伍严谨不滥，为大方复方之特点。仅三次复诊，服药 20 余剂，强迫偏执诸症大见好转，可见中医药治疗之效。

三、实　证

（一）心肝郁热证

心藏神，肝在志为怒，心火盛，肝气郁热，出现心中炽热失眠，心悸怔忡不宁，肝火燔灼，常见目赤颧赤，痉厥狂躁，多怒烦躁不寐等，张景岳谓"肝火多见于郁怒伤肝，气逆动火，炽热胁痛"等，种种见症不胜枚举。心为肝之子，心肝火盛，相互肆虐，既要清肝火，又要泻心，所谓实则泻其子。

病案

李某，女，65岁，退休干部，1998年11月16日初诊。

病史：2年前患神经强迫症经张老治愈，当年9月因暴怒犯病，曾自用前方20余剂不效。家住外地，与家人来哈尔滨就医，症状表情淡漠，苦闷状，情绪不稳，悲观失望，惊悸失眠，服舒乐地西泮4片，始能朦胧入睡3~4小时，多梦幻想，终日痛苦，不能自拔，自感病已陷入绝境，无痊愈之望，对治疗失去信心。张琪教授治以安神养心之剂，二次复诊，又以温胆汤加味主治均无效，后去深圳疗养、去广州就医亦无效，本次又来哈尔滨求治。

初诊　神志呆板，沉默不语，面色暗无光泽，舌红，苔白燥，脉象弦滑，重按有力，大便秘结不通，小便黄赤。

中医诊断：郁证（肝郁化火，热扰心神）。

西医诊断：强迫症。

治法：疏畅气机，清泄肝火，涤痰安神。

方药：越鞠丸加减：

川芎15g　苍术15g　香附20g　郁金15g　川连15g　黄芩15g　大黄10g　山栀15g　生地20g　玄参15g　麦冬20g　石菖蒲15g　远志15g　炒枣仁20g　胆星15g　竹茹15g　橘红15g　半夏15g　茯苓15g　甘草15g

水煎，日1剂，早晚分服。

二诊　1998年11月23日。服药7剂，大便日行1~2次，下黏秽便，色污奇臭，睡眠明显好转，精神苦闷大减，来诊时面露笑容，情绪较稳定，多疑幻想亦有好转，病人对治疗有信心，自感有痊愈之望。继以上方化裁调治。

方药：川连15g　黄芩15g　大黄10g　栀子15g　礞石20g　沉香10g　郁金15g　柴胡15g　石菖蒲15g　胆南星15g　远志15g　半夏15g　香附15g　生地20g　麦冬20g　玄参20g　炒枣仁20g　百合20g　白芍20g　茯神15g

水煎，日1剂，早晚分服。

三诊　1998年11月30日。服上方7剂，大便日1次，大便污秽转黄，精神苦闷及心烦不宁、悲观、恐惧、多疑、幻想皆除，精神如常人，舌红转浅，脉象亦转缓，嘱继服上方以巩固。

四诊　1998年12月16日。诸症皆愈，未再复发，一如常人，嘱其戒怒，保持心态乐观，迄今2年余一直很好。

按语　张琪教授治此类病，辨证多见肝气郁、心气虚证，喜用柴胡加龙牡汤、甘麦大枣汤、百合地黄汤等方配合化裁，应用疗效甚佳。本案病人亦曾用过20余剂，未见好转。在总结前法无效的基础上，考虑仍属辨证未能中肯。审证求因，病人得之暴怒，肝郁化火伤阴，见舌红少苔，大便秘，小便赤，脉象弦滑实，则属热邪内郁不得外泄，津液遇热化成痰浊，气郁、痰浊、热邪交织，郁而不得外达，扰于心神，故表现以上一系列症状，治疗以大黄、黄连、黄芩、栀子苦寒泻心火，香附、柴胡、郁金、沉香疏散气郁，胆南星、半夏、礞石、石菖蒲化痰浊开窍，远志、枣仁、茯神养心安神，热炽伤阴，复用生地黄、麦门冬、玄参、百合、白芍以滋养阴液，针对病机组方从四方面入手，药味繁多，但配伍严谨，服药后大便畅通，下污秽黏液便甚多，随之心情舒畅，烦躁不宁等症消除而愈。

（二）心火亢盛、痰热内扰证

心火亢盛，痰火内扰神明，多见于狂证，由于痰热闭塞心窍，呈现精神亢奋，躁狂不宁，骂詈不避亲疏，甚至登高而歌，弃衣而走，其力倍于平时，脉象多见滑实有力，舌苔燥或薄黄。治宜泄热化痰开郁法。

病案

张某，女，38岁，工人，1996年4月12日初诊。

病史：因惊吓气愤中致精神失常，骂人毁物，语无伦次，通宵不寐，欲出外奔走，经哈市专科医院诊为精神分裂症，经治效不显，来中医就诊。

初诊 手足心热，头额痛，大便秘、数日不行，小便赤，舌苔白厚少津，脉弦滑数。

中医诊断 狂证（痰热内结，热扰神明）。

西医诊断：精神分裂症。

治法：泄热化痰，开郁通窍。

方药：青礞石25g 大黄25g 黄芩15g 沉香15g 广木香10g 石菖蒲15g 郁金15g 半夏20g 槟榔20g 元明粉15g（冲服）

水煎，日1剂，早晚分服。

二诊 1996年4月19日。4月12日当夜服1剂，次日晨起腹泻2次，所下稠黏，粪便奇臭，小便色黄，病人意识稍转清醒，似稳定；继续给药3剂后，病人泻下数次，所下皆黏秽便，污黑转黄，病人意识转清醒，语言恢复正常，唯有胃脘不适，纳差，全身乏力，欲睡，舌苔薄白，脉沉滑，继以和胃化痰法调治而愈。

按语 本病例属于狂证，西医诊为精神分裂症，系因五志过极，痰火壅盛，蒙闭心窍，神不守舍所致，以精神亢奋，狂躁不安，打骂不避亲疏为主要症状，以阳盛为特征，所谓"重阳则狂"。《素问·至真要大论》谓"诸躁狂越，皆属于火"。张琪教授临床观察此证甚多，其狂躁怒骂，其力倍于平时，曾遇一狂证患者乘出租车来门诊途中，竟把车用力捣毁，另外还有一患者逾垣上屋，竟把板棚捣毁，可见其力强大超越平时。张琪教授治疗此证喜用礞石滚痰丸方增味，加玄明粉，协同大黄以泄壅结之热，青礞石为逐顽痰之要药，以除顽痰著称，沉香、木香疏气开郁，石菖蒲、郁金、槟榔开窍豁痰，诸药合用，具有泄热逐痰，开郁通窍之功，故用于狂病属痰热扰于神明者有较好疗效。

第九节 胃脘痛（慢性胃炎）

慢性胃炎，现代医学定义为不同病因引起的胃黏膜慢性炎症或萎缩性病变。主要由生物因素、免疫因素、物理因素、化学因素等多种因素导致。病理上常表现为黏膜慢性炎症、腺体萎缩、肠腺化生、上皮内瘤变等，随着病情进展可发展成为胃癌。临床上常表现出消化不良症状如上腹隐痛、食欲减退、餐后饱胀、反酸、恶心等。

祖国医学认为脾胃乃人体后天之本，维持机体健康首先应脾胃无恙，现在人们生活习惯的改变以及生活压力的增加，饮食不节，不注意调养往往导致脾胃损伤，因此该类疾病往往反反复复迁延难愈，严重影响人们的生活质量及体质状况，如不加以调护，日久变证丛生，预后不良。中医认为本病患者可由气化失常向形质损伤演变。

张琪教授治疗脾胃疾病常随其脏腑特性而治之，常宗于东垣《脾胃论》及清代各医家学说，参透经义，取各家之所长为我所用。治疗当分为实证、虚证。

张琪教授认为脾胃病实证多与湿、痰、瘀相关，日久而化浊毒。常表现为胃脘疼痛较甚，灼痛，刺痛，嗳腐吞酸，舌淡紫，苔黄或厚腻，脉沉弦。常以解毒活血汤和越鞠汤加减。解毒活血汤乃王清任《医林改错》方剂，治疗瘟毒，气血凝结，壅塞津门，水不得出，上吐下泻转筋之证，而活其血，解其毒，未有不一药而愈者。方中桃仁、红花、当归、赤芍活血祛瘀，连翘、葛根、柴胡、生甘草清热解毒，生地清热凉血、养阴生津。越鞠汤乃《丹溪心法》越鞠丸化裁而来，香附行气解郁，以治气郁，为君药，川芎活血化瘀，以治疗血瘀。焦栀子清热泻火，以治疗火瘀。苍术燥湿健脾，以治疗湿瘀。神曲消食导滞，以治疗食瘀。解毒活血行诸瘀，双花、蒲公英、紫花地丁加强清热解毒之力，萆薢、土茯苓、薏苡仁、防己、秦艽利湿浊、祛风湿、解酒毒。张琪教授据瘀血、湿浊毒蕴之机随证加减，灵活运用，疗效满意。脾胃病实证多为急性发病，治疗及时得当，往往药到病除。

病案

齐某某，男，47 岁，工人，2009 年 11 月 18 日初诊。

主诉：胃痛反酸 6 年。

病史：既往饮酒史 20 余年，酒精肝、胃溃疡、萎缩性胃炎病史 6 年。

初诊　患者自述阵发性胃脘灼痛，反酸，周身肌肉酸楚，痰稠色黄，咳痰不爽，喜冷饮，平素烦躁易怒，舌质紫黯，苔黄厚腻，脉滑数。

中医诊断：胃痛（气滞血瘀，痰湿内停）。

西医诊断：胃溃疡、萎缩性胃炎。

治法：行气活血，化痰燥湿。

方药：解毒活血汤合越鞠汤加减：

连翘 20g　桃仁 10g　红花 15g　当归 15g　葛根 15g　生地 20g　甘草 15g　香附 15g　川芎 15g　苍术 15g　焦栀 10g　神曲 15g　黄柏 15g　桂枝 15g　萆薢 20g　防己 15g　蒲公英 30g　双花 30g

水煎，日 1 剂，早晚分服。

二诊　2009 年 12 月 3 日。服上方 14 剂后，自述胃痛反酸、周身酸楚缓解，舌质紫黯，苔黄腻，脉滑。继以原方化裁：

连翘 20g　桃仁 10g　红花 15g　当归 20g　葛根 20g　柴胡 15g　甘草 15g　香附 20g　川芎 15g　苍术 15g　焦栀 15g　神曲 15g　秦艽 15g　桂枝 15g　萆薢 20g　土茯苓 20g　薏苡仁 30g　蒲公英 30g　紫花地丁 20g

水煎，日 1 剂，早晚分服。

病人服汤剂共 60 余剂后，自诉感觉身体轻松，胃痛大减，诸证消失，未诉不适。

按语　患者既往 20 余年饮酒史，酒为湿热之性，久用必伤人，现患者主症为胃痛反酸明显，说明邪袭病位在胃；通过细辨患者症状舌脉可知所受何邪，湿邪黏滞易困阻中阳，阳气不得外展则见周身肌肉酸楚；脾为生痰之源，肺为贮痰之器，脾阳被困痰湿内生故见痰稠色黄，咳痰不爽；久病致瘀可见舌质紫黯瘀血之象。根据所受之邪加入苍术、秦艽、萆薢、土茯苓、薏米等祛湿化痰之品，桃仁、红花、当归、川芎等活血之品。

脾胃病虚证可有气虚、阳虚、阴虚之分，因此，张琪教授认为：健脾养胃，须辨别阴阳寒热。寒重者治当温阳以散寒，热盛者治当养阴以清热，寒热互结者治当分清寒热。

一、脾胃气虚证

临床表现呈胃脘胀满疼痛，消化不良，大便溏，食少纳呆，四肢乏力，短气倦怠，舌润口和，或舌淡苔白润，脉象沉弱等。治疗以益气健脾为主，方用四君子汤、六君子汤等。四君子汤、六君子汤甘温，益气健脾强胃，除湿化痰。张琪教授多用于治疗各种胃肠功能减弱，消化不良等症，方中人参甘温，益气健脾；白术苦温，健脾助运化；茯苓淡渗，健脾除湿；甘草和中；半夏、陈皮理气化痰。消化不良可加神曲、麦芽、鸡内金、焦山楂等；泄泻为主宜用参苓白术散等。

病案

郑某，女，58岁，2010年6月初诊。

主诉：食后胃胀1年余。

病史：1年来食欲不振，进食后胃脘胀满，空腹则胃脘舒，不能食物，嗳气恶心，经胃镜检查为萎缩性胃炎，几经治疗无效，门诊就诊。

初诊 进食后胃脘胀满，空腹则胃脘舒，舌白苔腐，脉象沉。

中医诊断：胃痛（脾胃虚弱，食积内停）。

西医诊断：萎缩性胃炎。

治法：健脾和胃。

方药：六君子汤加减：

太子参15g　白术15g　茯苓15g　神曲15g　麦芽30g　山楂15g　莱菔子15g　鸡内金20g　陈皮15g　紫苏15g　甘草15g

水煎，日1剂，早晚分服。

连服此方20剂，食欲增进，胃脘胀满消除，大便日一行，诸症痊愈，未做胃镜复察，但体重增加1.5kg，面色转润，精神体力均有所恢复。

按语 六君子汤从健脾益气的四君子汤加燥湿化痰的陈皮、半夏而来，治以脾胃气虚兼有痰湿之证，本案患者久病，脾胃运化力弱，故加入三仙、莱菔子、鸡内金等消食导滞之品，使脾胃恢复升清降浊之功能，气血生化有源，则病易康复。

二、脾胃虚寒证

临床表现呈脘腹胀满，食少纳呆，或胃脘痛，泛酸，或口吐清涎多唾，舌滑润者。用六君子汤加公丁香、砂仁、炮姜以温脾阳，此类脾胃虚寒症常见于慢性胃炎，胃、十二指肠溃疡等病，只要辨证属于虚寒，用之无不收效。

病案

吴某，男，47岁，2001年5月初诊。

主诉：胃脘胀满，食纳不消3年余。

病史：患者自诉胃脘胀满，食少纳呆，大便溏、日1～2次，稍食凉物即胃脘隐痛，上述症状3年余，曾检查未见器质性病变。

初诊 胃脘胀满，舌苔白滑，脉象沉。

中医诊断：胃痛（脾胃虚寒）。

西医诊断：胃肠神经症。

治法：健脾温胃。

方药。六君子汤加减。

党参 15g　白术 20g　茯苓 15g　甘草 15g　半夏 15g　陈皮 15g　公丁香 10g　砂仁 10g　干姜 10g　紫苏 10g

服药后食纳增，胃脘胀满减轻，大便日一次成条状，连续服药治疗而愈。

按语　张琪教授认为健脾胃温阳不宜过猛，宜从小量开始，如公丁香、砂仁、干姜等温阳之品，初用 10g 即可，如此徐徐收功多能治愈。寒邪中生，运化失司，使用公丁香、干姜、砂仁、紫苏温中阳，化寒湿，理气消胀以恢复脾胃水谷运化中枢之性。

脾胃虚寒证见脘腹胀满痛，呕吐，泄泻或寒邪凝聚，气化失司，腹胀满，呕逆不能饮食，或四肢厥逆，吐涎沫，舌苔白滑，脉象沉紧或沉迟，当用理中丸温脾胃治疗，吴茱萸汤亦为治脾胃虚寒之有效方剂，《伤寒论》"有食谷欲呕，属阳明之证。"吴茱萸汤温脾胃散寒湿，为疗慢性胃炎、肠炎属虚寒者有效方剂。《金匮要略》之附子粳米汤治"腹中寒气雷鸣切痛，胸胁逆满呕吐"，方用附子、半夏、甘草、大枣、粳米。此方为治疗脾胃虚寒之有效方剂，临床特征腹痛喜按，喜温，肠鸣上逆，胸胁满，呕吐清涎，脉弦缓，舌苔白滑，张琪教授屡用此方而收效。

三、脾胃阴亏证

脾与胃以膜相连，《内经》谓："脾气不濡，胃气乃厚"，有属素质禀赋阴亏者，有属于热炽伤阴者，呈现脾胃阴虚证，脾与胃相表里，脾胃阴虚，虽有区分，又有联系，临证观察，脾阴虚多见纳食减少，口干，腹胀大便秘，如《伤寒论》之脾约症，胃阴虚则多呈现胃脘隐痛，饥不欲食，口干，纳呆，干呕，呃逆，舌红少津，脉细数或胃中嘈杂，五心烦热等，多由于胃热伤阴，宜在滋养胃阴之品中稍辅以清热之品。张琪教授治疗脾胃阴虚证，常用加味甘露饮（自拟方）：

生地 15g　茵陈 15g　枳壳 15g　枇杷叶 15g　石斛 20g　麦冬 15g　黄芩 10g　炒麦芽 20g　鸡内金 15g　百合 15g　白芍 15g　甘草 15g

此方以滋养胃阴为主，然胃阴亏耗，多由胃热耗伤，故用黄芩、茵陈苦寒清热，芍药、甘草酸甘化阴与石斛、麦冬、生地、百合等滋养胃阴之品相互协同，其效益彰，又加麦芽、内金开胃资助运化，且防甘寒碍脾，为治胃阴不足之良方。

病案 1

刘某，男，67 岁，2001 年 3 月 15 日初诊。

主诉：胃痛 2 年。

病史：胃脘胀满，食后益甚，大便不爽 2 年余，经某医科大学附属医院胃镜检查诊为萎缩性胃炎，经治无明显效果，又去外地治疗无效，来门诊求治。

初诊　观其体质消瘦，食欲不佳，食后胃脘胀满，大便不畅，舌红无苔，脉象弦无力。

中医诊断：胃痛（胃阴亏耗，气滞不畅）。

西医诊断：萎缩性胃炎。

治法：滋养胃阴，行气疏郁。

方药：加味甘露饮：

生地 20g　寸冬 15g　石斛 20g　百合 20g　白芍 15g　陈皮 15g　枳壳 15g　鸡内金 15g　神曲 15g　麦芽 30g　山楂 15g　川朴 15g　槟榔 15g　甘草 15g

水煎，日 1 剂，早晚分服。

二诊　2001 年 3 月 29 日。服药 14 剂，胃脘胀满大轻，食欲亦大好，大便通畅，舌红稍润，脉弦，此胃阴渐复，气郁得疏，消化功能亦增，继服上方不变。

三诊　2001 年 4 月 20 日。服上方 21 剂，饮食大好，食后胃脘一般不感胀满，但食过多则感胀，大便通畅成形，消化功能大好，体重增 1kg，精神体力均好，继以上方化裁：

生地 20g　寸冬 15g　石斛 20g　百合 20g　砂仁 15g　陈皮 15g　鸡内金 15g　神曲 15g　麦芽 30g　山楂 15g　川朴 15g　槟榔 15g　乌药 15g　紫苏 10g　八月札 15g　甘草 15g

水煎，日 1 剂，早晚分服。

四诊　2001 年 5 月 5 日。继服上方 14 剂，胃胀痛已消除，食欲大增，大便通畅、日一次，舌正红，薄苔，脉缓，嘱继用 14 剂观察，嘱其注意勿过劳。后随诊经胃镜检查已痊愈。

按语　此病人根据舌红无苔少津，大便不爽，口干，体瘦，辨证为胃阴不足，失于濡润，运化迟滞，故食后胀满，当以甘寒滋养胃阴，然甘寒之药多碍脾之运化，故伍以曲、麦、山楂、鸡内金以助脾运，枳、朴、槟榔以行气快脾，予清润滋养之中又伍以行气助运化之品，合而收功。此病人曾服中药数十剂，未效，皆宗从滋胃阴，或健脾之剂入手，可见清补又必须伍以助运化之品为佳，于本案可见一斑。

病案 2

刘某，女，55 岁，2005 年 2 月 23 日初诊。

主诉：胃胀痛 1 年。

病史：患者病 1 年余，胃脘胀满，食后益甚，经胃镜检查诊断萎缩性胃炎，胆汁反流。

初诊　胃脘胀满，食后益甚，两胁胀，唇干，口干，空腹饥饿，口中上泛黏沫，大便秘结不爽、2～3 天一行，舌质红少津，薄苔，体消瘦，脉象弦。

中医诊断：胃痛（胃热伤阴，脾失濡润，肝郁上逆）。

西医诊断：萎缩性胃炎，胆汁反流。

治法：清胃养阴，疏肝开郁。

方药：加味甘露饮：

生地 15g　百合 20g　沙参 15g　砂仁 15g　石斛 15g　寸冬 15g　川连 10g　柴胡 15g　川朴 15g　青皮 15g　瓜蒌仁 15g　半夏 10g　大黄 7g　内金 15g　麦芽 30g　神曲 15g

水煎，日 1 剂，早晚分服。

二诊　2005 年 3 月 7 日。服上方胃胀满明显减轻，上泛黏沫未出现，大便日一行，但仍秘不爽，食量仍不能多，多则胀满，口仍干，舌红稍润，两胁胀痛减轻，继以上方化裁治疗。

方药：生地 20g　百合 20g　沙参 15g　寸冬 15g　川连 10g　乌药 15g　瓜蒌仁 15g　茵陈 15g　砂仁 15g　川朴 15g　青皮 15g　半夏 15g　大黄 10g　石斛 20g　柴胡 15g　内金 15g　麦芽 30g　神曲 15g　甘草 15g

水煎，日 1 剂，早晚分服。

三诊　2005 年 3 月 21 日。服上方 14 剂，胃胀满及反酸均除，大便日一行、通畅，饮食亦佳，每日三餐饭后无不适，舌苔薄，脉象沉滑，继以上方化裁调治以巩固疗效。

当年 10 月经胃镜复查，萎缩性胃炎转为浅表性胃炎，从而缓解。

按语　此病案与上病案相同，均属脾胃阴虚，但治疗在以滋养脾胃阴分的同时，必须兼顾脾之运化，本病案兼有胆囊炎，胆汁反流，故加曲、麦、内金以助运化，又伍以柴胡、青皮、川朴、乌药、茵陈以疏肝利胆，尤其加入大黄，以泄热通利大便，大便得下，胃气下行，则胆胃之症俱随之而除。

第十节 消渴（尿崩症）

尿崩症是因下丘脑–神经垂体功能减退，抗利尿激素分泌过少所引起，以大渴引饮、多尿、低渗尿为特征，现代医学对本病主要采用激素替代疗法，患者常需终身服药，停药则反复，目前尚无较好的治疗方法。该病患者往往因病情不易缓解而痛苦万分，甚至有轻生之念。

尿崩证主要归属于中医的"消渴"范畴。中医认为本病主要由于禀赋不足、饮食不节、情致不畅、跌扑外伤、客邪外侵或手术损脑所致。主要病机归类有两种。一是立足于尿多渴饮，津液敷布失衡的临床症状。主要为治节失权，肾之开阖失常；二是立足于津液不足，无阴则阳无以生。主要为肾阴不足，肾阳不固。所以前者是以肾阳立足，而后者是以肾阴为本。

张琪教授治疗多采用滋阴清热法和温补脾肾法。方剂多采用地黄饮子、知柏地黄丸、三才封髓丹和二冬丸以及温补脾肾的地黄汤类为基本方加减。而且在临床上灵活应用时多有对症治疗的方法。如益气缩尿法、解酲止渴法和分清缩尿法，方剂多采用缩尿丸、桑螵蛸散、加味龙骨牡蛎汤、补中益气汤、五苓散、甘露消毒丹、白虎汤、白虎加人参汤、玉女煎、玉泉散、沙参麦门冬汤、麦门冬汤等。药物首选生地黄、熟地黄、山药、麦门冬。其次为清热、生津、缩尿之药物。张琪教授认为中医药治疗尿崩的治法众多，但一法难以奏效。临床上多采用多法合用：①滋阴清热常用药物如生地黄、熟地黄、怀山药、山萸肉、牡丹皮、茯苓、泽泻、知母、黄柏、麦门冬、枸杞、天花粉、甘草、龟板等，常用方剂如知柏地黄丸等；②温补脾肾常用药物如黄芪、党参、白术、茯苓、山药、制附子、菟丝子、覆盆子、桑螵蛸、龙骨、牡蛎、甘草等，常用方剂如真武汤加味等；③温肾利水常用药物如川桂枝、茯苓、猪苓、白术、泽泻、怀山药、熟附子、炙黄芪、益智仁、甘草等，常用方剂如五苓散等。此外，益气缩尿法亦常配合使用，常用药物如龙骨、牡蛎、益智仁等，常用方剂如缩尿丸。

病案1

褚某，男，50岁，某企业负责人，2010年8月27日初诊。

主诉：多饮、多尿，口渴2个月。

病史：病人曾在某医科大学附属医院确诊为中枢性尿崩症，疗效不显，来院门诊中医治疗。

初诊 口大渴，大量饮水，喜冷水，每日饮水量可达10余升，小便频多，夜间不能入睡，小便量大于饮水量，消瘦，体重下降4kg，面色无华，全身乏力，下肢凉无力，舌质红，苔白厚腻，脉象滑数。

中医诊断：消渴（肺胃热炽，肾阳衰微）。

西医诊断：尿崩症。

治法：上清肺胃，下温肾阳。

方药：西洋参15g 生石膏150g 知母15g 生地20g 麦冬20g 石斛20g 玄参20g 沙参20g 乌梅20g 五味子15g 煅龙骨30g 煅牡蛎30g 山药20g 益智仁20g 覆盆子20g 菟丝子20g 桑螵蛸20g 甘草15g

水煎，日1剂，早晚分服。

二诊 2010年9月13日。服上方14剂，饮水较前减少，仍口渴，咽干痛，两下肢酸乏无力，舌苔白干厚，脉象滑数，继以前方化裁主治。上方加粳米50g、天花粉20g、玉竹20g、附子10g。

三诊 2010年9月27日。服药14剂，小便量少于饮水量，但仍口渴口黏，两下肢畏寒乏力，舌红，苔白厚转薄，脉象滑数。续用前方。

四诊 2010 年 10 月 12 日。服上方 14 剂，诸症均大见效，饮食接近正常，仍喜流食，饮水减少，尿量 2000ml 左右，乏力改善，面色红润，精神亦佳，色微黄，脉象沉。停药随诊观察近半年未复发。

病案 2

张某，女，70 岁，2004 年 11 月 12 日初诊。

主诉：口干渴，尿多 1 个月余。

病史：病人在某医科大学附属第一医院确诊为肾性尿崩症，来诊时两腿软弱不能行走，其子抱来诊室就诊，离子钾 2.88mmol/L，尿蛋白 3+，医院给予垂体后叶粉，1 周内补钾 2 次，曾住院治疗 1 个月余不见效，来中医治疗。

初诊 体弱无力，周身火烤样灼热感，头胀热难忍，口干渴引饮，喜饮冷水、冰块，饮水量多、渴不解，一昼夜约饮水 5000～7000ml，小便量夜间排尿 7～8 次、约 8000ml，饮一溲二，体瘦，舌干燥、起芒刺，舌质红，脉象沉数有力。

中医诊断：消渴（肺胃热炽，肾关不固）。

西医诊断：肾性尿崩症。

治法：清热生津，温肾固摄。

方药：西洋参 15g　生石膏 75g　知母 15g　玄参 20g　生地黄 20g　麦门冬 20g　石斛 20g　天花粉 15g　乌梅 15g　桑螵蛸 20g　覆盆子 20g　益智仁 20g　龙骨 20g　龟板 20g　补骨脂 15g　甘草 15g

水煎，日 1 剂，早晚分服。

二诊 2004 年 11 月 26 日。服上方 14 剂，口干渴见轻，饮水量减少，小便量亦减少，但夜间仍 4～6 次，饮水量与小便量能保持平衡，离子钾 3.0 mmol/L，口舌仍燥、芒刺已无，但仍口渴引饮，欲饮冷水，头及全身烘热亦减轻，病人喜形于色，既往不信中药，初服中药 14 剂，即明显减轻，痊愈有望，自述住院 1 个月余，未见如此疗效。现仍不能食固体食物，夜间仍小便频不能入睡，脉象滑数见缓，舌苔白少津，尿检蛋白 2+。继以上方加炒枣仁 20g、石菖蒲 15g、远志 15g，水煎服，日 1 剂，早晚分服。

三诊 2004 年 12 月 10 日。服上方 14 剂，口渴减轻，但仍渴喜凉饮，小便夜间 2～3 次，量亦减少，尿蛋白 2+，睡眠好转，多梦，大便日一次，舌苔转薄少津，食欲不佳，下肢仍软无力，脉象滑小有数，药已对症，但石膏大量久服恐碍脾胃，须减量，考虑下肢仍软弱无力，更须加用补肾之品。

方药：西洋参 15g　生石膏 50g　知母 15g　玄参 15g　麦门冬 15g　生地黄 15g　石斛 20g　天花粉 15g　桑螵蛸 20g　覆盆子 15g　益智仁 15g　龙骨 20g　龟板 20g　甘草 15g　枣仁 20g　熟地黄 20g　牛膝 15g　陈皮 15g

水煎，日 1 剂，早晚分服。

四诊 2004 年 12 月 24 日。服上方 14 剂，口渴大减，不饮水能控制，小便一昼夜 1000～1500ml，尿蛋白+，全身较前有力，两腿较前有力，能步行一小段路，舌质红，苔薄少津，脉沉细稍数。病虽大轻，但仍未痊愈，继按原法，上则清肺胃热养阴生津，下则补肾温阳缩尿、强壮筋骨。

方药：西洋参 15g　生石膏 30g　知母 15g　生地黄 15g　麦门冬 15g　玄参 15g　石斛 20g　天花粉 15g　龙骨 20g　熟地黄 20g　牛膝 15g　杜仲 15g　益智仁 15g　龟板 20g　覆盆子 15g　陈皮 15g　麦芽 30g　生甘草 15g

水煎，日 1 剂，早晚分服。

五诊　2005 年 1 月 8 日。继服上方 14 剂，口已不渴，小便量亦正常，能食一般食物，但仍喜流食，尿蛋白+，肾功能检测血肌酐 94μmol/L（53～133μmol/L），尿比重亦正常，钾 3.8 mmol/L，脉沉稍弱，舌苔薄、稍燥少津，下肢较前明显有力，病人仍感体弱，口干但能控制不饮，全身头面烘热已除。体重增 3kg。此病人继服上方 28 剂，后复诊，一切均恢复正常，又经医院系统检查，生化均在正常值范畴，尿蛋白（±），从而获得痊愈。

按语　以上两病例均经哈医大确诊为尿崩症，经住院治疗，效果不显，来寻求中医治疗。根据其大渴引饮，喜冷饮，舌苔干厚无津，舌质红，脉象滑数，张琪教授辨证为肺胃热盛，消烁津液，头面及全身发热（体温不高），有火盛燎原之势；小便频多，夜间尤甚，且小便量多于饮水量，前人谓之"饮一溲二"，又属肾阳衰微，关门有开无阖，水不得化津上升，直入膀胱如泉涌而下，谓之下消。综观以上张琪教授皆辨证为上热下寒之证，上则肺胃燥热灼伤津液，下则肾阳衰微，开阖失司，肺脾肾不能敷布津液，上下寒热虽殊，然其促使津液匮乏则一也，津液耗伤不能濡润脏腑四肢百骸，狂渴引饮，食道干涩不能进固体食物，甚致牙龈枯萎，足见津液有枯竭之势。治疗纯寒纯热之剂皆非所宜，上则清肺胃之热生津止渴，以白虎加人参汤合生脉饮"壮水之主，以制阳光"，下则温肾助阳固摄缩尿，如桑螵蛸、龙骨、覆盆子，尤须温助肾阳，如附子、益智仁、补骨脂等所谓"益火之源，以消阴翳"，方中用乌梅、五味子则是取其敛阴止渴之功。全方应用后，诸症明显减轻，疗效甚佳，经二月余治疗终获痊愈，且远期追踪观察疗效巩固。

第十一节　哮证（支气管哮喘）

支气管哮喘为一种呼吸道的慢性炎症性疾病，许多细胞和细胞成分参与其发病。气道慢性炎症引起气道高反应相应增加，并导致喘鸣、呼吸困难、胸闷、咳嗽的反复发作，特别是夜间或清晨发作，这些发作通常伴随广泛但可变的肺内气流阻塞，其气流阻塞往往可自发或经治疗而逆转。本病归属为中医学"哮证"范畴。哮证是一种发作性的痰鸣气喘疾患，以发作时喉中哮鸣有声、呼吸气促困难，甚则喘息不能平卧为临床主症。

急性发作期病位在肺，病机以痰阻气闭为主。痰之已成，留于体内，随气升降，无处不到，阻于肺系气道，气道不顺，而致哮喘发作。发作当首辨寒热症状，痰液性质、舌苔脉象可作为寒哮、热哮之辨证依据。缓解期重在辨脏腑亏虚，根据体质和脏腑的不同虚候加以辨治，以培补正气，从本调治。

哮喘是一种难治性疾病。从中医学角度来看，自古认为哮喘发病有"夙根"内伏，"夙根"的存在是哮喘久治不愈的根源。临床上哮喘发病存在明显的个体差异性，哮喘"夙根"与体质有一定关系，呈虚寒、痰湿、瘀郁型的患者，哮喘易反复发作且迁延难治。

张琪教授认为本病病位在肺，与脾肾密切相关，治疗总以宣肺化痰，补益脾肾为主，因人而异，并根据不同的体质以"夙根"论治。

一、肺肾虚衰、虚寒体质为病本

哮喘往往自幼发病，经常有畏寒怕风、自汗、容易感冒、晨起鼻痒、打喷嚏、流清水涕等症状。并且常因气候变化、感冒或吸入过敏源而诱发，多与先天不足、肺肾虚衰有关。先天不足，体质虚弱，必然容易感受外邪；外邪伤肺，肺伤就难以司实卫固表、宣发肃降之职。而肾为气之根，肺为气之主，肺肾亏虚则气无所主，气无所归，哮喘必然难治。临床每遇这类患者，一般多在急性发作控制后，及时用温肾补肺之品，以提高机体的抗病能力。常用补骨脂、菟丝子、杜仲、狗脊、附子、巴戟天、淫羊藿之类，温补真阳，使肾气充足，气能归源。补肺则以玉屏风散为主，可以起到补肺固表、抵御外邪的作用，使感冒次数减少，有效地减少哮喘发作的次数。

二、健脾和胃化痰湿，补肾纳气、宣肺豁痰为治法

哮喘病程往往较长，缓解期仍咳痰不止，并伴有胸闷不适，身重乏力，口淡乏味，面色萎黄，胃纳不振，大便溏薄，舌苔白腻，舌体淡胖，脉濡细，且常因饮食不当而诱发哮喘。这类患者往往脾胃本虚，运化无力，饮食不归正化，湿从内生；又不耐饮食或药品之生冷苦寒相侵，寒湿相聚，凝聚成痰，上阻于肺，此所谓"脾为生痰之源，肺为贮痰之器"。痰性胶固，湿性黏滞，痰湿形成，阻遏肺气，则肺之宣降失常，故致咳喘症状迁延难却。张琪教授在治疗这种体质的患者时，喜用健运脾胃之方药，常用六君子汤、谷麦芽、焦六曲、鸡内金等加减，以消除痰湿，培土生金。

三、瘀郁体质多见于顽固性哮喘患者

这类患者由于哮喘反复发作，症情时轻时重，且常因情志不畅而病情加剧。多见情绪烦躁，胸满胁痛，气促发绀，口干作苦，头眩目糊，舌质紫暗，脉弦涩等症。久病不愈，往往使人气躁郁闷，忧愁多思，思则气结，气不畅则血不行；瘀血内成，又可以加重气郁，正如《素问·玉机真藏论》曰"脉道不通，气不往来"。所以，久病后必有瘀郁交结。张琪教授治疗这类患者时通常在平喘药中加入疏肝解郁，宽胸理气，行气活血之品，如柴胡、郁金、川楝子、平地木、粉丹皮、赤白芍、川芎、当归、丹参等，使气机通畅，气行血流，瘀郁化散。

> 曾治一患李某，男，13岁，2009年10月初诊。素有支气管哮喘症，稍遇风寒或烟气即发，发作时喘息不得卧，伴有咳嗽、咳痰，发作重时用氨茶碱类可暂缓解，其后又复发，而且发作次数逐渐频繁，不能根除。张琪教授以肾虚不纳，无力抵御外邪，肺有寒饮辨证，拟补肾温肺化饮法，用射干麻黄汤温化寒饮、都气丸补肾纳气归元，药物组成：
>
> 麻黄7g 射干10g 紫菀15g 款冬花15g 川贝15g 半夏10g 苏子10g 桑皮10g 熟地20g 山萸15g 山药10g 茯苓15g 丹皮10g 泽泻10g 枸杞子15g 女贞子15g 五味子10g
>
> 二方化裁拟方连续复诊4次，服药20余剂，哮喘已控制，自觉全身有力，听诊哮鸣音消失，随诊半年未复发。

射干麻黄汤祛外感之诱因，都气丸纳气归元以复肾不纳气之本。射干麻黄汤温化寒饮、都气丸补肾纳气归元，方中射干清利咽喉，宣肺豁痰；麻黄宣肺平喘是为治喘良药；半夏温肺蠲饮降逆；款冬花、紫菀温肺止咳，合辛开、苦降、酸收于一方；如痰涌喘逆不得卧，加葶苈子泻肺涤痰；若表寒内饮，可用小青龙汤配苏子、白芥子、杏仁等化痰利气。射干麻黄汤主治在肺，应为治哮专方。方中以干地黄滋补肾阴；山萸肉、山药滋补肝脾，辅助滋补肾中之阴。阳虚明显加补骨脂、仙灵脾、鹿角片；阴虚者去温补之品，配麦冬、龟板胶；肾虚不纳气加核桃肉、冬虫夏草、紫石英，或予参蛤散。

第十二节　心悸（心律失常）

现代医学讲心律失常是指心脏冲动的频率、节律、起源部位、传导速度或激动次序的异常，属中医心悸范畴。临床属多发病，因其反复发作，如失治误治或病久变证丛生多预后不良，是为

疑难病。

祖国医学认为心悸是指由气血阴阳亏虚、或痰瘀阻滞心脉、邪扰心神所致，病人自觉心跳、心慌、悸动不安，甚则不能自主的病证，常伴有气短、胸闷，甚则眩晕、喘促，脉象或迟，或数，或节律不齐。包括惊悸和怔忡，其中因情绪激动、惊恐、劳累诱发，时发时止，不发作时如常人，其症较轻者，为惊悸；每由内因引起，并无外惊，终日自觉心中悸动不安，活动时尤甚，全身情况较差，病情较重者，为怔忡。惊悸日久不愈，可发展为怔忡。临床上常见的病因病机有以下几方面。

1. 心虚胆怯

平素心虚胆怯之人，由于突然惊恐，如耳闻巨响，目睹异物，或遇险临危，心惊神慌不能自主，渐至稍惊则心悸不已。此外，如大怒伤肝、大恐伤肾，怒则气逆、恐则精却，阴虚于下，火逆于上，亦可动撼心神，而发惊悸。如痰热内蕴，复加郁怒，胃失和降，痰火郁结，上扰心神，亦可导致心悸的发生。此即《丹溪心法·惊悸怔忡》所说的"痰因火动"。

2. 阳气内虚

心阳者，胸阳也，主温煦。胸阳振奋，血脉不寒。若心阳不足则虚寒内生，寒性收引，血脉凝滞，导致心失所养，心神不宁而发为心悸。如吴澄的《不居集》云："阳气内虚，心下空豁，状若惊悸，右脉大而无力者是也。"《伤寒明理论·悸》又云："其气虚者，由阳气内弱，心下空虚，正气内动而悸也。"

3. 心血不足

《丹溪心法》云：惊悸，人之所主者心，心之所养者血，心血一虚，神气不守，此惊悸之所启端也。思虑过度，心血暗耗，思则气结，损伤脾脏，气血化源不足，肝肾阴亏，肝不藏血，心血必少；肾精耗伤，精血不化，心血亦乏；或病后、产后体虚，失血过多等都可导致心血不足、心阴亏虚而发为本病。

4. 肝肾阴虚

久病耗伤，或房事不节，或遗精频频，胎产过多，或失血耗液，或过服温燥劫阴之品都可导致肝肾阴虚。肝肾阴虚心血必亏，心失所养而发为心悸，甚则肝肾阴虚，虚火上炎，扰动心神而发为惊悸。

5. 水饮内停

脾肾阳虚不能蒸化水液，停聚而为饮。饮邪上犯，心阳被抑，因而引起心悸。此即《伤寒明理论·悸》所云："其停饮者，由水停心下，心主火而恶水，水既内停，心自不安，则为悸也。"

6. 心血瘀阻

一是由于痹证发展而来。如《素问·痹论》指出："脉痹不已，复感于邪，内舍于心。"一是由于心阳不振，血液运行不畅而导致瘀血阻络，心失所养，心神不宁而引起心悸。

张琪教授认为此病多为"本虚标实"，治疗多从虚、痰、瘀入手，益气补虚，温阳化痰，活血通络为常用之法。

（一）气阴虚与血瘀证

气虚、阴虚、血瘀涉及心肺肾三脏，肺主气、肾纳气，心与肾相互制约，气阴亏耗日久，穷必及肾，阴亏阳浮，坎离失调则心悸怔忡、心动过速，兼血络瘀阻，经脉不得流畅，于是心房颤动、心律失常等症不断出现，但属于阴虚阳气浮越者则心动过速，属于阳虚阴盛者则心动过缓，治疗当别阴阳，庶可无误。

气阴虚血瘀，临床表现为胸痛，气短乏力，腰痛，头晕耳鸣，五心烦热，心悸怔忡，舌红，少津，脉虚数，治疗以益气活血、滋补肾阴。常用益气活血滋阴合剂：

黄芪30g　太子参20g　麦冬20g　五味子15g　生地20g　当归15g　川芎15g　丹参20g　红花15g　柴胡15g　赤芍15g　桃仁15g　枳壳15g　女贞子20g　玉竹5g　龟板20g　枸杞20g　甘草15g

本方由生脉饮和血府逐瘀汤化裁而成，黄芪、太子参、麦冬、五味子益心气滋阴；心主血脉，赖大气之斡旋，大气虚而无力统帅血之运行，因而形成气虚血瘀，血府逐瘀汤行气活血化瘀；两者合用达气旺血通，气行血活之效。气之根在肾，阴虚阳无所依附，女贞子、玉竹、龟板、枸杞滋补肾阴摄纳而止悸动。张琪教授常用此方治疗冠心病心绞痛，有较好的疗效。若阴虚甚者加阿胶、玄参；心悸重者加珍珠母、龙骨、牡蛎等；伴有胸闷者加瓜蒌宽胸。

病案

王某，男，65岁，2001年2月16日初诊。

主诉：心慌气短3年。

病史：患者3年前出现心悸怔忡气短，频发房性早搏，三联律，二联律，心动过速、最快每分钟160次，经某医院诊断为心动过速、心律失常，曾用抗心律失常药物及美托洛尔治疗，心率稍减至120次/分，但频发早搏不减，求治于中医。

初诊　病人面容憔悴，精神不振，疲惫不堪，夜间心悸动不宁，夜难入睡，舌苔薄、边缘紫。

中医诊断：心悸（气阴两虚，血瘀内阻）。

西医诊断：心律失常。

治法：益气养阴，活血化瘀。

方药：益气活血滋阴合剂。

黄芪50g　党参20g　寸冬20g　五味子15g　生地20g　桃红15g　红花15g　枸杞20g　当归20g　枳壳15g　川芎15g　赤芍15g　柴胡15g　丹参20g　夏枯草30g　玉竹20g　首乌20g　甘草15g

水煎，日1剂，早晚分服。

二诊　2001年3月7日。服上方15剂，心率稍慢，每分钟100～110次，早搏较前大减，脉未见促代间歇，全身较前稍有力，心悸亦减轻，但全身疲倦，体力不支，腰酸腿软无力，手足心热，此属肾阴亏，继以上方加滋补肾阴之品。

方药：黄芪50g　党参20g　寸冬20g　五味子15g　川芎15g　丹参20g　红花15g　柴胡20g　赤芍15g　当归20g　生地20g　桃红15g　枳壳15g　枸杞20g　女贞子20g　首乌20g　玉竹20g　龟板20g

水煎，日1剂，早晚分服。

三诊　2001年4月8日。服上方30剂，心律80次/分左右，早搏未出现，自感全身有力，腰膝酸软减轻，心悸动、怔忡已除。嘱继服此方14剂，以巩固疗效。

按语　本案西医诊断为心律失常，出现心动过速，频发早搏，二联律，三联律，心率可达160次/分，经用美托洛尔心率下降，但早搏不减，夜不能寐，病人气短不能续，心悸怔忡，脉象虚数，舌质紫苔白，面容憔悴，表情淡漠，通过辨证与辨病结合属气阴两虚挟有血瘀，第一方以益气养阴活血法治疗，经服药15剂，早搏明显减少，只是阵发作，心率亦稍慢，全身稍有力，夜能入睡。二诊考虑脉虚数，气阴两亏，气之根在肾，阴虚阳无所附故心悸动，脉虚数，加入枸杞、女贞子、龟板、玉竹以补肾阴摄纳。服后方30剂，早搏完全消失，心动过速亦明显减慢，组方以益气阴，补肾摄纳，活血化瘀三方面治疗取得良好疗效。重用黄芪治疗甲亢之属于气虚者甚效。

（二）气虚、阳虚与血瘀证

肺为气之主，肾为气之根，心主血脉，心与肺气血相互依存，心病一面与气虚血瘀有关，又与肾阳衰微，元气不能上达有关，临床表现心悸胸憋或胸痛，气短不能续，动则气乏声嘶，懒言神倦，腰背疼痛，耳鸣头昏眩，小便频，尿有余沥，口唇发绀，舌滑，质紫暗，脉沉迟微弱。治疗以补气活血，又须温补肾阳以纳气归元。常用益气温阳活血合剂：

红人参15g　黄芪25g　川芎15g　丹参15g　当归15g　桃仁15g　红花15g　枳壳10g　柴胡10g　肉桂15g　附子10g　生姜10g　寸冬15g　五味子15g

本方同样以生脉饮合血府逐瘀汤化裁而成，方中加用肉桂、附子、生姜而成偏于温阳活血止悸之方。

以上两方证皆心律不齐频发早搏，前方证为心动过速，脉象虚数，舌紫而苔干，属肾阴亏耗，阳气浮越，故以益气滋补肾阴，辅以活血。后方证脉迟结涩，舌紫苔白滑，乃属肾阳虚不能上达，故用益气温肾阳辅以活血，益气活血相同，滋阴温阳则异，体现同病异治之特色。

（三）阴阳两虚证

心阳不振，鼓动无力，心阴亏虚，濡润营养失职，形成阴阳两虚证。表现为气短、心悸、自汗、精神委靡、口干不欲饮，脉弱或结代，多见于冠心病、心肌炎、心律失常症等，治疗以炙甘草汤为主。炙甘草调中益气，人参、桂枝、生姜、清酒益气助心阳以通脉，生地、麦冬、阿胶滋养心之阴液，阴阳互根，"阳无阴则无以生，阴无阳则无以化"，故温助心阳与滋养心阴相伍，且桂枝、姜、枣调和营卫，清酒通利脉道，配伍精当，用之得法，常获佳效。张老用此方治疗冠心病、心肌炎心律失常去麻子仁加玉竹、丹参，审其气虚者加黄芪。要点掌握其阴虚较明显者重用生地、麦冬、阿胶加玄参、玉竹等，若阳虚较重者重用桂枝、生姜，有时也可稍加黑附子温肾阳助心阳，多能取得良好疗效。

（四）气阴两虚证

心气虚，心阴不足，气阴两虚，一方无力推动营血的运行，一方又不能达到营养濡润的功能，因而产生胸痹心痛、心悸心烦、肢麻等症。叶天士谓"营血不足症见胸脘时痛时止，不饥，脉弦，治宜养营和胃"，又谓"风火燃，营阴受劫，症见心痛彻背，胸胁皆胀，牙宣，遗精，色苍，脉小数，治宜柔剂息风缓急用生地阿胶方（生地、阿胶、牡蛎、玄参、丹参、赤芍、小麦、南枣）"。叶氏所谓之热炽伤阴之胸痛临床所见甚多，除冠心病外尤多见于心肌炎一类病。辨证特点为胸闷痛，气憋，心烦，手足心热，心悸烦热，口干，舌红少苔或暗红有薄苔，脉象细数或弦数。张老常用自拟方益气滋阴饮：

西洋参15g　麦冬15g　五味子15g　生地20g　玄参15g　牡丹皮15g　玉竹20g　川楝子10g　丹参15g

方中生地、西洋参、麦冬、五味子、玉竹、玄参益气滋阴，丹参、丹皮、川楝子行血通络，使其补中有通，以补血为主、以通辅之，以达相辅相成之效。

病案

宋某，女，11岁，2001年来诊。

主诉：气短，胸痛。

病史：经某医院确诊为病毒性心肌炎，据其母述此孩感冒发热后出现心律不齐，短气，胸痛，疲倦不堪，经哈尔滨市各大医院治疗无效，又服中药补剂皆无效，来门诊求治。

初诊　短气，心悸，五心烦热，舌红，脉细数。

中医诊断：心悸（热邪内袭，伤营耗气）。

西医诊断：病毒性心肌炎。

治法：益气滋阴，养营通络。

方药：益气滋阴饮：

生地10g　西洋参10g　麦冬10g　五味子10g　玉竹10g　玄参10g　牡丹皮10g　白芍10g　甘草10g　川楝子5g　葛根5g

水煎，日1剂，早晚分服。

服此药后胸痛、五心烦热俱减轻，经以此方增减调治，服药30剂而愈。

按语　本案经多方治疗无效，久治不愈，余查看该患此前病志，究其因多为现在医生西化思想严重，听闻诊断为病毒性心肌炎，便机械性地使用双花、连翘、板蓝根等清热解毒之品，丢掉了中医辨证的根本，殊不知该患病证已非病变初期邪毒亢盛阶段，一味使用苦寒之性的清热解毒之品致使胃阴受伤，脾胃运化功能受损，气津无以布散而心气鼓动无力，阴津渐耗，心失所养症状丛生。以生脉饮益气养阴基础上酌加行气之品即获良效。

第十三节　眩晕（顽固性低血压）

低血压、高血压均能引起以眩晕为主症的临床表现，高血压现代医学研究比较透彻，相应的治疗药物也有很多，唯有低血压一直以来现代医学没有常规药物使用，往往这类患者求治于中医，通过辨病辨证遣方用药，往往能收到良好的效果。

眩晕一词，眩是眼花，晕是头晕，两者常同时并见，故统称为"眩晕"。轻者闭目即止；重者如坐车船，旋转不定，不能站立，或伴有恶心、呕吐、汗出，甚则昏倒等症状。

本症在古代医籍中有多种名称。《素问》有"头眩"、"掉眩"之称。《灵枢》称"眩冒"、"目眩"、"胸仆"等。《金匮要略》有"冒眩"、"癫眩"之记载。《诸病源候论》称"风眩"。《太平圣惠方》称"头眩"。《三因极一病证方论》称"眩晕"。《济生方》称"眩运"。清代以后，多称"眩晕"或"头晕"。

眩晕的病变主要属肝，但可涉及肾、心脾等脏，病理性质有实有虚，以虚者为多。实证病理主要是肝阳和痰浊，虚证为阴精或气血亏耗，然虚实之间往往互相夹杂。历代医书对本病论述很多。《素问·至真要大论》云："诸风掉眩，皆属于肝"，指出眩晕多属肝的疾病；《丹溪心法》提出"无痰不作眩"，主张以"治痰为先"。《景岳全书》强调"无虚不作眩"，当以治虚为主。

张琪教授认为低血压引起的眩晕病位虽在脑，其实乃脾肾不足为根本。临床常见头晕，乏力，气短，食少纳呆，面色少华，舌淡苔白，脉沉或沉细。治疗常以益气聪明汤加用补肾药治以益气补脾、升阳补肾。药物组成：

生芪30g　党参20g　蔓荆子15g　升麻15g　葛根15g　黄柏10g　白芍15g　川芎15g　当归15g　熟地20g　山茱萸20g　枸杞15g　五味子15g　天麻15g　甘草15g

病案

李某，女，27岁，2001年11月8日初诊。

主诉：头晕 1 个月。

病史：头昏眩时痛，全身乏力，不欲饮食，倦怠嗜睡，体消瘦，近 1 个月内曾昏厥一次，经某医院检查，血糖血脂均正常，血红蛋白亦正常，血压 85/58mmHg，医院诊断此为低血压，病人终日头昏，短气，倦怠乏力，不能上班，来中医就诊。

初诊　除上述症状外，脉象沉弱，舌润，面色㿠白，倦怠少神面容。

中医诊断：眩晕（脾肾气虚）。

西医诊断：低血压。

治法：益气补脾，升阳补肾。

方药：益气聪明汤加减：

生芪 30g　党参 20g　蔓荆子 15g　升麻 15g　葛根 15g　黄柏 10g　白芍 15g　川芎 15g　当归 15g　熟地 20g　山芋 20g　枸杞 20g　五味 15g　天麻 15g　甘草 15g

水煎，日 1 剂，早晚分服。

二诊　2001 年 11 月 15 日。服上方 7 剂，头昏眩大减，全身有力，倦怠嗜睡均减轻，继服上方。

三诊　2001 年 11 月 23 日。继服上方 7 剂，诸症均大减，精神佳，体力增加，头无昏眩感，舌淡红，脉沉滑，血压 108/70mmHg，嘱继服 7 剂以善后，从而痊愈。

按语　《内经》谓："上气不足，脑为之不满，耳为之苦鸣，头为之苦倾，目为之眩。"东垣之益气聪明汤为治气虚不足眩晕之首选方，方中首用人参、黄芪以补气，又用蔓荆子、升麻、葛根以升阳，但此病人又兼肾虚，肾生髓，脑为髓海，又辅以补肾之熟地黄、山芋、枸杞以补肾益脑，归、芎以养血益肝，从而获得治愈。

益气聪明汤《东垣试效方》谓："治饮食不节，劳役形体，脾胃不足，内障耳鸣，或多年昏暗，视物不能，此药能令目大开，久服无内外障、耳鸣、耳聋之患，又令精神过倍，元气自益，身轻体健，耳目聪明。"

此方即以人参、黄芪为主，益脾胃补中气，升麻、葛根、蔓荆子升清阳，中气足，清阳升，则头昏、目障、耳鸣诸症蠲除；黄柏苦寒清相火，芍药敛肝和营，方以益气升阳为主，辅以敛阴和营清相火之品，为本方与其他补气升阳方不同之处。李东垣精于脾胃学说，在《兰室秘藏》中云："五脏六腑之精气，皆禀受于脾，上贯于目，脾者，诸阴之首也；目者，血脉之宗也，故脾虚则五脏之精气皆失所司，不能归旺于目矣"。东垣治脾胃虚弱，清阳不升诸症，皆以脾虚累及其他脏腑，精气不能走注于头目手足，呈现头眩、目障、耳鸣诸症。益气聪明汤为其代表方，其方即用人参、黄芪以补益中气，其气上行头目，用升麻、葛根、蔓荆子升清阳，同时又防止益气升阳引动肾中伏火，故用黄柏泻相火，芍药敛阴和营，有升有降，升为主，降为辅，但据张琪教授经验，再辅以补肾之品，疗效尤佳。

第四章 疑难怪证治验精华

第一节 食㑊

病案 1

娄某，女，55 岁，机关干部，2001 年 6 月 18 日初诊。

主诉：多食易饥，胃脘嘈杂，倦怠乏力半年。

病史：素体健康，无疾病史，近半年饥饿感甚重，食后 1 小时即饥饿难忍，必须进食，全身倦怠乏力，四肢酸软，口干苦，胃脘嘈杂，身体消瘦，近半年体重下降近 10kg，舌苔白少津，舌质红，脉弦数。经某医院系统检查血糖及基础代谢均正常，未能确诊。

初诊 饥饿感甚重，食后 1 小时即饥饿难忍，全身倦怠乏力，四肢酸软，口干苦，胃脘嘈杂，身体消瘦，舌质红，舌苔白少津，脉弦数。

中医诊断：食㑊（胃热阴亏）

治法：清胃滋阴

方药 生熟地各 20g 黄芩 15g 麦冬 20g 石斛 20g 黄连 10g 枳壳 15g 沙参 20g 天花粉 15g 枇杷叶 15g 茵陈 15g 陈皮 15g 甘草 15g

水煎，日 1 剂，早晚分服。

二诊 2001 年 6 月 25 日。服上方 7 剂，饥饿感明显减轻，胃脘嘈杂亦好转，进食 2 小时后仍有饥饿感，效不更方，守上方继服。

三诊 2001 年 7 月 10 日。服上方 14 剂，饥饿感进一步好转，现进食后隔 3 小时，但仍稍有饥饿感，胃中已无嘈杂，全身已较有力，面色转润，舌苔已化，舌质转淡红。大便日一行，但胃脘稍有痞满感，此乃甘寒药有碍脾之运化所致。

方药：生地 15g 寸冬 15g 石斛 15g 陈皮 15g 砂仁 10g 鸡内金 15g 川连 10g 黄芩 10g 茵陈 10g 紫苏 15g 神曲 15 甘草 10g

水煎，日 1 剂，早晚分服。

四诊 2001 年 7 月 17 日。服上方 7 剂，胃脘痞满已除，饥饿感亦消失，全身有力，精神大好，嘱停药观察。

按语 此案名食㑊，因其诊断多惑于医者，故属疑难杂症范畴，辨证时，因类似消渴病中消，沈金鳌解释食㑊说："㑊者易也。饮食移易而过，不生肌肉也，治与中消同"。从多食易饥，口苦咽干，胃中嘈杂，舌质红，苔白燥，脉弦数一系列证脉分析，辨证为胃热炽伤阴，消谷易饥，其病机与中消同，前贤张子和谓："火能消物……人之心肾为君火，三焦、胆为相火，得其平则烹炼饮食，糟粕去焉。不得其平，则燔灼脏腑而津液耗焉"。张琪教授认为亢则为害，甚于中为肠胃之消，故多食易饥，治疗当以清胃热为主，然热炽伤阴，故又当伍以滋养阴液法，方中之黄连、黄芩、茵陈苦寒清胃热与肝胆之热，二地、麦冬、石斛、沙参皆滋补胃阴之品，枇杷叶降逆气，枳壳、陈皮和中理气以防寒凉壅滞。服药 21 剂后，消谷等症基本消除，唯胃脘痞满，故方中滋阴清胃热药减量，加入温中行气之砂仁、鸡内金、紫苏、神曲以醒脾和胃，药后诸症蠲除而愈。

病案 2

汪某，女，50 岁，干部，2001 年 8 月 5 日初诊。

主诉：嗜食易饥，烦躁心悸 2 个月。

病史：病人素体健康，近 2 个月来突患饥饿嗜食症，患者自述食后似未入胃，移易而过，于是胃中空虚饥饿，似腹中空馁，2 小时必须食物，否则难耐，烦躁心悸，全身乏力，面色不荣，经某医院系统检查血糖及基础代谢均正常，经治无效。

初诊　嗜食易饥，烦躁心悸，全身乏力，面色不荣，二便正常，口和，舌润，脉沉弱。

中医诊断：食㑊（脾胃气虚，中宫虚馁）

治法：温中补虚，滋阴和营。

方药：黄芪建中汤加味：

黄芪 50g　桂枝 15g　白芍 30g　生姜 15g　龙骨 20g　牡蛎 20g　甘草 25g　红枣 5 个　小麦 30g　石斛 15g

水煎，日 1 剂，早晚分服。

二诊　2001 年 8 月 12 日。服药 7 剂，心中悸烦饥饿感较前减轻，继以上方不变治之。

三诊　2001 年 8 月 19 日。服药 7 剂，诸症大减，心中悸烦虚馁感大为轻减，饥饿感明显减轻，食后 3~4 小时始有饥饿感，唯大便日 2~3 次，稍有不消化便，脉象滑而有力，舌苔白，面色转润泽。

方药：黄芪 50g　桂枝 15g　白芍 30g　甘草 25g　小麦 30g　白术 20g　生姜 15g　红枣 5 个　茯苓 20g　山药 20g

水煎，日 1 剂，早晚分服。

服上方 7 剂后复诊，诸症皆除，饥饿感消失，大便日一行，全身有力，精神愉快，嘱停药观察。随访 2 个月，病已痊愈。

按语　本病例为脾胃气虚证，与上案之证不同，但皆属食㑊范畴。食㑊症因其症怪异，给很多医者诊断带来很多麻烦，因其症类于中消，如上案所示，与之清热滋阴之品也可见效，但此案患者自述食物入腹中自觉未入，从旁处而过，胃中空虚无物，于是饥饿难忍，与沈氏所谓饮食移易而过极为相同。但前人论食㑊皆责之于胃热消谷易饥，与中消病机相同。治疗宜清热或泻热，如前娄某病例即属于胃热，经清热养胃阴治疗而愈。本病例无舌红苔干、口干苦、胃脘嘈杂、脉弦数等脾胃热证候，而出现中虚气馁，心中悸烦，舌润口和，脉象虚弱等一系列脾气虚证候，故用黄芪建中汤与甘麦大枣汤加入龙骨、牡蛎治疗，服药后心中悸烦、怔忡及饥饿感均大减，继而消除。8 月 19 日复诊时诸症基本消除，唯大便溏，日行 2~3 次，伴不消化便，故去龙骨、牡蛎，加白术、茯苓、山药以健脾助消化而愈。

前贤张锡纯氏认为："中消多食，犹饥者，多系脾胃蕴有实热，然间或有中气不足者，此系胸中大气下陷，中气亦随之下陷。所致脾胃蕴热，有实热者，当用调胃承气汤下之……如其人饮食甚勤，一时不食即心中怔忡，且脉象微弱者……宜升补气分之药，而佐以收涩之品与健脾补脾胃之品"。

张琪教授用黄芪建中汤即针对中宫虚馁而来，而中宫虚馁常兼脾胃阴阳失调，如心悸烦躁不安，亦为病例特征，故黄芪建中汤除重用黄芪益气外，小建中汤之白芍、甘草以滋阴和营，桂枝、生姜、大枣以助阳调卫，使阴阳营卫和谐，则悸烦及饥饿诸症俱除矣，佐以龙骨、牡蛎以收敛，小麦与甘草、大枣为甘麦大枣汤，以补益心气，与张锡纯用升陷汤益气升阳治法尚不相同。

第二节 内伤发热

病案

姜某，男，48岁，2010年1月27日初诊。

主诉：午后低热伴头痛半年。

病史：该患午后低热伴头痛持续发作近半年，于国内多家大医院诊治，皆效果不佳，观其用药皆寒凉与清虚热之品，查血常规：Hb74g/L。

初诊 午后低热伴头痛持续发作，纳差乏力，饱胀感，呃逆恶心，善太息，寐差梦多，怕光，舌淡红无苔，脉弱。

中医诊断：内伤发热（心脾两虚，阴火内伤）。

西医诊断：发热。

治法：补益心脾，清透虚热

方药：黄芪30g 太子参20g 白术15g 陈皮15g 升麻10g 柴胡15g 当归20g 川芎15g 白芍20g 枣仁20g 远志15g 石菖蒲15g 五味子15g 柏子仁15g 寸冬15g 甘草15g 生地15g

水煎，日1剂，早晚分服。

二诊 2010年2月3日。午后发热明显好转，头痛，身痒夜甚，乏力好转，睡眠好转，呃逆胃胀均见好转，贫血面容，舌淡苔薄。血常规：RBC 4.27×10^{12}/L，Hb 73g/L，PLT 450×10^9/L。

方药：黄芪30g 太子参20g 白术20g 陈皮15g 柴胡15g 当归20g 川芎15g 白芍20g 枣仁20g 远志15g 茯神20g 五味子15g 首乌15g 玉竹15g 龙眼肉15g 生姜15g 甘草15g 大枣5个

水煎，日1剂，早晚分服。

三诊 2010年2月10日。午后发热已无，头痛已无，诸证皆明显好转，其后以此方加减，病人病情逐渐好转。

按语 本案午后低热，属潮热范畴，观以往辨证繁杂，莫衷一是，故归属疑难证，此患纳差乏力，舌淡红无苔，脉弱，均为气血两虚之表现。病史较长，且经多名医生治疗，阅之多为滋阴清热之品，然多是初期有效，后期则效果全无，观此案发热乃中气不足，气血亏虚，阴火内生所致，其因多为劳累过度、饮食失调、久病失于调摄，素体阴血亏虚，或患热病日久，伤阴耗液，均可导致气血亏虚。因气血亏虚，虚火内生，热郁于内而现于外，故见午后发热。脾气亏虚，中气不足，故见纳差乏力，呃逆纳差。故以补中益气汤甘温除大热，合归脾汤补益气血。

张琪教授认为本案属内伤发热范畴，其病因多与劳倦、饮食、情志、瘀血、湿热等诸多因素有关，观此患者汗出、寐差、梦多皆为心气血不足之象；纳差、乏力诸证则为脾胃气虚之症。心与脾之间反映了气与血的亲密关系，气血皆生于脾，脾虚则气血化源不足，以致心神失养，阴火亦因脾虚而生，故本病虽为心脾同病，脾虚却是矛盾的主要方面，故当侧重治脾以生血摄血，佐以养心安神之品。通过补气健脾，使脾运健则化源足。化源足则心血充，阴火归元，内伤之热自然得治。

第三节 劳 淋

病案

司某，女，53 岁，2009 年 8 月 12 日初诊。

主诉：尿少而频，排尿困难 10 年。

病史：该患尿少而频，排尿困难反复 10 余年，多年服用抗生素，初期效果明显，近年多次做尿细菌培养，皆呈阴性，后辗转于各医院而求中医诊治，曾服木通、车前子、黄柏、桑螵蛸、芡实等药而未见明显效果。

初诊 尿少而频，排尿困难，大便 3 日一行，喜热恶寒凉，食凉即胃胀，面目虚浮，腰酸痛，舌质暗，苔白润，脉沉迟。

中医诊断：劳淋（寒饮内停，气化失司）。

西医诊断：尿道综合征。

治法：温阳散寒，化气利水。

方药：茴香 20g 肉桂 15g 瞿麦 20g 车前子 30g 知母 15g 川椒 15g 附子 15g 猪苓 20g 泽泻 20g 茯苓 40g 威灵仙 15g 木香 10g 大黄 10g 二丑各 15g 川朴 10g

水煎，日 1 剂，早晚分服。

二诊 2009 年 8 月 19 日。服上方后，大便通，小便略有好转，心烦，右半身凉，背寒凉，手足不温，小腹胀，舌质紫暗，苔黄腻。

方药：小茴香 15g 肉桂 10g 附子 10g 瞿麦 20g 车前子 30g 萹蓄 20g 茯苓 30g 猪苓 20g 泽泻 20g 大黄 10g 枳实 15g 川朴 15g 川柏 15g 二丑各 15g 川连 10g 威灵仙 15g 槟榔 15g 甘草 10g

水煎，日 1 剂，早晚分服。

三诊 2009 年 8 月 26 日。小便通利，诸证皆消退，舌质淡，苔白腻。以六君子为丸收工。

按语 此案病患经 10 年疾病之苦，多服汤药及抗生素治疗，皆效果不佳，故属疑难病症。淋有寒热之分，慢性疾病多久病迁延，加之治疗不及时、治疗不当，肾气受损，脾虚运化无权，膀胱气化不周，湿毒盘踞下焦，阴阳气血虚馁。本例初诊时一派虚寒像，又无表象，乃太阴里虚，寒饮内停之证，故以寒淋汤治之。方取肉桂、茴香、附子、川椒温肾益火，培其本；瞿麦、大黄、二丑、知母清残存之热毒；又以车前子、茯苓、猪苓、泽泻清除湿毒；灵仙通达十二经之气化，川朴、木香疏肝破气。二诊见上热下寒，寒热错杂，治需寒热并用，方以滋肾通关丸。

临床见到劳淋反复不愈的患者，多有畏寒怕冷症状、腰及小腹或会阴处凉，甚至痛苦地诉说冒凉风，或每遇寒凉即诱发劳淋的发生或者加重，下焦阳虚内寒，无力驱邪，张琪教授亦常用薏苡附子败酱散加减治疗。

有关淋证的记载，首见于《内经》，张琪教授认为膀胱为津液之腑，气化则出。寒淋乃寒邪客于胞中，气不化而成淋，冷气入胞，与正气相争，寒气胜则战寒而作淋，正气胜则战寒而便，在治疗时，一方面要温阳以复气化，另一方面要利水和散寒以清除标证。二诊时病人心烦，乃寒邪与阳气相争，阳气被迫上行，寒在下而热在上，在上以清热，在下以温阳散寒。

若寒热错杂则以大黄附子一面温肾阳祛寒湿，一面泄膀胱热邪，收效良好。若大便秘而小便频者，《金匮要略》曰："溲数则便坚。"小便越频则大便则越干结，而大便越干结则水不留肠中以濡润而下趋膀胱，临床上此类病人，小便频数，频频如厕，难以自控，而大便秘结，数日不行。

此类患者大便通则小便复，故临床上常酌加大黄治疗。

第四节 乳 岩

病案

韩某，女，39岁，2009年8月5日初诊。

主诉：双侧胁肋痛伴盗汗。

病史：该患2001年、2002年2次行乳腺癌手术，现转移至肋骨，乳腺钼靶示：右侧浸润导管癌；左侧单纯癌，胸腔积液；血常规：Hb 7g/L。

初诊 双侧胁肋痛、夜间尤甚，盗汗甚，乏力，口干，舌质淡边紫，苔白厚腻，脉数。

中医诊断：乳岩（阴虚内热，瘀血内停）。

西医诊断：乳腺癌骨转移。

治法：滋阴清热，活血祛瘀。

方药：丹参20g 当归20g 乳香10g 没药10g 柴胡15g 白芍20g 枸杞20g 山芋20g 女贞子20g 菟丝子15g 太子参20g 生地20g 石斛20g 虎杖20g 半枝莲30g 甘草15g

水煎，日1剂，早晚分服。

二诊 2009年8月19日。盗汗减少，疼痛减轻，血白细胞明显升高，口干好转，仍乏力，舌紫暗，苔黏腻，脉滑。

方药：丹参20g 当归20g 乳香10g 没药10g 柴胡15g 白芍20g 半枝莲30g 白花蛇舌草30g 虎杖20g 石斛20g 生地20g 熟地20g 山芋20g 枸杞20g 女贞子20g 太子参20g 黄芪20g 连翘15g 甘草15g

水煎，日1剂，早晚分服。

三诊 2009年9月3日。骨痛明显减轻，已停止化疗，舌淡、苔白腻，脉滑。

方药：丹参20g 当归20g 乳香10g 没药10g 柴胡15g 白芍20g 半枝莲30g 白花蛇舌草30g 虎杖20g 石斛20g 生地20g 熟地20g 山茱萸20g 枸杞20g 女贞子20g 太子参20g 黄芪20g 连翘15g 甘草15g 鹿角胶15g 公英30g

水煎，日1剂，早晚分服。

按语 本病属中医"乳岩"、"乳石痈"、"奶岩"等，因其治疗效果不佳，属中医疑难病症，其病乃因情志不遂，郁怒伤肝，疏泄失职，血行不畅，气滞血瘀而引起。陈实功《外科正宗》："初如豆大，渐若围棋子，半年一年，二载三载，不痛不痒，渐渐而大，始生疼痛，痛则无解。日后肿如堆栗，或如覆碗，紫色气秽，渐渐溃烂，溃者如岩穴，凸者如泛莲，疼痛连心，出血则臭，其时五脏俱衰，四大不救，名曰乳岩"。王清任认为本病责之于瘀血。该患久病迁延，虚中夹实，加之化疗后，体质较弱，因此当补法之中兼以行气通络、活血破瘀。该患经中药治疗后，不但明显缓解其症状，同时也为化疗监督增效。

张琪教授认为本病多因肝气不舒，郁积而成，痰气与瘀血互结，治以疏肝理气，消坚散结，活血化瘀，涤痰解毒。在临床上喜用丹参、当归、乳香、没药以活血、破血；柴胡、白芍以柔肝理气；半枝莲、白花蛇舌草、虎杖、连翘以解毒；生地、石斛、熟地、山芋、枸杞、女贞子以养阴；黄芪、太子参以补气。补散同用，理气与活血并行，解毒与化痰共著，既能补益因消耗引起的体质虚弱，又能治疗本病，故能缓解患者的不适感觉，改善患者的生活质量。

第五节 汗 证

病案1

迟某，女，60岁，2010年3月24日初诊。

主诉：多汗10年，加重4个月。

病史：病人汗出反复10年，4个月前，病情加重，无论静动，亦无论醒寐，出汗不止，心烦、乏力倦怠，腰腿沉重，小腹凉坠。观往昔服药皆为滋阴清热品加浮小麦，麻黄根之类，效果不佳。

初诊 出汗不止，心烦，乏力倦怠，腰腿沉重，小腹凉坠，舌质红，少苔，脉浮缓。

中医诊断：汗证（营卫不和，阴阳失调）。

治法：调和营卫，调整阴阳。

方药：桂枝20g 白芍20g 甘草15g 生姜15g 附子10g 龙骨20g 牡蛎20g 红枣5个 黄芪30g 麻黄根10g 五味子15g 桔梗15g

水煎，日1剂，早晚分服。

二诊 2010年4月1日。病人自诉自服上方后病情明显好转，现晨起汗出，以上方加黄精30g、生地20g，续服21剂，随访未再复发。

按语 该案久治不愈，患者久经病痛，虽经多家医院治疗，皆效果不佳，故属疑难症范畴，《素问·阴阳别论》说："阳加于阴，谓之汗"，可见治汗不离阴阳，又有自汗、盗汗之分："自汗者，濈濈然无时，而动作则益甚。""盗汗者，谓睡而汗出也，不睡则不能汗出。方其熟睡也，凑凑然出焉，觉则止而不复出矣，非若自汗而自出也。"多数医者认为自汗为气虚，盗汗为阴虚，治疗时多益气或养阴配以麻黄根，浮小麦等止汗之品。单纯以止汗之品，虽可见效，但治标不治本，故以桂枝加龙骨牡蛎汤调整阴阳；然诸证提示阳虚重于阴虚，故以附子温补元阳；重加黄芪以益气固表。

张琪教授认为汗出，伴有心烦热，舌质红少苔，从辨证角度为营卫不和，阴阳不调。阳加阴为之汗，汗则为心之液，本病人汗出反复而心烦，乃营卫不和，阴阳失调，故以桂枝加龙骨、牡蛎汤加减治疗，方中桂姜附合黄芪，甘草辛甘化阳，白芍合甘枣酸甘化阴，体现阴阳法则。龙骨牡蛎配入方中，一可镇静安神，息其欲念；二可平肝潜阳，理其疏泄。卫气有固护津液的作用，其性剽急滑利，乃至刚至阳之气，补之为补阳复门户之利，营阴内守于内，主内行于脉中，营血互化，补之以养阴增其滋润之功。麻黄根、五味子皆为固护收敛之意。

病案2

王某，男，87岁，2010年3月17日初诊。

主诉：自汗10年。

病史：病人多梦，醒时汗出不止近十年，乏力，血压正常，纳可，二便正常，2008年12月直肠癌手术，2009年12月发现肝癌。

初诊 自汗，多梦，乏力，舌红，苔黄厚少津，脉数。

中医诊断：汗证（自汗）（心肾两虚，神失所养）。

治法：补肾填精，养心安神。

方药：熟地20g 山药20g 山茱萸20g 茯苓20g 丹皮15g 泽泻15g 枸杞20g 女贞子

20g 玉竹20g 菟丝子15g 怀牛膝15g 龙骨20g 牡蛎20g 枣仁20g 五味子15g 柏子仁15g 石菖蒲15g 玄参15g 甘草15g

水煎，日1剂，早晚分服。

二诊 2010年4月2日。乏力减轻，仍多梦，汗出，舌红，苔已退，脉数。

方药：熟地20g 山茱萸20g 山药20g 茯苓15g 丹皮15g 泽泻15g 太子参20g 玉竹20g 枸杞20g 女贞子20g 龙骨30g 牡蛎20g 枣仁20g 五味子15g 柏子仁15g 石菖蒲15g 玄参15g 甘草15g

水煎，日1剂，早晚分服。

三诊 2010年4月16日。乏力明显转好，已无汗出，舌紫苔白，脉沉。

方药：生地20g 熟地20g 山芋20g 菟丝子20g 枸杞20g 女贞子20g 玉竹15g 茯苓20g 泽泻15g 丹皮15g 五味子15g 枣仁20g 石菖蒲15g 玄参20g 西洋参15g 白芍20g 甘草15g

水煎，日1剂，早晚分服。

按语 本案亦为汗证，因其年迈体虚且属癌症后期，肝转移，故归为疑难病症范畴。本案与上症皆为汗证，但出汗方式不同，上症汗出不止，此为阴阳不调，营卫不和之表现，因此需调和营卫阴阳；而本症醒时汗出不止，醒时为阴阳相离，若阴虚阴不制阳，故当滋阴以涵阳。同时"心在液为汗"，心神失养，亦为汗出之因，以枣仁、柏子仁、菖蒲清肝宁心安神，心安则神得所养，故汗止。

张琪教授认为心主血，肾藏精，过劳，起居不慎，亡血失精，致血虚精亏，虚火内生，阴津被扰，不能自藏而外泄为汗。该患久病又因肿瘤手术亡血内耗，故阴虚而伤精，若以常识，自汗者多为气虚，然该患实为阴血亏虚。故张琪教授治以补阴养血，宁心安神，使阴得以济阳，故自汗止。

病案3

杨某，女，46岁，2011年3月6日初诊。

主诉：多汗，乏力，3年余。

病史：该患自汗3年余，体质虚弱，精神不振，于多家医院诊治，均未见好转。

初诊 自汗，乏力倦怠，纳呆，时有盗汗，时有腰酸，多梦，粪便溏稀3次/日，以头汗出为著，心烦，舌紫暗，苔薄有津，脉数。

中医诊断：汗证（气阴两虚，虚火内蕴）。

治法：益气滋阴，引火归源。

方药：黄芪30g 黄芩15g 川连10g 黄柏10g 生地15g 熟地15g 五味子15g 白芍15g 山茱萸20g 枸杞20g 女贞子20g 山药20g 牡蛎20g 龙骨20g 桂枝15g 甘草15g 当归20g 肉桂5g

水煎，日1剂，早晚分服。

二诊 2011年3月20日。患者因有事耽搁自以上方续服7剂，诸证皆消，已正常工作和生活。

按语 本案既有自汗，又有盗汗，其症繁多间杂，互为根本，属杂症范畴。其因为气阴两虚，阴虚火旺，虚火内灼。腰为肾之府，肾阴亏虚，故腰酸乏力；阴虚火旺，故多梦；脾虚精微下泄于下，故粪便溏稀。以当归六黄汤合桂枝加龙骨牡蛎汤加减，当归六黄汤滋阴降火，桂枝加龙骨牡蛎汤益气调和营卫，少与肉桂引火归源。

张琪教授认为根据舌脉及诸症，辨证为气阴两虚，虚火内蕴，从脏腑辨证为心肾不交，用当归六黄汤加味合桂枝加龙骨牡蛎汤。当归六黄汤出自《兰室秘藏·卷下》自汗门方，主治："阴虚有火，盗汗发热，面赤口干，唇燥心烦，大便干结，小便黄赤，舌红脉数"，称其为"盗汗之圣药"。该患心火独亢，迫使阴液失守而汗；火上炎，故见心烦；多梦乃火扰心神；腰酸为肾阴亏虚；乏力倦怠，纳呆，粪便溏稀为脾气亏虚。方中黄连清泻心火，合以黄芩、黄柏泻火以除烦，清热以坚阴，生地、熟地入肝肾而滋肾阴。汗出过多，导致卫虚不固，故用黄芪。本案的治疗特点：一是滋补肾阴，二是清心火、相火，使心肾相交；三是重用黄芪以固表，龙骨牡蛎以收敛固表，与黄芪配伍，增强固表之功能，白芍、甘草敛阴止汗，以使营阴内守，卫阳外固，营卫调和而愈。

第六节　中　风

病案

孙某，男，48岁，2010年3月17日初诊。

主诉：言语不利，右侧手足活动受限。

病史：病人2009年患脑梗死，言语不利，右手足偏废，曾于西医院康复科住院治疗，效果不明显，亦曾于中医院针灸科住院治疗，效果不理想。

初诊　言语不利，右手足偏废，痰多色黄，质黏稠，头晕乏力，失眠，梦中易惊醒，怕冷足凉，舌红，苔白微厚，脉沉细。

中医诊断：中风（肝肾亏虚，水饮上泛）。

治法：补肝益肾，化痰涤饮。

方药：熟地20g　山茱萸20g　山药15g　石斛20g　寸冬15g　五味子15g　石菖蒲15g　远志15g　肉桂10g　附子10g　肉苁蓉15g　巴戟天15g　半夏15g　陈皮15g　胆南星15g　花粉15g　瓜蒌仁20g　天麻15g　茯苓15g　甘草15g

水煎，日1剂，早晚分服。

二诊　2010年4月2日。足凉减轻，痰较前减少，自觉腰冷，失眠减轻，手足废用略有好转。

方药：熟地25g　山芋20g　山药15g　石斛20g　寸冬15g　五味子15g　附子10g　肉苁蓉15g　枣仁20g　肉桂10g　石菖蒲15g　远志15g　巴戟15g　半夏15g　陈皮15g　天麻15g　胆星15g　花粉15g　钩藤15g　甘草15g

水煎，日1剂，早晚分服。

其后以此方加减，病人病情逐渐好转。

按语　此案为"真中风"，又名"卒中"，是中医疑难杂症之一，始见于《内经》，如《灵枢·刺节真邪论》曰："虚风之贼伤人也，其中人也深，不能自去"，"虚邪偏客于身半，其入深，内居营卫，营卫稍衰，则真气去，邪气独留，发为偏枯"，后世认为其病机为："内风动越"、"五志化火"、"痰阻脉络"、"气机失调"、"血液瘀滞"。本证因平素饮食不节，嗜酒过度，致肝肾气亏虚，聚湿生痰，痰郁化热，内风挟痰上扰而引起半身不遂，失语足废，当为瘖痱，施以地黄饮子。下元衰惫，法当温补下元。方用肉桂、附子温少阴以助气化。巴戟、大云补肾阳以治亏损，山芋、五味子补肝肾以敛元阳；以半夏、陈皮、天麻、胆南星、钩藤化有形与无形之痰；菖蒲化少阳三焦之浊，茯苓利少阳三焦之湿，引导痰浊下行；麦冬、石斛滋水以涵木。

张琪教授结合前人所论及自己的多年临床观察，认为前人内风、外风理论皆有偏颇。"以内风为主，兼有外风"立论更为全面妥当。本病的发生，主要由情志不调，饮食不节，劳逸失度等因素导致脏腑阴阳失调，气机逆乱而发，但不能排除"正虚邪中"、"风邪外袭"而致病的因素。

因为从临床所见，确有一部分中风患者，其发病与外中风邪有关，这些人中风后多有六经形证，尤其是祛外风药而取得良好疗效。所以认为以内风为主，类中居多，或兼有外风者亦属常见。

在临床上常用十法：①涤痰清热，通腑泄浊，祛瘀开窍法；②辛温开窍，豁痰醒神法；③益气阴，回阳救脱法；④滋阴潜阳，平肝息风法；⑤化痰祛风，活血通窍法；⑥清热养血，疏风通络法；⑦疏风清热，活血通络法；⑧调气解郁，活血祛风法；⑨滋阴助阳，化痰通络法；⑩益气活血，通经活络法。应用时以主方加减应用，辨证施治。

第七节　阳　痿

病案 1

王某，男，30 岁，2010 年 3 月 31 日初诊。

主诉：阳痿 1 年。

病史：阳痿 1 年，影响夫妻生活，甚为苦恼，曾服用"伟哥"等壮阳药，但只能临时起效，停用则阳痿如前，亦服用中药治疗，疗效不能得以巩固。

初诊　阳痿，眼花，耳鸣，腰酸，乏力，寐差多梦，舌红而干，脉弱无力。

中医诊断：阳痿（肾元虚羸）。

西医诊断：阳痿。

治法：补肾填精。

方药：熟地 25g　山茱萸 20g　枸杞 20g　菟丝子 20g　仙茅 15g　仙灵脾 15g　巴戟 15g　鹿角胶 15g　大云 15g　女贞子 20g　龟板 20g　五味子 15g　白芍 20g　甘草 15g　柴胡 15g　枳壳 15g

水煎，日 1 剂，早晚分服。

二诊　2010 年 4 月 15 日。腰痛乏力，阳痿不举，寐佳，耳鸣消失，舌质红。

方药：熟地 30g　山芋 20g　枸杞 20g　菟丝子 15g　女贞子 15g　龟板 20g　鹿角胶 15g　大云 15g　仙灵脾 15g　白芍 20g　柴胡 15g　枳壳 15g　五味子 15g　当归 20g　甘草 15g

水煎，日 1 剂，早晚分服。

三诊　2010 年 4 月 30 日。服药后自觉发冷，睡眠佳，阳痿已明显好转，腰痛减轻，舌质红，脉弱。

方药：熟地 30g　山芋 20g　枸杞 20g　菟丝子 15g　女贞子 20g　龟板 20g　鹿角胶 20g　肉苁蓉 15g　仙灵脾 15g　巴戟 15g　仙茅 15g　白芍 20g　柴胡 15g　川柏 15g　知母 15g　五味子 15g　当归 20g　甘草 15g

水煎，日 1 剂，早晚分服。

四诊　2010 年 5 月 14 日。阳痿明显好转，每至黎明时，阴茎能自行勃起。嘱其暂禁房事。汤剂续服 10 剂，制成丸剂续服，以巩固疗效。

按语　本案为"阳痿"，经中药治疗无效，故属中医"疑难杂症"，近年来随着生活压力的逐渐增大，饮食习惯改变等因素，本病逐渐增多。其形成原因，多数人认为与肾之元阳虚衰有关，故而一见阳痿，补肾温阳之药先进，观其以往所服方剂皆为此类。张琪教授指出，此患皆因峻补肾阳，燎灼肝木，令木郁不达，治疗时补肾不疏肝则病势不减，徒旺肝火，故本案以熟地、山茱萸、枸杞、菟丝子、仙茅、仙灵脾、巴戟、鹿角胶、肉苁蓉、女贞子、龟板滋阴壮阳，阴阳并补，辅以四逆以疏肝，三诊时肝郁已疏通，故以补肾清火之品继续巩固治疗。阳痿严重者尚可加用阳起石 20g，可收到较好的疗效。

病案 2

陶某，男，30 岁，2010 年 4 月 7 日初诊。

主诉：阳痿，睾丸疼痛半年。

病史：阳痿伴睾丸疼痛半年，于西医院男科检查出前列腺炎，服西药消炎治疗，睾丸疼痛减轻，但阳痿症状未见改善。

初诊 阳痿，睾丸疼痛，阴囊潮湿，腰酸，遗精多梦，畏寒怕冷，舌暗，苔白有齿痕，脉沉缓。

中医诊断：阳痿（肾阳虚损，湿热下注）。

西医诊断：阳痿。

治法：补肾壮阳，清利湿热。

方药：熟地 25g 山茱萸 20g 山药 20g 枸杞 20g 菟丝子 15g 巴戟 15g 肉苁蓉 15g 仙灵脾 15g 仙茅 15g 鹿角胶 15g 龟板 20g 黄柏 15g 知母 15g 肉桂 10g 白芍 20g 当归 20g 王不留 20g 甘草 15g 蜈蚣 2 条

水煎，日 1 剂，早晚分服。

二诊 2010 年 4 月 22 日。性欲较前增强，无遗精，自觉症状好转，睾丸已无疼痛，尿黄，服上方后便稀，舌紫暗，苔薄少津，脉沉弱。

方药：熟地 25g 山茱萸 20g 山药 20g 枸杞 20g 菟丝子 15g 巴戟 15g 仙灵脾 15g 肉苁蓉 15g 仙茅 15g 鹿角胶 15g 龟板 20g 知母 15g 川柏 15g 女贞子 20g 白芍 15g 当归 20g 柴胡 15g 肉桂 10g 丹皮 15g 蜈蚣 2 条 王不留 20g 土茯苓 30g 车前子 20g 甘草 15g

水煎，日 1 剂，早晚分服。

按语 本案例较病案 1 皆表现为肾阳衰微，但本案例表现为湿热较盛，且伴有瘀血，故本案以黄柏、知母、土茯苓、车前子清热利湿，又以蜈蚣、王不留通瘀开流。仙茅、鹿角胶、龟板为血肉有情之品，叶天士有言："夫精血皆有形，以草木无情之物为补益，声气必不相应，桂附刚愎，气质雄烈……且血肉有情，栽培身内之精血，但王道无近功，多用自有益。"龟板、鹿角胶可直入肾经，填髓生精之功用亦是草木类补益药物所不能及。蜈蚣乃血肉有情之品，张锡纯言其："走窜之力最速，内而脏腑，外而经络，凡气血凝聚之处皆能开之。"本入肾经，又善通瘀，故效起神速。

《内经》："凡男子阳痿不起，多由命门火衰，精气虚冷，或以七情劳倦，损伤肾阳之气，多致此证；亦有湿热伤筋，多因嗜酒肥甘无节，以致宗筋弛缓，而为痿弱者，譬如溽暑之湿热，则诸物绵痿"。二则阳痿案，皆为肾虚精亏，但后者湿热较重，所以在治疗时，第一则是肾元虚赢，以补肾填精为大法，其症多伴腰酸、耳鸣、乏力、脱发、夜尿频多、心烦易怒，睡眠不佳；第二则乃为肾阳亏损，伴有湿热下注之证，湿热内蕴于内，如油入面，难以清除，同时湿热为病理产物，亦为病因，如不去除，既会伤及肾阴肾阳，又能损伤宗筋而使病情加重，故当补益与清利并用。张琪教授善用知母、黄柏泻相火，其意在使阴阳平衡。

第八节 臌 胀

病案

张某，男，28 岁，2010 年 4 月 14 日初诊。

主诉：双下肢浮肿，脘腹胀满。

病史：乙肝病史 10 年，肝硬化 4 个月，近日病人双下肢浮肿，脘腹胀满，腹壁青筋暴露，尿少，尿黄，辅助检查：尿常规：PR3+、胆红素+、尿胆原+。肝功能：LDH：345U/L，ALT：365U/L，AST：503U/L，GGT：192U/L，TP：49.0g/L，ALB：23.1g/L。肾功能：CR 431μmol/L。超声：腹腔积液，右侧胸腔积液。

初诊　双下肢浮肿，脘腹胀满，腹壁青筋暴露，尿少，尿黄，舌胖大，苔滑，脉沉。

中医诊断：臌胀（湿热蕴毒）。

西医诊断：肝肾综合征。

治法：利湿解毒

方药：川连 15g　黄芩 15g　砂仁 15g　川朴 20g　枳实 15g　陈皮 15g　半夏 15g　姜黄 15g　干姜 10g　茯苓 30g　猪苓 20g　党参 20g　白术 20g　五味子 15g　茵陈 15g　公英 30g　连翘 20g　双花 30g　白花蛇草 30g　甘草 15g

水煎，日 1 剂，早晚分服。

二诊　2010 年 4 月 28 日。腹胀明显减轻，双下肢浮肿减轻，饮食量增多，尿量较前增多，仍乏力，舌红。辅助检查：尿常规：PR3+、BLD3+，肝功能较前好转：ALT 46U/L，AST 73U/L，GGT 128U/L，ALB 24.1U/L，肾功能：CR 325μmol/L。

方药：川连 15g　黄芩 15g　砂仁 15g　川朴 15g　枳实 15g　陈皮 15g　茯苓 25g　猪苓 20g　白术 20g　党参 20g　黄芪 30g　石莲子 20g　薏米 20g　芡实 15g　金樱子 15g　双花 30g　连翘 20g　白花蛇草 30g　公英 30g　甘草 15g

水煎，日 1 剂，早晚分服。

按语　肝肾综合征是慢性肝病患者出现进展性肝衰竭和门静脉高压时，以肾功能不全、内源性血管活性物质异常和动脉循环血流动力学改变为特征的一组临床综合征，因其病史较急，且诸病夹杂，常伴有心衰竭、肾衰竭等疾病，故属疑难病范畴。本案是肝硬化引起的肝肾综合征，中医属"臌胀"范畴，水湿日久化热变生湿热，互结于内。治当清热利湿解毒，兼以补虚，在治疗时，不可一味凭借中医治疗，当中西医结合，随时观察病情变化。

本病往往由于病邪留恋，症情缠绵，其病机为本虚标实，虚实夹杂。脾气虚弱，脾运不健，正气亏损而致气滞、血瘀、水饮互结。张琪教授认为臌胀要补虚与祛实并举，补虚在脾，祛实则在肝，需疏肝、活血、利水。本案以党参、白术、陈皮、茯苓、猪苓、砂仁、半夏健脾助运化湿；黄连、黄芩清热，配合连翘、双花、白花蛇草、公英解毒；川朴、枳实破除气滞水湿。全方不用逐水药，意在培本固内，虽属沉疴，辨证用药准确，收到了良好的疗效。

第九节　便　秘

病案 1

徐某，女，22 岁，2011 年 6 月 21 日初诊。

主诉：便秘 5 年余。

病史：该患便秘 5 年余，一周一行，平时经常服用番泻叶、芦荟维持排便，有时亦外用栓剂，但都只是临时缓解，不能根本改善。

初诊　便秘，一周一行，月经量少、色深、有块，乏力易疲劳，低热怕冷，手足冬凉夏热，午后时低热怕冷，舌红，苔黄腻而干，脉数。

中医诊断：便秘（阴虚血少）。

西医诊断：功能性便秘。

治法：滋阴养血，清热通便。

方药：火麻仁 30g　郁李仁 20g　文军 10g　生地 25g　寸冬 20g　玄参 20g　枳实 15g　川朴 15g　桃仁 20g　当归 20g　白芍 15g　丹皮 15g　黄芩 15g　石斛 20g　枇杷叶 15g　甘草 15g

水煎，日 1 剂，早晚分服。

按语　该患久病，日久迁延，其阴血为之虚耗；阴血亏虚，血海虚赢，故月经量少，色深且有块，阴虚其证低热怕冷，乏力易疲愈，舌脉皆可印证。观前方皆以滋阴润燥之品，本不为过，然病久延及五脏，胃喜润恶燥，阴津亏虚，胃气不降，故糟粕不行，属疑难疾病范畴，张琪教授以文军、枳实、川朴取承气汤之意。肺与大肠相表里，大肠津亏，必延及其肺，故以黄芩、枇杷叶清其肺热，表里同治。

病案 2

张某，女，26 岁，2011 年 3 月 9 日初诊。

主诉：便秘腹胀 8 年。

病史：该患 2003 年始便秘，食后腹胀，经常服用肠清茶促进排便，然治标不治本，停服后症状又会反复，甚是痛苦。

初诊　便秘，食后腹胀，口不渴，不喜饮水，入睡困难，寐后亦醒，脱发，手足凉，怕冷甚，舌颤动，舌质红，苔白，脉弦细。

中医诊断：便秘（脾虚食积）。

西医诊断：功能性便秘。

治法：健脾消积。

方药：神曲 15g　山楂 15g　麦芽 30g　黄芪 50g　太子参 20g　生白术 20g　茯苓 15g　陈皮 15g　半夏 15g　内金 15g　莱菔子 15g　石斛 20g　白芍 20g　砂仁 15g　寸冬 15g　甘草 15g　女贞子 20g

水煎，日 1 剂，早晚分服。

按语　此患便秘兼食后腹胀，疾病日久不愈，令阴阳之气不相顺接，气滞于内，血脉不行，故属疑难病之一。《内经》曰："清气在下，则生飧泄；浊气在上，则生膜胀"。由饮食失节，宿食久留，令浊气内生，则为胀。"结者散之"，散之之法，当以消食为法，顺气下行，使幽门通利，予以消食导滞丸加减，少加润燥生血之品，标本同治。

两则便秘案，患者为通便皆久服通便药，然多不效，药不对证故也。第一则病案，张琪教授认为该患肺热内盛，肺气不降，下焦不畅，大便秘结，又因久病多服泻药，阴血亏虚。肺气不行，肺热内郁，阴血濡养不足，肠道干枯，糟粕滞留。治以肃肺生津，清除余热，开上窍以通下窍而见效。第二则病案则以脾虚食积为主证，其因在脾胃运化失职，脾虚气滞所致。叶天士有云，脾宜升则健，胃主降则和，太阴得阳则健，阳明得阴则和，以脾喜刚燥，胃喜柔润。故以健脾和胃，补脾气，养胃阴，升脾气，降胃浊，而各得其所喜。生白术运化脾阳，生白术重用，其意在运化脾气，实则为治本之图，在临床上若见脾虚大便并非干结，而是因为排出无力时，可重用之。

第十节 慢惊风

病案 1

郭某，男，9 岁，2011 年 2 月 9 日初诊。

主诉：多动，烦躁。

病史：该患多动，性格孤僻，易激惹烦躁，曾于儿童医院住院治疗，效果不佳，亦曾于神志病医院治疗，未见起效，西医诊断为多动症。

初诊 多动，性格孤僻，易激惹烦躁，哭闹不休，手足心热，自卑，寐时盗汗，说梦话，磨牙，舌质红，苔白，脉沉细。

中医诊断：慢惊风（肝郁化火，痰热内盛）。

西医诊断：儿童多动症。

治法：疏肝理气，清热化痰。

方药：柴胡 15g　半夏 15g　桂枝 10g　黄芩 10g　龙骨 20g　牡蛎 20g　珍珠母 20g　代赭石 30g　白芍 15g　全虫 5g　钩藤 15g　天竺黄 10g　甘草 15g　茯苓 10g　石菖蒲 15g　郁金 10g

水煎，日 1 剂，早晚分服。

二诊 2011 年 2 月 23 日。烦躁，易激惹，孤僻，手足心热，舌质红，苔白，脉沉细。内热较盛，宗前方加减：

柴胡 15g　黄芩 15g　半夏 15g　龙骨 20g　牡蛎 20g　珍珠母 30g　桃仁 20g　香附 15g　青皮 15g　陈皮 15g　石菖蒲 15g　郁金 15g　礞石 15g　文军 5g　茯苓 15g　甘草 15g

水煎，日 1 剂，早晚分服。

三诊 2011 年 3 月 9 日。心烦，易怒，余证明显转好，舌紫，花剥苔。

方药 桃仁 30g　香附 15g　青皮 15g　柴胡 15g　半夏 15g　木通 10g　陈皮 10g　大腹皮 15g　紫苏 15g　桑白皮 15g　赤芍 20g　黄连 10g　代赭石 30g　珍珠母 30g　天竺黄 10g　甘草 15g

水煎，日 1 剂，早晚分服。

四诊 2011 年 4 月 1 日。诸证明显好转，此后依前方加减收功。

按语 小儿多动症，又称为脑功能轻微障碍综合征，属儿科疑难病之一，患儿的智力接近正常或完全正常，其表现多种多样：多动，注意力不集中，易激惹，哭闹不休。中医历代文献中并无本病病名记载，但在一些医家的书籍中可以见到相似的症状描述。如《证治准绳》中曾有云："水生肝木，木为风化，木克脾土，胃为脾之腑，故胃中有风，瘕疭渐生，其瘕疭症状，两肩微耸，两手下垂，时复动摇不已，名曰慢惊"。历代医家将本病归于瘕疭、慢惊风、抽搐、肝风证、风痰症范畴，目前尚无统一病名。张琪教授认为本病病位在心肝，邪属风痰，其发生与素体阴虚、肝风内动、心肝火旺有关。盖风为阳邪，善行而数变，因风而生痰，风痰窜动，上扰神窍，流溢于经络，痰蕴久而化火，又导致心肝火旺，扰动心神，神明不安，言语无度。

张琪教授认为此案小儿精神敏感，易于受到外界干扰，白昼之事若有所刺激往往在大脑中留下非常清晰的印记，以致在夜晚睡梦中反复经历，由于素体肝旺，魂魄不定所致。夜晚睡眠不足则神失所养，神不静则肝体疲惫，气滞于内而表现于外者则为性格上的怪癖。故张教授以疏肝理气，清热化痰为主要治法，同时予以平息内动之肝风，安定神志之法。同时嘱其家属多与之聊天，解其郁滞之气愤。

病案 2

滕某，女，9 岁，学生，2004 年 9 月 12 日初诊。

主诉：颜面、手搐动，语言多。

病史：素来身体健康，近年以来出现睡眠中颜面搐动，手亦搐动，语言多，滔滔不绝，不能自控，精神兴奋，学习不能专注，经哈尔滨市某医院精神神经科诊断为多动症，经治无效来中医门诊治疗。

初诊　睡眠中颜面搐动，手亦搐动，语言多，滔滔不绝，不能自控，精神兴奋，注意力不集中，舌红，苔薄黄，脉弦。

中医诊断：慢惊风（肝风内动，神失所主）。

西医诊断：儿童多动症。

治法：镇肝息风，定心安神

方药：柴胡 10g　生龙骨 10g　生牡蛎 10g　珍珠母 15g　代赭石 20g　钩藤 15g　菊花 10g　全虫 15g　天竺黄 10g　甘草 10g　蜈蚣 1 条

水煎，日 1 剂，早晚分服。

二诊　2004 年 10 月 2 日。服上方 14 剂，睡眠中不见颜面搐动，手足未见搐动，精神比服药前稳定，语言亦好转，嘱继服上方。

三诊　2004 年 10 月 20 日。诸症皆愈，已能继续入学学习，从而痊愈。

按语　本病例以睡眠中颜面搐动，手足搐动，说话滔滔不绝，不能自控，学习精神不能专注为特征，经哈市某医院诊断为多动症，中医辨证属于肝风内动。肝主筋，筋搐动不能自控，卧则血归于肝，血虚则神失所主，故睡眠中易发作，说话过多，异常兴奋，亦属肝阳亢盛，故用镇肝潜阳息风之剂治疗而愈。方中柴胡疏肝解郁，生龙骨、生牡蛎、珍珠母、代赭石、钩藤、菊花、全虫、蜈蚣镇肝息风，天竺黄清肝热，凉心定惊，诸药合用而奏全功。

第十一节　抽动秽语综合征

病案 1

李某，男，4 岁，1998 年 4 月 28 日初诊。

主诉：双上肢阵发性抽搐，怪叫，言语污秽。

病史：双上肢阵发性抽搐，寐而易醒，多动，眨眼不休，喉部发出怪叫声，多言污秽词汇。经某西医院儿科诊断为抽动秽语综合征，经治不效，来中医就诊。

初诊　双上肢阵发性抽搐，寐而易醒，多动，眨眼不休，喉部发出怪叫声，多言污秽词汇。舌质红，白苔，脉象滑、小有数象。

中医诊断：肝风（肝郁化热，肝风内动，心阴亏耗）。

西医诊断：抽动秽语综合征。

治法：疏肝泄热，收敛重摄，宁神镇惊。

方药：柴胡 10g　龙骨 15g　牡蛎 15g　黄芩 7g　桂枝 10g　甘草 10g　半夏 10g　大黄 3g　茯神 10g　石菖蒲 10g　生赭石 15g　生石决明 10g　全蝎 5g　蜈蚣 1 条

水煎，日 1 剂，早晚分服。

二诊　1998 年 5 月 2 日。患儿服药 2 剂，上肢抽动即止，睡眠亦好转，但仍有秽语，眼眨动如前，继续以上方治疗。

三诊 1998年6月18日。中间3次复诊。诸症均除，睡眠好，无秽语，上肢抽动未出现，唯独挤眉眨眼未除。肝开窍于目，此肝阴未复，眼干涩，故而眨动不休，宜养阴柔肝息风法治疗。

方药：生龙骨15g 生牡蛎15g 珍珠母15g 生石决明15g 菊花10g 蒺藜10g 柴胡15g 白芍15g 生地15g 石斛15g 牡丹皮10g 密蒙花10g 甘草10g

水煎，日1剂，早晚分服。

四诊 1998年6月24日。服上方6剂，症状明显缓解。患儿挤眉眨眼未见出现。据其母谈，只有一次生气时出现，很快即消失，嘱咐继续服上方。

五诊 1998年7月12日。眨眼未出现，嘱咐停药观察。

按语 抽动秽语综合征，临床可见患者头面部或躯干、肢体、肌肉的迅速、反复、不规律的抽动，属锥体外系疾病，在疾病初期常得不到足够的重视，迁延日久则累及脏腑气血津液，其治疗效果不佳，故在诊断和治疗方面给医生带来极大的困难，是儿科疑难病之一。该病儿根据其发病年龄、多组肌肉的重复、快速、不规则抽动及喉部发出的怪叫声和污秽语言，确诊为抽动秽语综合征。相当于中医"肝风"范畴。《素问·至真要大论》云："诸风掉眩，皆属于肝"。掉，摇也，即肢体头部振摇之状。明·王肯堂在《证治准绳·幼科》篇中又作进一步描述，云："水生肝木，木为风化，木克脾土，胃为脾之腑，故胃中有风，瘛渐生。其瘛症状，两肩微耸，两手下垂，时腹动摇不已"。瘛，即"小抽"，亦即肌肉跳动之类。从其症状体征，属于神志病，辨证为心、肝二经。《素问·灵兰秘典论》谓"心为君主之官，神明出焉。""肝为将军之官，在志为怒。""肝藏魂"，又谓"卧则血归于肝"，本患儿据其祖母介绍，平素性急易怒，稍不如意，即哭闹无休止。本年入幼儿园，受到一些管教约束，不能似在家随意打闹，情志拂郁不得发泄，遂患此病。审证求因当属肝气郁而化热，耗伤心阴，为虚实夹杂之证，治以柴胡龙骨牡蛎汤化裁，疏肝郁、泄热、养心阴，镇潜安神，取得了明显疗效。复诊仍眨眼不休（眼干涩），系因"肝开窍于目"，乃肝阴亏耗，肝风内动所致，改用珍珠母、龙骨、牡蛎、决明子、代赭石、蒺藜等以养阴柔肝潜阳息风，眨眼随之消除，病告痊愈。

病案2

秦某，男，15岁，学生，2001年3月8日初诊。

主诉：头摇，眨眼，秽语。

病史：患者不自主地头摇、眨眼，时出秽语，喉部发出呃逆之声。经哈尔滨医科大学附属医院神经内科诊断为抽动秽语综合征，寻中医治疗。观其精神正常，语言对话无异常，唯头动眨眼无休止，呃呃连声，四肢时搐动。

初诊 头摇、眨眼，时出秽语，喉部发出呃逆之声，四肢时搐动，舌红，苔薄，脉弦。

中医诊断：肝风（肝阳亢逆，肝风内动）。

西医诊断：抽动秽语综合征。

治法：平肝潜阳，镇肝息风。

方药：龙骨20g 牡蛎20g 黄芩15g 半夏15g 大黄7g 柴胡15g 生赭石30g 生石决明30g 珍珠母30g 全虫10g 钩藤15g 蜈蚣1条 天竺黄10g 菊花15g

水煎，日1剂，早晚分服。

二诊 2001年3月15日。服药7剂后，四肢搐动大有好转，头摇亦轻，唯眨眼不休（挤眉弄眼），呃呃连声，声壮气盛不减。考虑前方镇肝息风法治疗，头摇及手足搐动大减，唯独呃逆不止，挤眉弄眼，当属肝气郁而不疏，上逆所致。仿王清任之癫狂梦醒汤，疏肝郁活血法。

方药：桃仁30g 香附20g 青皮15g 半夏15g 木通10g 陈皮15g 大腹皮15g 赤芍20g

桑白皮 15g　苏子 30g　八月札 20g　甘草 15g　石菖蒲 15g

水煎，日 1 剂，早晚分服。

三诊　2001 年 3 月 22 日。服药 7 剂，呃逆明显减少，眨眼亦减轻，仍用上方。

四诊　2001 年 3 月 29 日。服药 7 剂，呃逆进一步减轻，眨眼亦明显减轻，继续服前方。

五诊　2001 年 4 月 5 日。据述因在校与同学生气后，呃逆加重，眨眼秽语亦出现。

方药：苏子 20g　珍珠母 30g　半夏 20g　白芍 20g　太子参 20g　旋覆花 15g　钩藤 20g　代赭石 40g　香附 20g　柴胡 20g　青皮 10g

水煎，日 1 剂，早晚分服。

六诊　2001 年 4 月 28 日。呃逆不减，挤眉弄眼如故，上方加生赭石 50 克，旋覆花 15 克，太子参 20g。

七诊　2001 年 5 月 16 日。呃逆声不减，眨眼不减。张琪教授反复思考，考虑此乃肝气郁而上逆，用前方仍不效，宜用镇潜摄纳，与柔肝活血疏郁合用法。

方药：生地 20g　丹皮 15g　赤芍 15g　桃仁 30g　生赭石 30g　珍珠母 30g　柴胡 20g　当归 20g　玄参 15g　生龙骨 20g　甘草 15g　生牡蛎 20g　葛根 20g　半夏 15g　陈皮 15g　苏子 20g

水煎，日 1 剂，早晚分服。

八诊　2001 年 5 月 31 日。服用上方 10 剂后，呃逆明显减轻，间隔时间拉长，且呃逆声亦小而弱，眨眼亦明显好转。

方药：生地 20g　桃仁 30g　赤芍 15g　红花 15g　当归 20g　枳壳 15g　柴胡 20g　川芎 15g　丹皮 20g　半夏 15g　苏子 20g　陈皮 15g　生龙骨 20g　生牡蛎 20g　甘草 15g　生赭石 30g　八月札 20g

水煎，日 1 剂，早晚分服。

九诊　2001 年 6 月 20 日。呃逆大减，声亦小弱，眨眼亦大减，继续用上方。

十诊　2001 年 6 月 28 日。呃逆眨眼几乎消失，仅不时有小呃逆，继续用上方不变。

十一诊　2001 年 7 月 26 日。继续服上方 14 剂，呃逆上气、眨眼、手足搐动、秽语等症状俱消除，未再出现。精神状态良好，可正常学习，睡眠亦佳，无任何不适，舌润脉缓，从而痊愈。

按语　本病例患者以头摇动、眨眼、手足搐动、秽语为特征，经哈尔滨医科大学附属医院神经内科诊断为抽动秽语综合征。张琪教授结合临床表现，认为其症状属"风"，"风胜则动"，任何部位的抽动，中医统称为"风"。据以上症候分析为肝阳亢逆、肝风内动，用镇肝息风之剂治疗，前症俱除，唯呃逆不止，声壮气盛，两眼眨动不休，夜间仍时有秽语，考虑仍属肝气郁而不达，气逆上冲，肝藏血，气郁亦必涉及血瘀，卧则血归于肝，故夜间时出秽语，仿王清任之癫狂梦醒汤化裁，疏气活血法治疗。连服此方 14 剂，呃逆明显减轻，眨眼秽语均随之减轻，以为继续服药当可治愈。不料复诊时呃逆加重，呃逆声壮气粗，眨眼秽语亦伴随出现，病情反复，询问其母，据云在学校与同学口角，生气后加重，仍用前方疏气活血，服药后毫无疗效，又在前方基础上加入生赭石、珍珠母、旋复花亦无效，患者呃逆连续不断，十分痛苦，几致束手无策。忽然忆及张锡纯之镇肝息风汤，代赭石与龙骨、牡蛎合用以镇肝息风，使肝气下达，本病开始亦曾用龙骨、牡蛎与代赭石等合用，平肝息风，药后头动、手足搐动皆除，后因呃逆，改用疏肝之剂，因龙骨、牡蛎有收敛之功，故摒弃未用。考《名医别录》谓龙骨"疗心腹烦满……恚怒，伏气在心下不得喘息……"牡蛎主"惊喜怒气"，咸寒属水，以柔肝二药合用，有镇肝息风、平冲气上逆之效。5 月 16 日拟方，疏气活血药中加入龙骨、牡蛎各 20g，用药后呃逆、眨眼、秽语均大轻，继续服此方 7 剂，诸症消除而愈。此案经过反复周折，最后获得治愈，可见医者意也，运用之妙，存乎一心，必须随机应变，反复构思，方能中肯。

第十二节 厥 证

病案

孙某，女，23 岁，2011 年 2 月 9 日初诊。

主诉：时常跌倒，倦怠乏力 10 年。

病史：该患 14 岁始白天倦怠乏力，时跌倒，于多家医院检查，未发现异常。

初诊 白天倦怠乏力，时跌倒，手足凉，多梦易醒，记忆力减退，大便黏腻，自觉排便不爽，口干，口苦，舌淡胖，苔白滑，脉沉。

中医诊断：厥证（痰湿内蕴）。

治法：化湿祛痰。

方药：半夏 20g 陈皮 15g 茯苓 20g 甘草 15g 竹茹 15g 枳实 15g 石菖蒲 15g 郁金 15g 苍术 20g 川朴 15g 大腹皮 15g 橘红 15g 胆南星 15g 天麻 15g 白芷 15g 菊花 15g

水煎，日 1 剂，早晚分服。

二诊 2011 年 2 月 24 日。诸证明显好转，继上方化裁调治以巩固疗效，本年 4 月复诊，已能正常工作生活。

按语 该患 14 岁起患病至今，虽经多处治疗，皆效果不佳，属疑难疾病，《伤寒论》曰："凡厥者，阴阳气不相顺接，便为厥"。揭示无论厥证其因若何，其总的病机皆属阴阳之气不相顺接而形成。其病因多端，概言之，其实多为气滞、血瘀、热毒、痰阻、寒盛；其虚则责之阴、阳、气、血耗竭，脏气损伤。本案则因痰湿内蕴，阻滞气血，日久化火而发病，治以温胆汤协化痰祛湿之品，以半夏、陈皮、茯苓、甘草、石菖蒲、苍术、橘红、胆南星、天麻、白芷燥湿化痰，理气运湿。竹茹、枳实、川朴、郁金行气祛湿；并以菊花化解上热之机。

张琪教授认为随着生活水平的升高，膏粱厚味之人比比皆是，形盛气衰，以气不足以充故也。该患依辨证角度，气虚表现明显，若医者认为气虚为甚而补之，则痰气瘀滞，周身气滞，营卫不通，厥气上逆，而加重病情。故善治者，辨证精当，果敢用药，难亦迎刃而解。

第十三节 不 寐

病案 1

贡某，男，37 岁，2011 年 3 月 2 日初诊。

主诉：入睡困难，多梦。

病史：该患入睡困难 4 年，多梦且头痛，曾服西药维持睡眠，亦曾寻中医诊治，效果均不显著。

初诊 入睡困难，多梦，头痛，易怒且多愁虑，左前胸及背痛，腰酸痛，尿频，尿有余沥，乏力，手足汗出，心中懊侬，口干，口渴，舌颤，舌质紫暗，苔黄燥，脉弦数。

中医诊断：不寐（肝郁化火，痰热扰神）。

西医诊断：神经官能症。

治法：疏肝降火，清热涤痰。

方药：柴胡 20g　龙骨 30g　牡蛎 20g　半夏 15g　桂枝 15g　黄芩 15g　太子参 20g　茯苓 20g　代赭石 30g　珍珠母 30g　白芍 20g　枣仁 20g　五味子 15g　远志 15g　石菖蒲 15g　甘草 15g　生姜 15g　桃仁 15g　赤芍 15g　大枣 5 个

水煎，日 1 剂，早晚分服。

二诊　2011 年 3 月 16 日。睡眠好转，头胀，头晕好转，心前区仍疼痛，腰酸痛，乏力，偶有耳鸣，下肢沉重，口干好转，自觉怕冷，多虑好转，舌体瘦，苔白，脉沉细。

方药：柴胡 20g　龙骨 30g　牡蛎 20g　半夏 15g　桂枝 15g　黄芩 15g　太子参 20g　代赭石 30g　珍珠母 30g　白芍 20g　枣仁 20g　茯神 20g　五味子 15g　远志 15g　石菖蒲 15g　甘草 15g　生姜 15g　桃仁 15g　赤芍 15g　大枣 5 个

水煎，日 1 剂，早晚分服。

三诊　2011 年 3 月 30 日。睡眠已无碍，胸闷轻微，头晕，尿不尽，眼干涩，舌颤，舌红，苔白，脉细数。

方药：熟地 25g　山芋 20g　山药 20g　茯苓 20g　丹皮 15g　泽泻 15g　黄芪 40g　太子参 20g　白术 20g　柴胡 15g　升麻 15g　陈皮 15g　当归 20g　五味子 15g　远志 15g　茯神 15g　生姜 15g　甘草 15g　大枣 5 个

水煎，日 1 剂，早晚分服。

四诊　2011 年 5 月 18 日。气短，便干，尿不尽，心悸，纳差，双目干涩，目痛，手足凉，乏力，舌紫，苔白厚腻，脉弱。

方药：熟地 25g　山茱萸 20g　黄芪 30g　太子参 20g　白术 20g　升麻 15g　柴胡 15g　陈皮 15g　大云 20g　巴戟 20g　仙灵脾 15g　仙茅 15g　郁李仁 20g　麻仁 20g　文军 5g　当归 20g　麦芽 30g　神曲 15g　山楂 15g　甘草 15g

水煎，日 1 剂，早晚分服。

五诊　2011 年 6 月 1 日。寐佳，偶见胸痛，尿不尽，舌淡苔白，脉弦。

方药：熟地 25g　山芋 20g　黄芪 30g　太子参 15g　白术 20g　升麻 15g　柴胡 15g　川芎 15g　白芷 15g　仙灵脾 15g　大云 15g　巴戟 15g　枸杞 20g　当归 20g　玉竹 15g　麻仁 20g　郁李仁 20g　文军 5g　麦芽 30g　神曲 15g　山楂 15g　甘草 15g

水煎，日 1 剂，早晚分服。

按语　失眠一证，其临床表现不一，在临床上属疑难杂症范畴。轻者入睡困难，或睡眠不深，时睡时醒，醒后不能再睡，其甚者通宵不眠。临证之时，首先分清虚实，虚者有气血阴阳之分，实者有痰、火、郁、热、湿、瘀之辨。该患以情绪变化为主因，又因失眠加剧其情志变化，形成恶性循环，因此服滋阴安神之品罔效，对于这类患者，应从肝胆、心论治。"肝主疏泄"，情志所伤每致肝气郁结，"木能生火"，故肝郁常与心火并行，心肝火旺而致失眠。张老每逢此证多以柴胡加龙骨牡蛎汤化裁治疗，疏肝清火与重镇之品并用，滋阴与安神并施，每获良效。

病案 2

陈某某，女，42 岁，个体经营，2009 年 12 月 7 日初诊。

主诉：经常失眠，时轻时重 8 年余。

病史：不寐时轻时重持续 8 年余。遍访中医求治，效果不甚理想，期间服过西药维持睡眠，停药则不寐如初。

初诊　入睡困难，寐而易醒，甚至整日不睡，彻夜难眠，平均每日睡眠 3～4 小时，夜寐多梦，头晕倦怠，腹胀便干，眼睑轻度浮肿，视物疲劳，心烦易怒，月经量少，舌质红，苔薄白，脉弦。

中医诊断：不寐（肝郁脾虚，心血不足）。

西医诊断：神经官能症。

治法：疏肝健脾，养血安神。

方药：逍遥散加味：

当归20g　白芍20g　柴胡15g　茯苓15g　白术15g　甘草15g　薄荷10g　五加皮15g　龙骨20g　牡蛎20g　夜交藤20g　五味子15g　陈皮15g　枳壳15g　川朴15g　生姜15g　枣仁20g　远志15g　大枣3个

水煎，日1剂，早晚分服。

二诊　2009年12月21日。服上方14剂，睡眠时间增加1～2小时，多梦好转，眼睑轻度浮肿，现仍时有腹胀满，易怒心烦，月经量少，舌质红，苔薄白，脉弦。以丹栀逍遥散加减主之：

当归20g　白芍20g　柴胡15g　茯苓15g　白术15g　丹皮10g　焦栀10g　薄荷10g　龙骨20g　牡蛎20g　枣仁20g　五味子15g　夜交藤30g　枳壳15g　川朴15g　槟榔15g　生姜15g　石菖蒲15g　柏子仁20g　大枣5个

水煎，日1剂，早晚分服。

三诊　2010年1月4日。服上方14剂，眼睑浮肿好转，心烦易怒好转，月经量稍多，月经色鲜红、月经血块减少。近1周因情绪波动，复出现入睡困难，多梦，舌尖红，苔薄白，脉弦。再以逍遥散加减：

当归20g　白芍20g　柴胡15g　香附15g　夜交藤20g　五味子15g　龙骨30g　牡蛎20g　柏子仁20g　枣仁20g　川芎15g　石菖蒲15g　生地20g　玄参15g　甘草15g　百合20g　麦冬15g　川连10g

水煎，日1剂，早晚分服。

四诊　2010年1月18日。服上方14剂，病人夜寐6小时以上，多梦已愈，心烦减轻，遂停药观察。

按语　张琪教授认为此病人属肝郁脾虚、心血不足，以《太平惠民和剂局方》之逍遥散为基础方，疏肝解郁，健脾和营，阴得阳入则寐。柴胡疏肝解郁；当归、白芍养血柔肝；白术、茯苓健脾祛湿，使气血生化有源；薄荷助柴胡疏肝清瘀热；五加皮利水消肿，治疗眼睑浮肿；龙骨、牡蛎镇静、潜阳安神；鸡血藤行血补血，调经活络；酸枣仁、远志养心、益肝血，而宁心安神治失眠；五味子宁心安神，疗虚烦心悸，失眠多梦；陈皮、枳壳、川朴行气宽中除胀满。姜枣和胃调中。二诊病人服药14剂，睡眠及多梦明显好转，（睡眠时间增加1～2小时），眼睑轻度浮肿，仍时有腹胀满，易怒心烦。张琪教授加丹皮、焦栀子，此方名为丹栀逍遥散。治怒气伤肝，血少化火之证，张秉成："故以丹皮之能入肝胆血分者，以清泄其火邪。黑山栀亦入营分，能引上焦心肺之热，屈曲下行，合于前方中自能解郁散火，火退则诸病皆愈耳。"加槟榔易五加皮，取其行气利水之功以治浮肿。加石菖蒲芳香开窍，宁心安神；加柏子仁养心安神。陈皮、枳壳、川朴行气宽中除胀满。三诊服14剂，失眠好转，偶有多梦，当月行经量较前增多，月经色鲜红、月经血块减少。本方调整仍以养血疏肝，养阴生津、镇静安神为主，百合清心安神。病久必瘀热内生而烦躁，病久伤阴分，故生地、玄参、麦冬、黄连养阴生津、清热除烦。继服14剂，病人失眠已愈，夜眠6小时以上，心烦减轻，睡眠转好，白天精力充沛，提高了工作效率，随访半年，无复发。

病案3

董某某，男，45岁，公司经理，2010年5月17日初诊。

主诉：心烦不寐，腰酸乏力。

病史：患不寐证时轻时重持续13年，时常服用艾司唑仑维持睡眠，已有轻度药物依赖。

初诊　心烦不寐、乏力、腰酸、耳鸣、五心烦热、口干，舌质红，苔黄，脉弦数。

中医诊断：不寐（肾阴不足，心肾不交）。

西医诊断：神经官能症。

治法：滋阴养血，交通心肾。

方药：柏子养心丸合珍珠母丸加减：

柏子仁 20g　枸杞子 20g　当归 20g　茯神 20g　熟地 20g　珍珠母 30g　生地 20g　太子参 20g　龙骨 30g　枣仁 30g　山茱萸 20g　女贞子 20g　夜交藤 30g　五味子 15g　川芎 15g　远志 15g　甘草 15g

水煎，日1剂，早晚分服。

二诊　2010年6月14日。服上方28剂不寐仍时轻时重，五心烦热减轻，腰酸、口干好转。仍乏力、耳鸣，舌红，苔黄微厚，脉弦滑。仍以前方加减主治：

柏子仁 20g　枸杞子 20g　石菖蒲 20g　熟地 20g　玄参 20g　生地 20g　女贞子 20g　夜交藤 30g　枣仁 30g　川连 10g　远志 15g　五味子 15g　玉竹 15g　山茱萸 20g　珍珠母 30g　代赭石 30g　磁石 30g　龙骨 30g　牡蛎 20g　甘草 15g

水煎，日1剂，早晚分服。

三诊　2010年7月5日。服上方20剂。失眠明显好转，耳鸣、乏力减轻，多梦及口干好转，腰稍痛，舌质红，苔黄，脉弦。仍以前方加减：

熟地 25g　生地 20g　茯神 15g　远志 15g　枸杞 20g　龙骨 30g　菟丝子 20g　夜交藤 20g　枣仁 30g　川连 10g　石菖蒲 15g　玉竹 20g　山茱萸 20g　珍珠母 30g　代赭石 30g　磁石 30g　玄参 20g　五味子 15g　牡蛎 20g　路路通 15g　丹参 20g　桃仁 15g　甘草 15g

水煎，日1剂，早晚分服。

四诊　2010年8月10日。服上方28剂，诸证好转，失眠得愈。

按语　张琪教授认为此病案属于肾阴不足，肾主水，肾水不能上济于心，心火上炎，心火不能下降于肾，心肾不能交通，故而心烦不寐。病程日久，阴损及阳，气血津液均亏乏，而见乏力。肾阴不足，阴血不能上荣头面，而现耳鸣。阴虚、津液灼烁而口干咽燥，腰为肾之府，肾失所养则腰酸，阴亏于内，阴不制阳，虚阳外浮则五心烦热、舌红苔黄，脉弦数，为阴虚内热之舌脉。以《体仁汇编》柏子养心丸和《普济本事方》珍珠母丸加减治之。方中柏子仁、酸枣仁、远志、茯神安神定志，以宁心入寐；熟地、山茱萸、枸杞子、女贞子滋补肝肾之阴，以滋肾水；太子参、当归、川芎、夜交藤活血、益气生血，以养心血，是治疗阴血不足之本，通过滋肾水、养心血以交通心肾，治心烦不寐、耳鸣等症。以龙骨、珍珠母、牡蛎镇静安神潜阳；五味子酸温生津滋肾、宁心安神，治疗心烦、口干、不寐。二诊口干及腰酸减轻，乏力、耳鸣、失眠仍同前。以熟地、枸杞、女贞子、山茱萸滋补肾阴，以降虚火，治疗失眠、耳鸣等症，以珍珠母、代赭石、磁石、龙骨、牡蛎重镇潜阳安神，阳升得平，阳入于阴，即可入寐。酸枣仁、柏子仁、远志养心安神。玉竹、生地、玄参生津止渴除烦躁，夜交藤即行血补血，通行气血，又防补而壅滞；石菖蒲、伍磁石治疗肾虚耳鸣，镇心安神。《本草纲目》：磁石"色黑而入肾，故治肾家诸病，而通耳明目"。三诊在原方基础上加路路通、丹参、桃仁活血祛瘀，通畅气血，使周身血脉运行如常，阴阳得复，正安邪去，而病告愈。由此可见，张琪教授治疗过程中，配伍精当，丝丝入扣，药多而不乱，各有所司，疗效显著。

第十四节　喘　证

病案

杨某，男，40岁，2010年12月29日初诊。

主诉：不自主喘促伴抽搐 10 年。

病史：该患因所愿不遂，不自主喘促 10 年，抽搐，近日症状加重，发作频繁，不能自理。

初诊　喘促，抽搐，头晕，眼直，手抖，无力，失忆，胸痛，舌红，苔白厚腻，脉弦。

中医诊断：喘证（木火刑金，痰湿内阻）。

西医诊断：支气管哮喘。

治法：疏肝泻肺，化痰祛湿。

方药　桃仁 30g　香附 20g　青皮 15g　柴胡 15g　半夏 15g　木通 15g　陈皮 15g　大腹皮 15g　赤芍 15g　桑皮 15g　苏子 20g　甘草 15g　苍术 15g　焦栀子 15g　神曲 15g　川芎 15g

水煎，日 1 剂，早晚分服。

按语　该患因情绪波动致木郁不达，化火刑金，致其喘促不息，若但以化痰止咳平喘之法治之，必因过用辛燥之剂，而致木火更甚，风痰潜伏，病久迁延不愈。治当疏肝降火以治其本，少佐平金之品，以求标本兼治。张琪教授认为本病一般病程长，反复发作，迁延难愈，然发时邪盛，故总为本虚标实之证。故本次发病初期以祛邪为主，以化痰平喘止咳为先，而当邪实渐去，当以培补脾肾为主。张教授在缓解期都以肾不纳气立论，注重补肾，常以金匮肾气丸为主方，但补肾的同时，还要处处顾护脾胃。盖脾胃为后天之本，气血生化之源，脾胃健运，则正气充沛，不致滋生痰湿，同时，培土亦有资助肾脏元气之功，故应培补脾肾并举。

第十五节　痛　痹

病案

赵某，女，36 岁，2010 年 12 月 26 日初诊。

主诉：周身疼痛 16 年。

病史：该患周身疼痛 16 年，时轻时重，常年服中药，多初服时有效，久服无效。

初诊　周身疼痛，健忘，脱发，月经错后，色暗有块，舌紫，苔黄干有裂纹，脉迟涩。

中医诊断：痛痹（风寒湿聚，瘀血入络）。

治法：祛风除湿，活血化瘀。

方药：当归 20g　川芎 15g　白芍 20g　生地 20g　桃仁 15g　红花 15g　丹参 20g　鸡血藤 30g　地龙 15g　山龙 30g　土虫 10g　全虫 10g　伸筋草 20g　草薢 15g　青风藤 20g　蜈蚣 2 条　秦艽 15g　薏米 20g　木瓜 15g　甘草 15g

水煎，日 1 剂，早晚分服。

二诊　2011 年 1 月 5 日。身疼痛，左侧减轻，脱发好转，月经延期 10 余天，遇风身紧且僵硬，阴痒，目痒，咳嗽、夜间尤甚，舌紫，苔黄，脉涩。

方药：当归 20g　川芎 15g　白芍 20g　生地 20g　桃仁 15g　红花 15g　丹参 20g　鸡血藤 30g　地龙 15g　山龙 30g　土虫 10g　全虫 10g　水蛭 20g　薏米 20g　黄柏 15g　蜈蚣 2 条　牛膝 15g　青风藤 30g　秦艽 15g　甘草 15g　杏仁 15g　瓜蒌 20g　半夏 15g　黄芩 10g

水煎，日 1 剂，早晚分服。

三诊　2011 年 1 月 19 日。服药后头晕，但身僵硬感好转，遇风身疼痛，微咳嗽，多汗，阴部瘙痒，舌淡紫，苔白，脉沉。

方药：当归 20g　生地 20g　天麻 15g　菊花 15g　丹皮 15g　白芍 20g　柴胡 15g　桃仁 15g　红花 15g　枸杞 15g　女贞子 20g　玉竹 15g　知母 15g　秦艽 15g　桂枝 15g　五味子 15g　甘草 15g

水煎，日1剂，早晚分服。

四诊　2011年2月23日。自汗，四肢及颜面浮肿，胃脘疼痛，消食易饥，周身疼痛，月经不调，汗出而黏，阴痒好转。舌淡红，苔白，脉沉。

方药：桂枝15g　白芍20g　生姜15g　甘草15g　龙骨20g　牡蛎20g　附子10g　大枣5个　五味子15g　黄芪30g　薏米30g　土茯苓30g　萆薢20g　太子参20g　当归20g　泽泻15g

水煎，日1剂，早晚分服。

五诊　2011年3月9日。月经量少，淋漓不尽，现经后12天，舌淡，苔黄少津，脉沉。

方药：桂枝15g　白芍15g　甘草15g　生姜15g　太子参20g　制附子10g　生龙骨20g　大枣5个　生牡蛎20g　青风藤20g　山龙20g　地龙15g　秦艽15g　陈皮15g　薏米20g　土茯苓20g　萆薢15g　黄芪30g　泽泻15g　五味子15g

水煎，日1剂，早晚分服。

六诊　2011年3月23日。诸症好转，身疼痛减轻，四肢冷，心烦，月经量少，舌淡苔白，脉沉弱。

方药：桂枝15g　白芍20g　甘草15g　生姜15g　桃仁15g　丹参15g　川芎15g　大枣5个　红花15g　太子参20g　秦艽15g　地龙15g　山龙30g　黄芪30g　五味子15g　麦冬15g　牡蛎20g　龙骨20g

水煎，日1剂，早晚分服。

七诊　2011年4月6日。身无疼痛，汗出减少，恶寒怕风，鼻塞，月经量少，舌淡苔白，脉沉弱。

方药：桂枝20g　白芍20g　甘草15g　生姜15g　附子10g　龙骨20g　牡蛎20g　大枣5个　太子参20g　黄芪30g　丹参20g　赤芍20g　川芎15g　益母草30g　桃仁20g　丹皮15g　乌药15g　元胡15g　天麻15g　钩藤15g　全虫10g　泽兰15g

水煎，日1剂，早晚分服。

八诊　2011年5月4日。自汗好转，头汗出，口干，手足心热，腹泻3~4次/日，睡眠好转，身疼痛，月经量少，足凉，舌暗红，苔薄白，少津，脉沉。

方药：桂枝20g　白芍20g　甘草15g　生姜15g　黄芪30g　太子参20g　茯苓15g　大枣5个　白术20g　石莲子20g　山药20g　诃子15g　石斛15g　五味子15g　乌梅15g　龙骨20g　牡蛎20g　仙灵脾15g　巴戟15g　大云15g　天麻15g　葛根15g　钩藤15g　全虫10g

水煎，日1剂，早晚分服。

九诊　2011年6月1日。偶有身痛，颈身凉皆好转，下肢软，足凉，胃痛，手足心热，肠鸣，大便3~4次/日，舌暗红，苔薄白，少津，脉沉。

方药：黄芪40g　太子参20　桂枝20　白芍20　甘草15g　生姜15g　附子10g　大枣5个　白术20g　茯苓20g　山药20g　肉蔻15g　诃子20g　龙骨20g　牡蛎20g　吴茱萸10g　川连10g　陈皮15g　枳壳15g　砂仁15g　炮姜20g

水煎，日1剂，早晚分服。

十诊　2011年6月15日。出汗减轻，脚怕凉，小腿酸软，肩背沉重，胃痛，大便3~4次/日，周身按之疼痛，月经量少，舌淡红，苔薄白，脉沉细。

方药：桂枝20g　白芍25g　甘草15g　生姜15g　黄芪30g　太子参20g　茯苓15g　大枣5个　白术20g　山药20g　薏米20g　乌梅15g　诃子20g　五味子15g　补骨脂15g　肉蔻10g　仙灵脾15g　巴戟15g　大云15g　仙茅15g　龙骨20g　牡蛎20g　天麻15g　全虫10g　葛根15g

水煎，日1剂，早晚分服。

十一诊　2011年7月13日。多汗，足凉，足跟皮肤干，小腿酸胀已愈，寐差，头发干枯无泽，身痛，手足心热，食凉或油腻则腹泻。舌淡红，苔薄白，脉沉细。

方药：熟地20g 山芋20g 枸杞20g 怀牛膝15g 首乌15g 玉竹15g 巴戟15g 仙灵脾15g 大云15g 当归20g 川芎15g 白芍20g 全虫10g 桂枝15g 天麻15g 草薢20g 地龙15g 山龙30g 土茯苓30g 坤草30g 薏米20g 甘草15g

水煎，日1剂，早晚分服。

十二诊 2011年7月27日。乳房胀痛，脱发减轻，肩酸痛，身痒，多汗，小腹凉，足部怕冷。舌淡红滑润，脉沉细。

方药：茴香15g 炮姜10g 元胡15g 五灵脂15g 川芎15g 当归20g 桂枝15g 乌药15g 丹参20g 坤草30g 熟地20g 山茱萸20g 怀牛膝15g 首乌15g 巴戟15g 土茯苓30g 薏米20g 草薢20g 甘草15g

水煎，日1剂，早晚分服。

十三诊 2011年8月10日。月经量少，脱发减轻，小腹凉及足部怕冷，汗多，以头胸为重，颈部怕凉，受凉后出现咳嗽，气喘。舌淡紫，苔薄白，脉沉细。

方药：桃仁10g 丹皮15g 赤芍20g 乌药15g 元胡15g 当归15g 川芎15g 五灵脂15g 红花15g 枳壳15g 茴香15g 桂枝15g 炮姜10g 怀牛膝15g 草薢15g 薏苡仁20g 坤草30g 泽兰叶15g 甘草15g

水煎，日1剂，早晚分服。

十四诊 2011年8月24日。游泳后周身关节拘紧，左侧重，脚怕凉，脖子凉，偶咳嗽，多汗，舌红干，脉滑。

方药：柴胡20g 桂枝15g 黄芩15g 白芍15g 半夏15g 太子参15g 秦艽15g 地龙15g 桃仁15g 红花15g 赤芍20g 生地15g 枳壳15g 薏苡仁20g 草薢20g 坤草30g 泽兰15g 甘草15g

水煎，日1剂，早晚分服。

十五诊 2011年9月7日。月经复至，关节拘紧好转，脱发愈，身重，手心热，足怕冷。舌红，苔薄白，脉滑

方药：牛膝15g 地龙15g 秦艽15g 桃仁15g 赤芍15g 丹参20g 焦栀子10g 瓜蒌15g 半夏15g 龟板20g 丹皮15g 草薢20g 土茯苓20g 薏苡仁20g 山龙20g 甘草15g

水煎，日1剂，早晚分服。

十六诊 2011年9月28日。晨起颜面浮肿，腹胀，乳房胀，多汗，头恶风，月经不调，易腹泻，舌淡红，苔薄白，脉沉。

方药：香附20g 乌药15g 陈皮15g 茯苓15g 炮姜10g 桃仁15g 红花15g 丹参20g 赤芍15g 川芎15g 薏苡仁20g 天麻15g 坤草30g 荆芥10g 苍术15g 焦栀子10g 花粉15g 甘草15g

水煎，日1剂，早晚分服。

十七诊 2011年11月10日。病人已无不适，与八珍为丸续调，随访无不适。

按语 该患感受风湿之邪，风为百病长，善行数变，湿为阴邪，其性黏滞重浊；风湿相合，如油入面，胶结难去，故向服诸药而无效，风湿搏结，日久入络而成瘀血，瘀血既是病理产物，又成为致病因素，病久渐显正虚之象，更使疾病难去，故属疑难杂症范畴。观往昔所服之方，皆为祛风除湿之品，服之不效，此为其因。拟以活血破瘀稍加祛风除湿之品，活血破瘀之品，善入络脉，少加祛风除湿之品，以求缓除。此案病邪多变，症状多端，病机复杂，虚实夹杂：有风之善变，寒邪固凝，湿邪交阻，气滞瘀血；气血不足，营卫不固，阳虚内寒，阴亏筋骨失养等。治疗过程中，依法辨证论治，不求速而求缓，渐化其邪。风痹之症，走注疼痛，上下左右行而不定，

若走行状，故曰行痹。其因多因元气不充，或病后体虚，寒痹之症疼痛苦楚，手足拘急，得热稍减，得寒加剧，又名痛痹，其因多为营气不足，卫外之阳不固，皮毛空疏，腠理不充，或冲寒冒雨，露卧当风，则寒邪袭之，则寒痹作矣；湿痹之症多麻木不仁，或四肢手足不举，或半身不遂，或湿蕴久而化热，热久化燥伤阴，令拘挛作痛，故为着痹。三者互结其因与气血不足，外邪入侵有关。多数医者执着于祛除外邪，然内虚则被忽略。殊不知"皮之不存，毛将安附？"张琪教授着手于补血益气，其意在气血足而营卫固，外邪才有祛除的可能；中期则以桂枝汤调整阴阳营卫；并以活血祛邪贯穿始终；延至后期风寒湿已去，气血以足，将余证祛除。之所以将此病历完整呈现，旨在阅者能从中思考并学习到张琪教授的诊病思维和独特的治病经验。

第十六节 耳 鸣

病案

王某，女，70岁，2011年3月16日初诊。

主诉：耳鸣如蝉。

病史：该患既往心动过缓，偶有发作性房颤2年，耳鸣如蝉，甚感不适，曾于西医院神经科诊治，效果不显著。

初诊 耳鸣如蝉，头晕，眼干涩，时有流泪，脱发，鼻干，口干，腰痛，肩背痛，舌红紫，少苔，脉弦细。

中医诊断：耳鸣（肾阴亏虚，耳窍失养）。

西医诊断：神经性耳鸣。

治法：滋阴补肾，填精生髓。

方药：生地20g 熟地20g 山萸肉20g 枸杞子15g 菟丝子15g 磁石30g 珍珠母30g 路路通15g 龙骨30g 牡蛎20g 白芍20g 当归20g 丹皮15g 花粉15g 桃仁15g 丹参20g 甘草15g

水煎，日1剂，早晚分服。

二诊 2011年3月30日。诸症减轻，咳痰腥臭，黏稠，耳鸣，鼻干，咽干，手胀痛。舌质红紫，少苔，脉弦细。

方药：生地20g 熟地20g 山萸肉20g 玄参20g 麦冬20g 枸杞子20g 女贞子20g 磁石30g 珍珠母30g 代赭石20g 白芍20g 当归20g 花粉15g 丹皮15g 桃仁15g 赤芍15g 丹参20g 甘草15g

水煎，日1剂，早晚分服。

三诊 2011年4月13日。咽炎好转，略有咽部不适，腰痛，口干，胸闷，眼干，舌红，苔白有津，脉平缓迟无力。

方药：生地20g 熟地20g 山萸肉20g 枸杞子20g 女贞子20g 玉竹20g 磁石30g 珍珠母30g 代赭石30g 当归20g 白芍20g 丹参15g 川芎15g 鸡血藤20g 龟板20g 赤芍15g 桃仁15g 甘草15g

水煎，日1剂，早晚分服。

四诊 2011年4月27日。头晕，耳鸣，口干减轻，鼻干，走路足跟痛，小腿痿软无力，上下楼膝盖痛。舌质红紫，少苔，脉弦细。

方药：生地20g 熟地20g 山萸肉20g 枸杞子20g 女贞子20g 玉竹20g 磁石30g 珍珠

母30g　代赭石30g　当归20g　白芍20g　丹参15g　川芎15g　鸡血藤20g　龟板20g　赤芍15g
桃仁15g　甘草15g　巴戟天15g　寸云15g　牛膝15g　杜仲15g　狗脊15g

水煎，日1剂，早晚分服。

五诊　2011年5月11日。头晕，胸闷，鼻干均好转，仍有目干、口干，耳鸣，视物灵活。舌淡紫，少苔，脉弦细。

方药：生地20g　熟地20g　山萸肉20g　枸杞子20g　女贞子20g　玉竹20g　磁石30g　珍珠母30g　代赭石30g　当归20g　白芍20g　丹参15g　川芎15g　鸡血藤20g　龟板20g　赤芍15g
桃仁15g　甘草15g　巴戟天15g　寸云15g　牛膝15g　杜仲15g　狗脊15g　菊花15g　蒺藜15g
天麻15g　柴胡15g

水煎，日1剂，早晚分服。

六诊　2011年5月25日。食后胃胀，耳鸣，怕冷，眼干、口干、足跟痛好转。舌淡紫，苔薄白，脉弦细

方药：生地20g　熟地20g　山萸肉20g　枸杞子20g　牛膝15g　桃仁15g　丹参20g　川芎15g　玉竹20g　首乌20g　龟板20g　赤芍15g　红花15g　鸡血藤20g　青风藤20g　珍珠母30g
代赭石30g　磁石30g　白芍20g　甘草15g　陈皮15g　川朴15g

水煎，日1剂，早晚分服。

七诊　2011年6月10日。患者来述，自服上方，耳鸣已完全消失，听力已恢复。

按语　耳鸣一症分为急缓，急者多属实，缓者多虚；急病病久迁延至虚，而缓症则虚中夹实。其病位多在肝肾，在肝者为肝胆之火循经上扰，其鸣似龙吟雷震；而在肾者多为肾精亏虚，髓海不充，耳窍失养，其鸣似蝉，持续不止，临床上属杂症范畴。此患肾虚精亏，兼挟瘀血。故当补肾填精，活血化瘀以求虚实同治，然三诊时，补虚时内生虚火，变证徒生，故以潜镇之法制其虚火。

张琪教授认为耳为肾之外窍，经由十二经宗脉所滋养，内络于脑；肾藏精而主骨生髓，脑为髓海，耳窍之功能与肾脏关系之密切可见一斑。而足少阳经脉上入于耳，下络于肝胆，肝胆之火循经上扰而耳鸣，故历来耳鸣、耳聋或从肾治，或从肝胆论治。一般来说，凡属于虚证者，多责之于肾；凡属于实证者，多责之于肝胆。在治疗方面，前者当"填补下元，充其清窍，滋补肝肾，以充其耳"；后者则以"清泄肝胆，疏利气机"为主。具体来说，肾虚耳鸣多见于老年人，或者是下焦过度虚损之体。此患者舌脉诸证皆体现出肾阴亏虚为主要矛盾，故张琪教授循补肾大法，遵左归，六味之意，加减治之。

耳鸣、耳聋辨证时，首分虚实，久病多虚，暴病者多实，少壮多实，年老体弱者多虚。而本病并非单纯虚实，而是虚实夹杂，气血闭塞不通，治当行气活血，通之则耳清明，故以当归、丹参、红花、桃仁、鸡血藤等药物活血通窍。磁石一药贯穿于整个治疗过程，磁石归心、肝、肾经。镇惊安神，平肝潜阳，聪耳明目，纳气平喘，李时珍曰："磁石法水，色黑入肾，故治肾家诸病而通耳明目。"故磁石为古人多用于治疗耳鸣、耳聋之症，且本药无毒，缪希雍谓之"冲和，无悍猛之气"，实为治耳之圣药。张琪教授在应用时其剂量多30～50g。

第十七节　心　　悸

病案 1

张某，女，56岁，2011年1月26日初诊。

主诉：心悸，失眠，乏力。

病史：该患既往冠心病史 10 年。心悸，失眠，乏力。尿液分析：BLD+2，RBC：5～14 个/HP，畸形 RBC：0.4，WBC：4～12 个/HP。肾脏超声：左肾小结石。

初诊 心悸，失眠，乏力，舌淡红，苔薄，脉沉细。

中医诊断：心悸（气阴两虚，神失所养）。

西医诊断：冠心病。

治法：益气养阴，养心安神。

方药：黄芪 30g 太子参 20g 生地 20g 熟地 20g 山萸肉 20g 山药 20g 枸杞子 20g 菟丝子 15g 女贞子 15g 茯神 20g 远志 15g 五味子 15g 麦冬 15g 石菖蒲 15g 当归 20g 川芎 15g 甘草 15g

水煎，日 1 剂，早晚分服。

二诊 2011 年 2 月 16 日。心悸，睡眠尚可，口干，眼睑发硬，腰痛，颜面浮肿，肾脏超声：左肾小结石。尿液分析：BLD+2，RBC 4～7 个/HP，WBC：1～25 个/HP。

方药：生地 20g 熟地 20g 山萸肉 20g 山药 20g 茯苓 15g 丹皮 15g 泽泻 15g 知母 15g 川柏 15g 阿胶 15g 枸杞 20g 茜草 20g 海螵蛸 20g 白茅根 30g 侧柏叶 20g 小蓟 30g 蒲黄 15g 五味子 15g 麦冬 15g 太子参 20g 甘草 15g

水煎，日 1 剂，早晚分服。

三诊 2011 年 3 月 9 日。心悸已愈，尿频，忽热忽汗，足热，口干，口渴不欲饮水。

方药：小蓟 30g 白茅根 30g 侧柏叶 20g 茜草 20g 焦栀子 15g 黄芩 15g 麦冬 15g 五味子 15g 太子参 20g 黄芪 30g 双花 20g 蒲公英 30g 连翘 20g 蒲黄 15g 玄参 15g 麦冬 15g 甘草 15g

水煎，日 1 剂，早晚分服。

四诊 2011 年 4 月 6 日。小腹坠胀，外阴瘙痒，口干，口渴，仍可见忽热忽汗，舌紫，苔黄腻，脉数。尿液分析：BLD+2，RBC 6～8 个/HP，WBC 25～30 个/HP，WBC+。

方药：生地 20g 麦冬 20g 玄参 20g 花粉 15g 重楼 20g 桔梗 15g 黄芩 15g 双花 30g 连翘 20g 蒲公英 30g 川木通 15g 瞿麦 20g 萹蓄 20g 甘草 15g 车前子 20g

水煎，日 1 剂，早晚分服。

五诊 2011 年 5 月 11 日。病情反复，夜寐欠佳，咽赤，自觉身热，背痛，口干，少腹坠，外阴痒，舌胖苔白厚干，尿黄，潮热面红。尿液分析 BLD+2，RBC 3～5 个/HP，WBC 5～6 个/HP。

方药：生地 20g 麦冬 20g 玄参 20g 黄芩 15g 花粉 15g 重楼 20g 双花 30g 蒲公英 30g 焦栀子 15g 生石膏 30g 小蓟 30g 白花蛇舌草 30g 侧柏叶 20g 蒲黄 30g 车前子 15g 丹皮 15g 川木通 15g 甘草 15g

水煎，日 1 剂，早晚分服。

六诊 2011 年 6 月 15 日。病情好转，仍有劳累后腰背疼痛，乏力，口干，咽痛，舌尖疼痛。尿黄。尿液分析：BLD+2，RBC 6～8 个/HP，WBC 1～2 个/HP。

方药：生地 20g 熟地 20g 山萸肉 20g 枸杞子 20g 山药 20g 茯苓 15g 丹皮 15g 泽泻 15g 黄芪 30g 太子参 20g 侧柏叶 20g 小蓟 30g 白茅根 20g 蒲黄 20g 茜草 20g 龙骨 20g 牡蛎 20g 海螵蛸 20g 仙鹤草 30g 地榆 20g 甘草 15g

水煎，日 1 剂，早晚分服。

按语 中医学中虽无冠心病的病名，但在古籍中对冠心病的临床症状描述为"胸痹"、"真心痛"、"厥心痛"。该患表现虚实相兼，病机为本虚标实，其本虚为心气阴亏虚，故以黄芪、太子参、生地、熟地、山茱萸等益气养阴；其标实为痰浊瘀血痹阻胸阳，故以菖蒲、远志化无形之痰，以川芎活血化瘀。该患心悸为主症，然变证多发，与以往的一元论相悖。大多数医家认为气虚血瘀，以气虚为本，血瘀为标，本虚标实；也有人认为是气滞血瘀为标，脏腑虚弱为本；或提出"痰瘀相关"，痰浊瘀阻心脉；也有学者认为胸痹从肝论治。然张琪教授认为本病并非单一因素所致。本案经历数年治疗未愈，其因在于多数医生单从瘀血和寒邪论治。该患心为发病场所，肾虚为发病基础。心主血，主脉，如心阳衰微或心气不足，则血液失去心力推动。心阴虚则不能濡养，则血液循行受阻，既所谓"气行则血行，气滞血亦滞"，而见血液凝滞，心脉不通，不通则通，也就是《素问》所指出的"心痹者脉不通"。肾虚为发病基础，正如刘完素所提到的"诸心痛者，皆少阴厥气上冲也"。一者心与肾同属少阴，而"同气相求"；二者从生理上来看，肾为先天，内寄阴阳，又是精神所舍和元气所系的脏器，若肾阳衰微，命门火衰，与心气不足，痰凝，气滞、血瘀的形成有很大关系；三者从临床症状上看，该患尿中有蛋白，潜血，腰酸脚软，乏力，倦怠，皆为肾虚的表现。

病案 2

王某，男，36 岁，2010 年 4 月 14 日初诊。

主诉：心悸，胸闷气短。

病史：病人常感心悸，胸闷气短，于西医院做心脏相关检查，未见异常。曾服用心血管病类药物（具体药物不详），效果欠佳。

初诊　心悸，胸闷气短，心烦易怒，寐差多梦，乏力，耳鸣遗精，痰多，胆小易惊，舌质红，苔黄而干，脉弦数。

中医诊断：心悸（肝郁胆虚，气郁生痰）。

西医诊断：冠心病。

治法：疏肝解郁，化痰宁神。

方药：半夏 20g　陈皮 15g　茯苓 20g　甘草 15g　竹茹 15g　枳实 15g　石菖蒲 15g　郁金 15g　五味子 15g　珍珠母 30g　夜交藤 30g　寸冬 15g　龙骨 20g　牡蛎 20g　柏子仁 20g　太子参 20g

水煎，日 1 剂，早晚分服。

二诊　2010 年 4 月 28 日。痰涎减少，但诸症未见转好，自诉遗精 17～18 年，时头痛，晨起舌有齿痕。

方药：黄芪 30g　太子参 20g　山茱萸 20g　金樱子 20g　芡实 15g　枸杞 20g　女贞子 20g　菟丝子 15g　白芍 20g　柴胡 15g　桂枝 10g　龙骨 20g　牡蛎 20g　五味子 15g　枣仁 20g　半夏 15g　陈皮 15g　石菖蒲 15g　郁金 15g　川连 10g　甘草 15g

水煎，日 1 剂，早晚分服。

三诊　2010 年 5 月 13 日。病人仍心悸，怔忡，遗精减少，头痛，腰酸乏力减轻，寐差，查心电：Ⅱ°房室传导阻滞，舌红少苔，脉结代。

方药：川芎 20g　白芷 15g　全虫 10g　菊花 15g　白芍 20g　桂枝 15g　龙骨 20g　牡蛎 20g　金樱子 20g　芡实 15g　熟地 20g　山茱萸 20g　枸杞 20g　菟丝子 15g　女贞子 15g　五味子 15g　柴胡 15g　枳实 15g　香附 15g　陈皮 15g　甘草 15g

水煎，日 1 剂，早晚分服。

四诊　2010 年 5 月 27 日。心悸略有减轻，情绪仍波动明显，心烦易怒，畏寒，舌尖红，苔白腻，脉结代。

方药：半夏 20g　陈皮 15g　茯苓 15g　甘草 15g　竹茹 15g　枳实 15g　川连 15g　石菖蒲 15g　郁金 15g　桃仁 20g　柴胡 15g　赤芍 15g　丹参 20g　红花 15g　丹皮 15g　珍珠母 30g　代赭石 30g　太子参 25g　五味子 15g　寸冬 15g

水煎，日1剂，早晚分服。

五诊 2010年6月10日。已无心悸，晨起自觉胃凉下坠，双下肢酸软无力，情绪烦躁，易怒，睡眠尚可，视物不清，无头痛，头晕，心中不适，痰少而黏，舌红少苔，脉结代。

方药：熟地25g 山芋20g 山药20g 茯苓20g 丹皮15g 泽泻15g 枸杞20g 菟丝子20g 金樱子20g 龙骨30g 牡蛎20g 白芍20g 柴胡15g 桂枝15g 女贞子20g 五味子15g 陈皮15g 甘草15g

水煎，日1剂，早晚分服。

六诊 2010年6月24日。情志好转，易惊，已无遗精，寐差多梦，胃凉下坠感时有发生，双下肢酸软无力，气短，舌紫，苔黄腻，脉缓。

方药：茯神20g 茯苓20g 川芎15g 当归20g 柏子仁20g 石菖蒲15g 半夏15g 神曲15g 远志15g 生姜15g 大枣5个 甘草20g 夜交藤30g 五味子15g 桂枝15g

水煎，日1剂，早晚分服。

七诊 2010年7月8日。病人自上次复诊后，诸症未现，故停药，2周前，病人因感冒病情再次加重，身热，多汗，心悸，胸闷气短，口干，舌红苔白少津，脉结代。

方药：黄芪40g 太子参20g 生地20g 桃仁15g 红花15g 枳壳15g 赤芍20g 柴胡15g 川芎15g 桔梗15g 五味子15g 丹参20g 龙骨20g 牡蛎20g 瓜蒌20g 薤白15g 半夏15g 甘草15g

水煎，日1剂，早晚分服。

八诊 2010年7月22日。夜寐不宁，噩梦纷纭，腿软无力，心前区不适，气短，心烦易怒，焦虑，脉结代

方药：柴胡20g 龙骨20g 牡蛎20g 半夏15g 黄芩15g 桂枝15g 太子参20g 甘草15g 五味子15g 代赭石30g 珍珠母30g 山药20g 枣仁20g 柏子仁20g 夜交藤30g 瓜蒌15g

水煎，日1剂，早晚分服。

九诊 2010年8月5日。气短，睡眠好转，已无心悸，大便3～4次/日，心烦，舌体大，苔略滑腻，脉沉。

方药：黄芪40g 太子参20g 白术20g 升麻10g 柴胡15g 当归20g 甘草15g 茯苓20g 五味子15g 枣仁20g 柏子仁20g 龙眼肉15g 大枣5个 夜交藤20g 远志15g 石菖蒲15g 山药20g 桂枝15g 丹参15g 川芎15g

水煎，日1剂，早晚分服。

十诊 2010年8月20日。诸症好转，舌质红，苔白，脉细，予补中益气丸合归脾丸收功。

按语 "怪病多责之于痰"，无形之痰多隐匿，且怪证频发，不可以常理揣度，丹溪将郁证归结为"气、血、痰、火、食、湿"，而遣方时却不加化痰之品，其旨在清除诸邪的同时，清除掉积聚之痰浊，由此可见，虽曰痰证，然此痰非彼痰，乃是广义之痰，是多种病理产物互结而成，故祛痰之法不可拘泥。在治疗痰证过程中，不可执著温燥之品，要补、清、化、消相兼，而久病入络，瘀血尤不可忘。观此案治疗，过程历经数月，方药历经数变，以前方测之，后方随证而变。诸番法则皆有展现，此因病机复杂多变，不可以一方窥豹。治疗此类疑难杂症时需要医生深厚的医学功底，同时亦需要细致入微的辨证。张琪教授在治疗痰证时，认为"善治痰者不治痰而治气，气顺则痰消矣。"强调肺与肝的作用，他认为肝主升发，肺主肃降，肝升肺降则气机调畅，气血上下贯通。病久中焦沤之无权，壅塞不通，肝气随脾胃失健而疏泄失职，土壅木郁，更使痰证难以去除。张琪教授虽在辨证施治过程中，多方不尽相同，看似多法，却围绕一"痰"字而立，行气、化痰、清热、活血、安神、调整阴阳相互穿插，方方皆有顾护脾胃之品，防久病之脾胃损伤和久药之脾胃不纳；延至后期缓解之时，更以调整人体气血为本。纵观整个治疗过程，处方得

当，整体与局部，主证与次症，气血与阴阳兼顾，尽显大师风范。在整个治病过程中，亦可看出张琪教授驾驭大方、复法的能力，他认为治疗病情危重和病情复杂的疑难杂症要用大方、复法。病情轻微，缓图即可时则需用小方、经方。大方指药味多于常规，复法指针对疾病的多重病机，临证时以组合运用两种或两种以上的治法，以求多重药力相互为用，增强治疗效果。

第十八节 胸 痹

病案

孙某，女，47 岁，2011 年 2 月 9 日初诊。

主诉：时发心前区憋闷疼痛，遇劳加重。

病史：该患冠心病史 5 年，心前区时憋闷疼痛，劳累则加重，惯服硝酸甘油、速效救心丸，心电图示：ST-T 改变，心肌供血不足。尿液分析：BLD+1，RBC 0 ~ 1 个/HP，WBC 1 ~ 3 个/HP。肾功能：BUN：7.78mmol/L，Cr：62.6mmol/L。

初诊 颜面浮肿、晨起明显，腰酸痛，尿频，口干，口渴，舌质紫暗有瘀点，脉细弱。

中医诊断：胸痹（肾水不足，心气亏虚，心血瘀阻）。

西医诊断：冠心病。

治法：滋补肾水，补益心气，活血化瘀。

方药：熟地 20g 山萸肉 20g 山药 20g 茯苓 20g 丹皮 15g 泽泻 15g 五加皮 20g 薏苡仁 20g 土茯苓 30g 冬瓜皮 20g 牛膝 15g 木瓜 15g 坤草 30g 丹参 20g 赤芍 15g 甘草 15g 黄芪 30g

水煎，日 1 剂，早晚分服。

二诊 2011 年 3 月 23 日。心前区憋闷及尿频均减轻，口干，口渴，眼睑浮肿，口水多。舌暗，无苔，脉细弱。

方药：熟地 20g 山萸肉 20g 山药 20g 茯苓 20g 丹皮 15g 泽泻 15g 半夏 15g 陈皮 15g 五加皮 20g 桑皮 15g 茯苓皮 20g 薏苡仁 30g 坤草 30g 丹参 20g 赤芍 20g 黄芪 30g 白术 20g 甘草 15g 生姜 15g 大枣 5 枚

水煎，日 1 剂，早晚分服。

三诊 2011 年 5 月 4 日。心前区憋闷减轻，舌及足大趾麻木，眼睑浮肿，舌紫，苔薄白，脉细弱。

方药：熟地 20g 山萸肉 20g 山药 20g 茯苓 20g 丹皮 15g 泽泻 15g 五加皮 20g 桑皮 15g 茯苓皮 20g 陈皮 15g 坤草 30g 丹参 20g 赤芍 20g 黄芪 30g 白术 20g 甘草 15g 川芎 15g 生姜 15g 大枣 5 枚

水煎，日 1 剂，早晚分服。

四诊 2011 年 6 月 1 日。胃中遇饥紧缩感，舌麻木，腰凉，心前区仍时有憋闷感。舌质紫，苔薄白，脉沉细弱。

方药：熟地 20g 山萸肉 20g 山药 20g 茯苓 20g 丹皮 15g 泽泻 15g 五加皮 20g 桑皮 15g 茯苓皮 20g 陈皮 15g 坤草 30g 丹参 20g 赤芍 20g 川芎 15g 黄芪 30g 薏苡仁 20g 鸡血藤 30g 山龙 20g 地龙 15g 生姜 15g 甘草 15g 大枣 5 枚

水煎，日 1 剂，早晚分服。

五诊 2011 年 6 月 15 日。舌麻木，脚趾麻木，胸中紧缩感减轻，腰凉减轻，胃脘不适，夜寐

不宁，舌质紫，苔白，脉沉。心电：ST 段稍下移。

方药：熟地 20g　山萸肉 20g　黄芪 30g　太子参 30g　白术 20g　茯苓 15g　陈皮 15g　山药 20g　坤草 30g　丹参 20g　川芎 15g　赤芍 20g　鸡血藤 30g　山龙 15g　地龙 30g　全虫 10g　生姜 15g　甘草 15g　大枣 3 枚

水煎，日 1 剂，早晚分服。

六诊　2011 年 7 月 13 日。舌麻，胸中紧缩感偶在生气后发作。饭后时有胃部不适，恶心，足干，足趾麻木已愈。舌质红，舌体大，苔薄白，脉沉。

方药：半夏 15g　陈皮 15g　茯苓 15g　全虫 10g　僵蚕 15g　丹参 20g　赤芍 20g　川芎 15g　鸡血藤 20g　川连 10g　升麻 10g　地龙 15g　砂仁 15g　生姜 10g　甘草 15g　大枣 3 枚

水煎，日 1 剂，早晚分服。

七诊　2011 年 7 月 27 日。服上方，已无不适，拟补气养血活血之品为膏方续服，随诊已愈。

按语　冠心病属古"胸痹"之范畴。其成因，是由于冠状动脉粥样硬化而致狭窄或部分分支闭塞，致冠状动脉血流量减少所引起，劳累时心脏负荷增加而对血液需求量加大，造成心肌供血不足，引起气机阻塞、气滞血瘀，甚至产生厥痛。"痹"者，闭也。按照"不通则痛，痛则不通"的原理，多以活血化瘀之品，多能收到一定的疗效。但观往昔所服之方药，多为活血化瘀之品，起初有一定效果，后期则逐渐失去效果。心属火，心血瘀阻则心火反侮肾水，致肾水不足，故颜面浮肿，腰酸痛，尿频，口干，口渴。故拟以滋补肾水，活血化瘀之法，标本虚实同治。心在生理上为君主之官，主血脉而藏神，为五脏六腑之主，开窍于舌，其华在面。周身血液的运行有赖于心气的推动，神气的旺盛又以心血为物质基础。属心的病证主要表现为血行及神志的异常，涉及范围广泛。冠心病临床以胸痹、心痛、心悸、怔忡为主要表现。张琪教授认为本病大体可分为虚实两类。虚指心之气血阴阳不足，实则多指气滞、血瘀、痰浊等为患，然虚实之间常兼夹互见，其治法亦随机应变。张教授在临床上将其概括为心系疾病治疗十法：①益气活血法；②益气通阳宣痹法；③温补心阳法；④益气养血宁心法；⑤益气通阳滋阴法；⑥健脾益心法；⑦疏肝和胃宁心法；⑧活血化瘀法；⑨豁痰宁心法；⑩温阳益气通络法。该患乃心肾不足，兼有瘀血之证。治疗时，张教授应用滋阴益气，活血化瘀，同时兼有化痰清热，通络逐饮等诸多治法，可见心病在治疗时不可拘泥于单一治法，而要依据病情的变化，不断调整治疗方法，有者求之，无者求之，盛者责之，虚者责之。

第十九节　胁　痛

病案

吴某某，男，42 岁，2012 年 3 月 5 日初诊。

主诉：右胁肋胀痛，头晕。

病史：4 个月前于中国人民解放军第 302 医院彩超检查显示：肝硬化，脾大，门静脉高压。2 周前检查显示：HBsAg（＋），HBcAb（＋），谷氨酰转肽酶 159U/L，总胆红素 23.6μmol/L，直接胆红素 8.8μmol/L，间接胆红素 14.8μmol/L。

初诊　右侧胁肋部胀痛，头晕，舌体胖大、苔厚白而干裂，脉弦数。

中医诊断：胁痛（肝郁脾虚、热毒内蕴）。

西医诊断：乙型肝炎，肝硬化。

治法：疏肝理脾，清热解毒。

方药：柴胡 20g　白芍 20g　枳壳 15g　甘草 15g　白术 20g　茯苓 15g　黄芪 30g　炙鳖甲 20g　牡丹皮 15g　桃仁 15g　山萸肉 20g　枸杞子 20g　女贞子 20g　虎杖 20g　茵陈 15g　郁金 10g　大青叶 15g　板蓝根 15g　香附 15g

水煎，日 1 剂，早晚分服。

二诊　2012 年 3 月 26 日。服上方后右侧胁肋胀痛、头痛均减轻，现右胁下偶有胀感，眼花，耳鸣，乏力，时而大便不成形，小便色黄，舌苔白厚，脉弦数，此为肝郁热毒仍在，脾胃虚弱有增，故于前方基础上加太子参、生姜、大枣以增补脾益胃之功，加龙胆草、焦栀子以助清肝泻热之力。

方药：柴胡 20g　白芍 20g　枳壳 15g　甘草 15g　白术 20g　茯苓 15g　黄芪 30g　炙鳖甲 20g　牡丹皮 15g　桃仁 15g　山萸肉 20g　枸杞子 20g　女贞子 20g　虎杖 20g　茵陈 15g　郁金 10g　大青叶 15g　板蓝根 15g　香附 15g　太子参 20g　龙胆草 10g　焦栀子 10g　生姜 15g　大枣 5 个

水煎，日 1 剂，早晚分服。

三诊　2012 年 4 月 16 日。昨日彩超检查：肝回声弥漫性改变，脾大小正常。肝功能检查：谷丙转氨酶 46U/L，谷氨酰转肽酶 59U/L，总胆红素 12.8μmol/L，直接胆红素 3.3μmol/L，间接胆红素 9.5μmol/L。现右胁下仍偶有胀感，胃胀，偶有便溏，口苦，舌苔白略厚，脉弦略数。服上方后实验室检查指标明显好转，现有症状仍为肝郁热毒、脾胃虚弱所致，可续服上方，因其偶有便溏，故去清热泻火峻药龙胆草。

方药：柴胡 20g　白芍 20g　枳壳 15g　甘草 15g　白术 20g　茯苓 15g　黄芪 30g　炙鳖甲 20g　牡丹皮 15g　桃仁 15g　山萸肉 20g　枸杞子 20g　女贞子 20g　虎杖 20g　茵陈 15g　郁金 10g　大青叶 15g　板蓝根 15g　香附 15g　太子参 20g　金银花 20g　焦栀子 10g　生姜 15g　大枣 5 个

水煎，日 1 剂，早晚分服。

按语　慢性肝炎、肝硬化以脏腑辨证主要在肝，患者主诉右胁肋胀痛亦为肝经所主，而木旺克土，肝郁日久则可致脾气虚弱，即肝气乘脾，患者诉其头晕即为脾虚失于运化，清阳不升、浊阴不降所致，而肝脾不调，又可内生湿热，蕴久成毒。张琪教授根据《伤寒杂病论》提出"见肝之病，知肝传脾，当先实脾"的治疗原则自拟柴苓护肝汤治疗本病，方由四逆散加补气健脾药、清热解毒药组成，疏肝、健脾、解毒三效合一。若肝郁较甚则加香附、郁金以助疏泄肝气；若久病伤肾导致肾阴亏损则加枸杞子、女贞子、山萸肉以滋补肾阴；若热毒较剧则加龙胆草、栀子、金银花以增清热解毒之力；若脾大则加炙鳖甲、桃仁以活血软坚散结，若脾虚重则加太子参、生姜、大枣以增健脾之效。充分体现了张琪教授未病先治，既病防变的治病思想。

第二十节　梦　　遗

病案

李某某，男，38 岁，2013 年 2 月 25 日初诊。

主诉：梦遗，早泄，多梦易醒 5 年。

病史：5 年前开始出现梦遗、早泄症状，数寻中医诊治，多未显效，偶见成效者，又巩固不彻，未致 2 个月即反复如前。

初诊　梦遗、一周 2~3 次，早泄，小便分叉，手足凉，记忆力差，多梦易醒，舌淡红，苔薄白，脉沉细。

中医诊断：遗精（肾阳虚衰，精关不固）。

治法：调和阴阳，固肾涩精。

方药：黄芪30g　太子参20g　酸枣仁20g　柏子仁20g　远志15g　茯神15g　夜交藤30g　龙骨30g　牡蛎20g　淫羊藿15g　巴戟天15g　金樱子15g　芡实20g　莲须15g　山萸肉20g　熟地20g　山药20g　枸杞20g　菟丝子15g　甘草15g

水煎，日1剂，早晚分服。

二诊　2013年3月17日。服上方3周，睡眠明显好转，梦遗、早泄症状改善不明显，仍觉手足凉，小便分叉如前，舌淡红，苔薄白，脉沉迟。考虑上方养心安神药偏多，而调和阴阳、温肾助阳药较少，遂改用桂枝加龙骨牡蛎汤加味治疗。

方药：桂枝15g　白芍30g　甘草20g　生姜15g　大枣5枚　龙骨30g　牡蛎20g　黄芪40g　鹿角胶15g　淫羊藿15g　阳起石20g　菟丝子20g　金樱子20g　芡实15g　巴戟天15g　肉苁蓉15g　枸杞20g　女贞子20g　山萸肉20g　熟地15g

水煎，日1剂，早晚分服。

三诊　2013年4月8日。服上方3周，梦遗、早泄症状改善较为明显，手足转温，小便分叉症状消失，夜寐安稳。遂上方续服，以观其效。

按语　遗精之述首见于《黄帝内经》，《灵枢·本神》谓之"精时自下"，即不因性生活而精液自行遗泄的病症。遗精有梦遗与滑精之分，梦中精液自行遗泄者名为梦遗；无梦而遗精，甚至清醒时精液流出者名为滑精。无论梦遗，亦或滑精，其根本病因总由肾气失于固摄而引起，而导致肾气不固的原因多与情志失调、饮食不节、劳心伤神、房劳太过等因素引起的阴阳失调有关。因心主神志，多梦之症常因心神被扰而出现，而"心火动则相火亦动，动则精自走"，所以梦遗常与心肾不交密切相关，故初诊方药侧重滋肾阴、养心神，以使心肾相交、水火相济。然服药后除睡眠不佳得以改善，其余症状均未见明显缓解，考虑其小便分叉，手足凉等证候，肾阳虚衰之证较心肾不交更为明显，故二诊方药改用桂枝加龙骨牡蛎汤加味。《金匮要略·血痹虚劳病脉证并治》曰："夫失精家……男子失精，女子梦交，桂枝加龙骨牡蛎汤主之。"此方乃桂枝汤基础上加龙骨、牡蛎而成，桂枝汤虽为《伤寒论》中治疗太阳病之主方，然其功用调和营卫、调理阴阳，不仅外感病用之广泛，内伤病凡属营卫不和、阴阳失调证者，用之亦多显效，故后世医家称桂枝汤为群方之首。而龙骨、牡蛎为重镇之品，安神之功显著，故仲景用桂枝加龙骨牡蛎汤治疗阴阳失调、心神不宁、相火妄动引起的男子失精，女子梦交之症。

根据患者小便分叉，手足凉等阳虚证候，在原方基础上加入淫羊藿、阳起石、菟丝子、金樱子、芡实、巴戟天、肉苁蓉等温肾补阳药，旨在使下元虚寒得去，精关得固，而肾藏真阴真阳，不可偏盛偏衰，故又加入枸杞、女贞子、山萸肉、熟地以滋肾阴，此即"善补阳者，必于阴中求阳"。本病诊治思路明确，组方用药精当，而收显效，确属意料之中。

第二十一节　惊　悸

病案1

阎某某，女，60岁，2013年7月29日初诊。

主诉：白天经常看见已故亲人。

病史：近10余年，白天经常感觉已故亲人在眼前，常错把路人当成已故亲人，经常看见墙上有人头晃动。

初诊　恐惧如见鬼状，身热，多汗，汗黏，颜面潮红，头顶有虫爬感，嗳逆，舌红，苔黄，脉弦数。

中医诊断：惊悸（肝经湿热，肝不藏魂）。

西医诊断：恐惧症。

治法：清利湿热，镇肝摄魂。

方药：茵陈15g　薏苡仁20g　白豆蔻15g　石菖蒲15g　龙骨20g　牡蛎20g　川木通15g　牛膝15g　草薢20g　木瓜15g　龟板20g　川断15g　山龙20g　蒺藜15g　草决明20g　白芍15g　甘草15g　菊花15g　青蒿15g　白薇15g

水煎，日1剂，早晚分服。

二诊　2013年8月19日。服上方3周后，恐惧感减轻，其余症状均得以缓解。大便质稀，排便时呈喷射状，气短。舌质红，苔薄黄，脉弦数。

方药：茵陈15g　薏苡仁20g　白豆蔻15g　石菖蒲15g　龙骨20g　牡蛎20g　川木通15g　牛膝15g　木瓜15g　龟板20g　川断15g　山龙20g　蒺藜15g　草决明20g　白芍15g　甘草15g　菊花15g　青蒿15g　白薇15g　白术15g　故纸15g

水煎，日1剂，早晚分服。

三诊　2013年9月2日。服上方2周后，恐惧感较初诊时明显缓解，其余症状亦有明显改善。遂以二诊方药续服，观察疗效。

按语　本案患者之惊恐症，为肝经湿热、扰动肝魂、魂不守舍所致，湿热内蕴则身热、多汗、颜面潮红，而足厥阴肝经上达颠顶，湿热之邪循经上扰，故患者自觉头顶有虫爬感。依证施治，方中茵陈、薏苡仁、白豆蔻、草薢、木瓜等皆为化湿、清热利湿之品；蒺藜、草决明、白芍柔肝平肝；石菖蒲、龙骨、牡蛎、龟板等药镇惊摄魂。

从五志所属看，肝在志为怒，肾在志为恐，所以惊恐之症当为肾之病证。此种认识有失偏颇，虽肝之病常以郁怒为主，然肝主疏泄，亦主调畅情志，故五志为病皆与肝有一定关联，非独郁怒。若肝经被扰，魂不守舍，常可见惊恐不安之症，临床诊病不可不知。

病案2

刘某，男，24岁，山西人，2013年8月12日初诊。

主诉：易惊恐，易紧张。

病史：病人自述性格内向，遇事易惊恐，易紧张，时而烦躁，于当地寻中医诊治，效果不显，亦曾去北京寻名医诊治，疗效仍不理想。

初诊　易惊恐，易紧张，时而烦躁，易醒，咽中有痰，时觉胃脘胀满，左下腹胀，小便分叉，便秘，手足凉，舌胖大、淡紫，苔滑润，脉弦滑。

中医诊断：惊悸（气血凝滞，痰湿内阻）。

西医诊断：恐惧症。

治法：行气解凝，涤痰宣窍。

方药：癫狂梦醒汤化裁：

桃仁30g　青皮15g　柴胡15g　香附15g　半夏15g　川木通15g　陈皮15g　大腹皮15g　苏子20g　桑白皮15g　焦栀子15g　神曲15g　枳实15g　川朴15g　大黄10g　郁金15g　甘草15g　生姜15g

水煎，日1剂，早晚分服。

二诊　2013年8月26日。服上方2周后，惊恐、紧张感明显缓解，其余症状亦明显改善，遂以上方继续服用。

按语　王清任《血证论》所云："癫狂一证，哭笑不休，詈骂歌唱，不避亲疏，诸多恶态，乃气血凝滞脑气，与脏腑气不相接，如同做梦一样。"因心主血，藏神，为神明之官；肝藏血，血舍魂；肝气郁滞日久，必致心肝二经气滞血瘀，郁久生痰化火，痰蒙心窍，火热扰心，神无所归，故见神志异常之证，治以疏肝行气活血为主，佐以清热化痰开窍、重镇安神，方用王清任癫狂梦醒汤加减，本方重用桃仁以破血消瘀，同时配合大量行气药，意在气行血行，为治本之法，为防开郁太过而伤正气，方中倍用甘草和其中，同时配伍清热化痰开窍、重镇安神之品，辨证用药准确，疗效显著。

第二十二节　鼻　鼽

病案

胡某某，女，12岁，2012年10月22日初诊。

主诉：喷嚏多，流涕多，咳嗽，咽痒2年。

病史：近2年喷嚏多，流涕多，咳嗽，咽痒，西医诊断为过敏性鼻炎，服西药抗过敏药，发作时可临时缓解，但发作次数未见减少。

初诊　喷嚏多，流涕多，咳嗽，咽痒，喉中痰鸣，气喘，憋气，口干，舌红少苔，脉小数。

中医诊断：鼻鼽（风热袭肺，肺失宣降）。

西医诊断：过敏性鼻炎。

治法　疏风清热，宣肺通窍。

方药　桑菊饮加减：

桑叶15g　菊花15g　连翘10g　薄荷10g　桔梗15g　杏仁15g　白芷10g　牛蒡子15g　苍耳子15g　射干10g　生地黄15g　麦冬15g　玄参15g　天花粉15g　柴胡15g　黄芩10g　甘草15g

水煎，日1剂，早晚分服。

二诊　2012年11月5日。服用上方后能咳出黄色稀痰，其余症状均有缓解，因本方功效清热宣肺，故痰由喉间咳出，此为痰化之象，上方加川贝母续服。

方药：桑叶15g　菊花15g　连翘10g　薄荷10g　桔梗15g　杏仁15g　白芷10g　牛蒡子15g　苍耳子15g　射干10g　生地黄15g　麦冬15g　玄参15g　天花粉15g　柴胡15g　黄芩10g　甘草15g　川贝母15g

水煎，日1剂，早晚分服。

三诊　2012年11月19日。服用上方后喷嚏、流涕明显减少，咳嗽、咽痒明显缓解，已无痰，气喘、憋气治愈，舌淡红，苔薄微黄，脉小数，上方川贝母减为10g续服。

方药：桑叶15g　菊花15g　连翘10g　薄荷10g　桔梗15g　杏仁15g　白芷10g　牛蒡子15g　苍耳子15g　射干10g　生地黄15g　麦冬15g　玄参15g　天花粉15g　柴胡15g　黄芩10g　甘草15g　川贝母10g

水煎，日1剂，早晚分服。

四诊　2012年12月3日。咳嗽、咽痒治愈，现遇风时轻微打喷嚏，稍流涕，舌淡红，苔薄白，脉弦。

方药：桑叶15g　菊花15g　连翘10g　薄荷10g　桔梗15g　杏仁15g　白芷10g　牛蒡子15g　苍耳子15g　射干10g　生地黄15g　麦冬15g　玄参15g　天花粉15g　柴胡15g　甘草15g　黄芪20g　荆芥15g　防风15g

水煎，日1剂，早晚分服。

按语 鼻为肺之窍，故过敏性鼻炎病位在肺。肺为华盖，其位居上，外邪侵袭，易先伤肺，又因肺为娇脏，不耐寒热，稍感外邪则易受累。然肺主宣降，若肺感外邪受累，则宣降失司而出现鼻咽部症状，本案患者主诉之症即为此。张琪教授辨本病为风热袭肺、肺失宣降，以桑菊饮为基础方加入白芷、苍耳子以增强通窍功效，加入牛蒡子、射干以助宣肺祛痰利咽，加入生地黄、麦冬、玄参、天花粉以养阴清热生津，加入黄芪、防风、荆芥以固表祛风，诸药配伍，清热中佐以养阴，疏风中兼以固表，通窍中配以利咽，使因病而致之鼻咽部诸症得以痊愈。